ÉTUDES RELIGIEUSES

Préface de **M. le D^r LE BEC**
Chirurgien de l'Hôpital St-Joseph, à Paris
Président général
de la Société médicale de Saint-Luc

Alfred DESCHAMPS
Docteur en médecine
et en Sciences naturelles

Le Cas Pierre De Rudder

ET LES

Objections des Médecins

Monographie d'un Miracle de Lourdes - Oostacker

Avec quatre planches hors texte

LIBRAIRIE DE L'ACTION CATHOLIQUE
16, Rue des Paroissiens, 16
BRUXELLES

Librairie V. LECOFFRE
J. GABALDA & Cie
90, Rue Bonaparte, 90
PARIS (VIe)

Librairie DESCLÉE & Cie
Piazza Grazioli, 4
ROME

LE CAS PIERRE DE RUDDER

ET LES

OBJECTIONS DES MÉDECINS

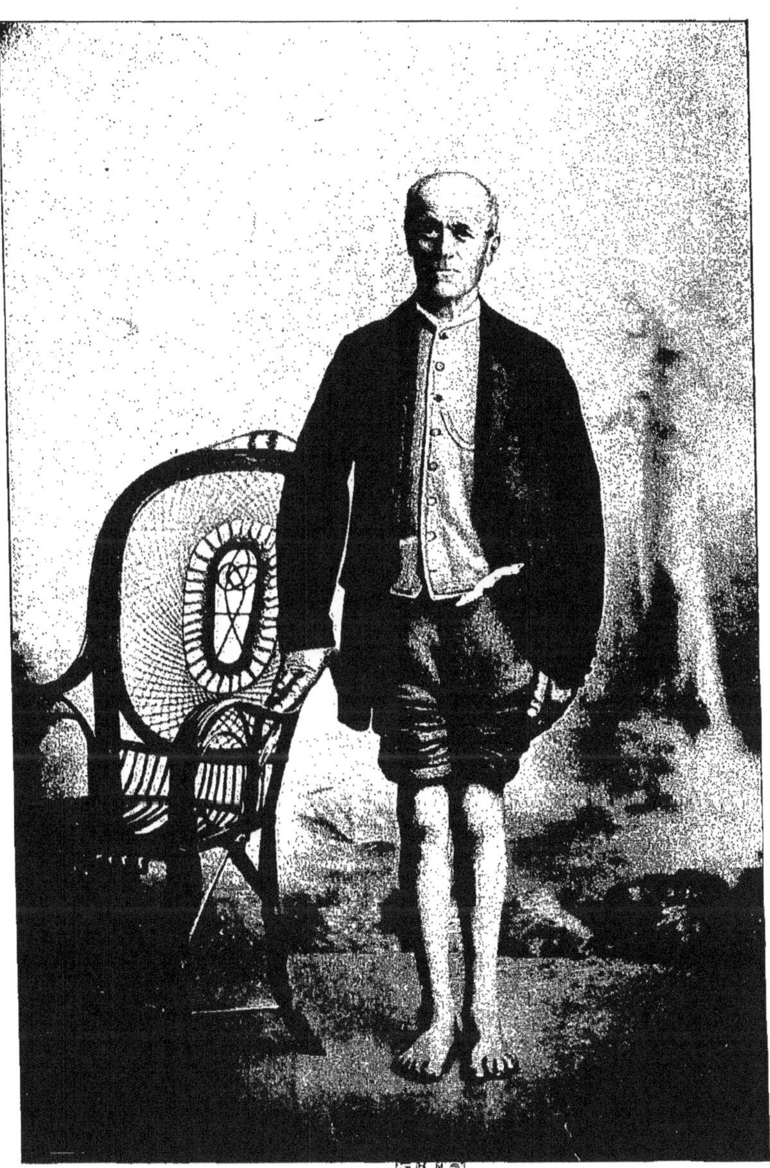

Photographie de P. De Rudder en 1893.

Les deux taches noires que l'on remarque sur la jambe gauche
figurent les plaies cicatrisées.

Le Cas Pierre De Rudder

ET LES

Objections des Médecins

Monographie d'un Miracle de Lourdes - Oostakker

PAR

Alfred DESCHAMPS

DOCTEUR EN MÉDECINE ET EN SCIENCES NATURELLES

Préface de M. le D^r LE BEC

CHIRURGIEN DE L'HOPITAL SAINT-JOSEPH, A PARIS
PRÉSIDENT GÉNÉRAL DE LA SOCIÉTÉ MÉDICALE DE SAINT-LUC

Avec quatre planches hors texte

BRUXELLES
LIBRAIRIE DE L'ACTION CATHOLIQUE
16, rue Paroissiens
1913

AVANT-PROPOS

On a défini le miracle « une manifestation extraordinaire de Dieu par une œuvre sensible que nul agent créé ne peut produire », ou encore, sous une formule trop concise peut-être, mais suffisamment claire après la définition précédente : « Un fait extraordinaire et divin. »

En sa qualité de *fait*, le miracle tombe directement sous le contrôle de la critique historique.

En sa qualité de fait *extraordinaire* — et extraordinaire signifie ici un fait qui ne trouve sa place ni dans l'ordre particulier d'une créature isolée, ni dans l'ordre universel du monde — le miracle rentre indirectement dans le domaine des sciences naturelles. Car la mission de ces sciences est précisément de constater l'ordre de la création, et de découvrir les lois qui y président ; à elles par conséquent aussi de décider si tel fait déterminé est ou n'est pas explicable par les forces de la nature laissées à elles-mêmes.

Enfin le miracle est un fait *divin*, un fait qui a pour cause une intervention spéciale du Créateur. « Par ce dernier élément, écrit Gondal, le miracle relève des sciences philosophiques, qui ont pour but de déterminer les causes des phénomènes dont l'histoire a constaté l'existence et dont les sciences naturelles ont formulé les lois (1). »

Y a-t-il à Lourdes des guérisons qui présentent ces trois caractères et qu'on a donc le droit d'appeler des miracles ?

Je voulus, en 1899, me faire sur cette question une opinion

---

(1) Abbé GONDAL. *Le Surnaturel*, 3ᵉ édit., p. 108. Roger et Chernoviz, Paris 1897.

pei sonnelle; dans ce but je parcourus l'*Histoire médicale de Lourdes* du Dr Boissarie, le savant directeur du Bureau des constatations médicales. Le cas de Pierre De Rudder, tel qu'il était raconté, me parut répondre aux conditions requises; et, circonstance éminemment favorable pour moi qui voulais le soumettre à la critique scientifique la plus scrupuleuse, le fait s'était passé en Belgique, au Sanctuaire de Notre-Dame de Lourdes, situé à Oostakker, près de Gand.

Je me mis donc à la recherche des documents originaux; à deux reprises différentes, je me rendis à Jabbeke, village de Pierre De Rudder, pour y interroger les témoins encore en vie. Le Dr Van Hoestenberghe, de Stalhille, village voisin de Jabbeke, et le Dr Royer d'Avennes, près de Huy, avaient l'un et l'autre fait des enquêtes sur cette guérison; j'eus avec eux de fréquents rapports. Pierre De Rudder était mort l'année précédente; il me sembla qu'une pièce capitale manquerait pour toujours au dossier si on laissait se désagréger en terre les ossements de la jambe guérie. Après une hésitation que tout le monde comprendra, la veuve de P. De Rudder céda à mes démarches; elle consentit à l'exhumation de son époux et à l'amputation des jambes sur le cadavre. Ce dernier document nous fournit des renseignements précieux, ce qui fit dire au Dr Boissarie, à une assemblée du Congrès catholique de Paris en 1900 : « Cette autopsie d'un miracle, c'est la chose la plus étonnante que nous possédions (1). »

Une étude longue et minutieuse du cas De Rudder m'avait pleinement convaincu de la réalité des faits et de l'impossibilité de leur découvrir une explication naturelle. Je ne voulus pas garder pour moi seul les résultats obtenus, et, dans la *Revue des Questions scientifiques* de Bruxelles (2), je publiai le récit et l'étude scientifique de cette guérison subite d'une fracture. Le Dr Van Hoestenberghe et le Dr Royer, dont les enquêtes antérieures m'avaient été d'un grand secours, consentirent, après lecture de

---

(1) Dr BOISSARIE. *De Surnaturel au XIXe Siècle*, travail lu au Congrès catholique de Paris, le 10 juin 1900. Voir *Annales de N.-D. de Lourdes*, juin 1900, p. 65.

(2) Dans le fascicule d'octobre 1899. L'article paru en brochure sous ce titre: *Guérison subite d'une fracture*. Récit et étude scientifique, par les docteurs L. Van Hoestenberghe, E. Roger et A. Deschamps. Bruxelles, Lagaert, 1900 (épuisé). Depuis lors, je fis paraître un nouvel opuscule édité par l'Œuvre des Tracts catholiques, Bruxelles, et intitulé : *Un Miracle contemporain* (également épuisé).

mon manuscrit, à joindre leurs signatures à la mienne et ajou-
tèrent ainsi à ce travail le poids de leur autorité.

Notre but était de mettre entre les mains des hommes instruits
et de bonne foi, qui n'avaient ni le temps ni l'occasion d'entre-
prendre les recherches que nous avions faites, une guérison de
Lourdes dont tous les détails avaient été soumis à l'examen critique le plus sévère.

Grâce au bon renom international de la *Revue des Questions
scientifiques*, le résultat dépassa de beaucoup nos espérances.
En France, en Italie, en Espagne, en Angleterre, en Hollande,
en Allemagne, aux Indes anglaises, en Amérique, parurent des
traductions de cette étude ou des articles et brochures s'inspi-
rant d'elle.

Qui ne connaît l'*Histoire critique des Evénements de Lourdes*,
que M. le chanoine Bertrin, professeur à l'Institut catholique de
Paris, a présentée au Congrès Marial de Rome, en septembre 1904? Dans cet ouvrage, où l'auteur n'a choisi que sept récits
miraculeux, la première place est donnée au cas de Pierre De
Rudder (1).

Et, de l'aveu du Dʳ Boissarie, parmi les *Grandes Guérisons de
Lourdes* (2), la guérison de Pierre De Rudder doit venir au
rang d'honneur.

« Toutes les objections que l'on soulève autour des guérisons de
Lourdes, disait-il dans la conférence déjà citée, les plaies
nerveuses, la Foi qui guérit, les effets de suggestion, tout vient
échouer devant des faits d'une évidence pareille. Cette démonstration a toutes les rigueurs d'une démonstration scientifique.
L'acceptera-t-on sans protester? Mais si les mathématiques
avaient une sanction morale, on les contesterait (3). »

Et il terminait ainsi sa conférence : « Quand vous rencontrerez
des négateurs obstinés, souvenez-vous de De Rudder. Vous pouvez sans crainte citer cet exemple; par aucun côté on ne pourra
le battre en brèche, et sur un fait aussi documenté, tous les
efforts de l'impiété viendront se briser. »

---

(1) G. **Bertrin**, agrégé de l'Université, docteur ès-lettres. *Histoire
critique des Evénements de Lourdes*, Paris, Lecoffre, 1910, 34ᵉ mille.
(2) *Les grandes Guérisons de Lourdes*, par le Dʳ **Boissarie**. Paris,
Téqui, 1900. 6ᵉ mille.
(3) Allusion à cette pensée de Leibnitz dans les *Nouveaux Essais*:
« Si la géométrie s'opposait à nos passions et à nos intérêts actuels
comme la morale, nous ne serions pas moins ardents à la contester et à
en déformer les conclusions ».

Le conseil de Boissarie a été entendu, et on trouve partout le fait De Rudder mêlé aux nombreuses polémiques qui se renouvellent sans cesse autour des événements de Lourdes.

De ces polémiques j'ai extrait tout ce qui avait rapport à cette guérison, et, après les avoir exposées dans toute leur ampleur, j'ai critiqué une à une les objections si variées que l'on a faites contre elle. Je crois qu'il n'est guère possible d'en imaginer encore de bien neuves. Le moment semble donc venu d'écrire l'histoire définitive du cas De Rudder.

J'ai essayé de le faire dans le présent travail, en prenant pour guide cette règle de la *Logique de Port-Royal :* « Il n'y a rien de moins raisonnable que de se conduire par des lieux communs en ces rencontres, soit pour embrasser tous les miracles, soit pour les rejeter tous ; mais il faut les examiner par leurs circonstances particulières, et par la fidélité et la lumière des témoins qui les rapportent. » (4ᵉ partie, Ch. XIV.)

Fête de l'Immaculée Conception, 8 décembre 1912.

PRÉFACE

Critique des qualités médicales requises pour le miracle

Paris, le 17 mai 1912.

Très honoré Confrère,

Vous avez bien voulu me demander quelques lignes pour mettre en tête de votre ouvrage: *Le Cas Pierre De Rudder, et les Objections des Médecins*. Je n'ai pas hésité un instant à accepter cet honneur, parce que vous ne vous êtes pas adressé à un simple médecin, mais au Président général de la Société Médicale de Saint-Luc, Saint-Côme et Saint-Damien.

Je pense que si l'on fait appel à l'un d'entre nous, pour la défense de nos convictions religieuses, c'est un devoir de répondre. Et ce devoir devient bien plus impérieux si l'on nous demande de discuter une question qui, par son essence, rentre toute entière dans le cadre de nos études. Or l'examen des guérisons miraculeuses est une de ces questions. Elle est particulièrement troublante, car elle touche tout à la fois la Science et la Religion.

Le miracle, tel que le proclame l'Eglise, est certainement une des choses les plus déconcertantes et des plus *antiscientifiques* que les médecins puissent rencontrer.

Quand il est scientifiquement démontré, et la démonstration *scientifique* peut se faire pour des cas certains, le miracle met en évidence l'impuissance de nos procédés thérapeutiques, ce qui n'a rien de bien extraordinaire, et la valeur restreinte de ce que les physiologistes ont codifié sous le nom de « Lois immuables de la nature ».

Des médecins, très savants physiologistes et profonds observateurs des phénomènes naturels, ont consacré de longues années à étudier *la nature*. Ils ont fait faire à la Science des progrès merveilleux, ils reculent sans cesse les limites de notre savoir. Observant que les phénomènes vitaux, que les échanges nutritifs dans l'intimité des tissus, que l'évolution cellulaire se produisent dans un ordre toujours le même, ils ont conclu tout naturellement que cet ordre ne pouvait pas être changé, ils ont donné à leurs conclusions la forme de lois.

Nous avons l'habitude de nous soumettre à ces lois parce que *nous ne pouvons rien contre les lois naturelles*, a dit très justement Charcot, dans son opuscule sur *La Foi qui guérit*. Mais pourquoi affirmer que ce qui est impossible au médecin, est impossible à ce Principe supérieur que les croyants nomment Dieu?

Les anatomistes constatent que l'accroissement des os en longueur par le cartilage de conjugaison s'arrête vers 25 ans. Pourquoi cette limite d'âge? Nous n'en savons rien! Si l'Auteur de la Nature a adopté cette limite de 25 ans, pourquoi le même Créateur serait-il impuissant à la faire varier? Est-ce parce que nous, médecins, nous avons accepté la loi des anatomistes, et que nous sommes impuissants à faire autrement?

Quelle est donc la force qui peut empêcher Dieu de procéder d'une autre manière ?

Nous sommes habitués à constater que, pour la réparation des éléments anatomiques, il faut un certain laps de temps, toujours le même, et que notre intervention thérapeutique n'a pas d'autre but que de mettre les tissus dans les meilleures conditions, pour que l'évolution cellulaire se passe sans trouble, suivant la marche connue. Mais qu'est-ce qu'il y a d'impossible à ce que cette même évolution cellulaire se fasse d'une autre manière, qui échappe à notre intervention?

Je comprends très bien, quand cela a lieu, que ce soit fort désagréable pour nous autres médecins. Aussi je trouve naturel que le médecin soit porté tout d'abord à rejeter le miracle, et qu'il exige des conditions de démonstration rigoureuses.

Les médecins chrétiens ont formulé un certain nombre de conditions qui, réunies, donnent la certitude. Il faut:

1° Une perte de substance des tissus ;

2° Une restauration *ad integrum*, dans un temps manifestement trop court pour une guérison médicale ;

3° La persistance de la guérison, et le rétablissement permanent des fonctions physiologiques.

Toutes ces conditions se trouvent réunies dans un certain nombre de guérisons miraculeuses.

Le cas de Pierre De Rudder en est un exemple.

J'en rapporterai plus loin un autre, qui s'est passé dans mon service de chirurgie, et dont mes élèves et moi nous avons été les témoins.

Pour augmenter la rigueur des preuves, nous éliminons, de parti pris, tous les phénomènes d'ordre *purement nerveux*, parce que la physiologie pathologique du système nerveux est mal connue, et les erreurs trop faciles. Du reste, en ceci, nous ne faisons que nous conformer aux sages prescriptions du Pape Benoit XIV, relativement à la constatation du fait d'ordre miraculeux. Nous estimons donc qu'il vaut mieux laisser de côté ces guérisons, qui peuvent être réellement des miracles, et ne faire état que des cas dans lesquels il est possible de constater des lésions pathologiques accessibles à nos moyens d'investigation.

Quand nous présentons des guérisons miraculeuses dans un milieu médical, nous nous trouvons devant des contradicteurs de différents caractères.

Les uns nient à priori : ils ne veulent pas examiner le cas, parce que, disent-ils, le miracle ne peut pas exister. Pour les commémoratifs, ils ne s'embarrassent point des règles de la critique historique. Pour l'étude des faits, ils ne s'arrêtent point à la critique scientifique. Ils nient tout simplement, cela évite tout effort cérébral. Ces médecins ont ce que les anthropologistes nomment des cerveaux à circonvolutions simples. Il n'y a pas à leur demander un raisonnement.

D'autres, à l'intelligence plus cultivée évidemment, rejettent le miracle, parce qu'il va à l'encontre des lois admises par les savants. Le Dr Julien Marcuse (in *Berliner Tageblatt*, 13 octobre 1902), en offre un exemple. Il dit : « Le cas de guérison de Pierre De Rudder ne peut être vrai, parce que c'est un camouflet donné à toutes les lois de la biologie et de la pathologie. » Le mot camouflet est dur, mais très juste, car le miracle est *antiscientifique*, puisqu'il ne se conforme pas aux lois formulées par la science des hommes. Cela est évidemment fort regrettable pour la science.

Il en est qui se cantonnent exclusivement sur le terrain du

tempérament nerveux. Ils ne citent que les cas nerveux, et disent que tous les autres cas, qu'ils refusent d'étudier, sont du même ordre. Charcot, qui a occupé une haute situation dans le monde médical, est tombé dans cette grave erreur. Dans son travail sur « La foi qui guérit », il a étudié les miracles du Diacre Pâris, et le cas de la demoiselle Coirin, hystérique manifeste, qui guérit, non pas instantanément, comme cela a lieu à Lourdes, mais en quinze jours, d'un ulcère du sein, causé par des troubles de circulation d'ordre purement nerveux. Charcot termine en disant : « Quand on entendra parler d'une guérison soudaine de cancer ulcéré du sein, qu'on se souvienne du cas de la demoiselle Coirin. » Charcot rejetait *a priori*, et refusait d'examiner tous les cas qui ne touchent en rien à la pathologie nerveuse. C'est plus vite fait.

Enfin nous trouvons des confrères qui discutent tout et contestent tout. Ils se contentent de dire que le médecin, auteur du certificat de maladie *a dû* se tromper, que les choses *ont dû* se passer de telle ou telle manière. Ils établissent une hypothèse, et au bout d'un certain temps ils finissent par prendre leur hypothèse pour une preuve.

Il est certain que le diagnostic des maladies médicales, souvent difficile, peut prêter à la discussion. Mais il en est autrement des maladies chirurgicales. Il y a là la matérialité des faits qui tombe sous les yeux des témoins: perte de substance des tissus, plaie, suppuration, fracture du squelette, etc... Ce sont des choses que tout le monde voit, il n'est pas nécessaire d'être un homme de l'art pour les constater.

Nous avons dit plus haut que nos adversaires, libres penseurs, ont raison de demander des preuves médicales des guérisons miraculeuses. C'est qu'ils ne peuvent pas oublier la mésaventure lamentable arrivée à un des plus fameux matérialistes, Haeckel, qui a professé à Wurtzbourg et à Iéna.

Haeckel a consacré toute son existence à chercher la preuve du Darwinisme. Il a imaginé le fameux plasma, le *Bathybius*, masse informe vivant au fond de la mer. Dans ce Bathybius s'est formée une cellule, *la monère*. De la monère sont issues les cellules qui ont formé les êtres vivants. Malheureusement il est démontré que ce fameux Bathybius n'est autre chose qu'un dépôt inorganique de gypse, que Carl Vogt a nommé plaisamment *Sulfas calcis Haeckelii*. Le célèbre physiologiste russe, Elie de Cyon, a dit avec justesse: Ce fameux Bathybius a toutes les qualités, et un seul défaut: celui de ne pas exister.

Mais ce qui est plus grave, c'est que le savant Haeckel a été pris en flagrant délit de faux scientifique. Brass (*Das Affen Problem*, Leipzig, 1908), a prouvé que Haeckel avait altéré les figures embryologiques de Selenka, de van Beneden, de His, pour établir la descendance des animaux à l'homme.

Et Haeckel (in *Volkzeitung*, Berlin, 29 décembre 1908) l'a avoué. « Une partie de mes figures ont été falsifiées, dit-il, notamment toutes celles où les observations dont je disposais étaient incomplètes ou insuffisantes pour établir une chaîne ininterrompue de développement. J'ai été forcé en pareil cas de remplir les lacunes par des hypothèses. » C'est sur l'aveu de ce faux scientifique, que ce grand savant, adversaire de l'Eglise, a terminé sa carrière.

Nous devons donc, comme nos adversaires, nous abstenir de toute hypothèse, et nous en tenir aux faits constatés et aux observations médicales, nous démontrant la matérialité des lésions présentées par les malades, avant leur guérison instantanée.

Renan a parlé de commissions scientifiques.

Il est assez naïf de vouloir établir des commissions scientifiques chargées de surveiller l'apparition d'une guérison miraculeuse, comme pour un fait de laboratoire. Il faudrait assigner un rendez-vous à Dieu, et jusqu'à présent les hommes n'ont pas encore trouvé le moyen de le faire obéir.

C'est que le miracle ne se fait point sur commande. On le demande beaucoup, et on l'obtient très rarement; et chose très remarquable, on le voit accordé à des gens qui nous paraissent peu le mériter. On connaît le cas d'une femme de conduite médiocre, sans aucune pratique religieuse, qui a guéri subitement à Lourdes d'une atrophie double de la rétine, et qui a été longtemps avant de se convertir.

Personnellement, j'ai vu un curé de Paris, porteur aux deux jambes de ces varices énormes, que nous appelons « Tête de Méduse ». Il refusait d'aller à Lourdes, n'ayant pas confiance dans sa guérison. Il y est allé pour obéir à son évêque. Je l'ai revu à son retour totalement guéri. Ses jambes sont sèches, les veines invisibles. Il a repris toute son activité. La disparition des varices s'est faite à Lourdes instantanément. Il y a de cela deux ans.

Chose très remarquable, le miracle est rare chez les riches. On le voit surtout chez les pauvres; les Annales de Lourdes en font foi.

J'ai constaté, il y a un peu plus d'un an, une guérison instanta-née d'une ouvrière de 25 ans travaillant à la journée, et que j'ai eue malade dans mon service à l'Hôpital St-Joseph, il y a près de trois ans. Elle avait une carie de la colonne vertébrale. Je lui ai ponctionné un gros abcès froid d'origine vertébrale, dans la fosse iliaque gauche (abcès ossifluent du mal de Pott). Elle a eu, toujours dans mon service, une coxalgie. Je lui ai appliqué un appareil plâtré immobilisant tout le corps. On l'a transportée dans son appareil plâtré à l'hôpital de Pau. Là elle a eu une péritonite, quelques mois après une méningite, les deux d'ori-gine manifestement tuberculeuse. On l'a portée deux fois à Lourdes, et c'est à son second voyage que la guérison s'est faite instantanément.

J'ai revu cette malade près d'un an après sa guérison. Sa colonne vertébrale s'est redressée, la hanche n'a aucune défor-mation, les mouvements sont souples, complets et indolores. La santé est excellente. Elle travaille comme couturière 10 et même 14 heures, comme le font tant de malheureuses ouvrières.

En terminant, j'insiste sur un phénomène extraordinaire, qui a été remarqué chez bien des miraculés, et que ma jeune malade a éprouvé à un haut degré. C'est, au moment de la guérison, une sensation extraordinaire de douleur violente, an-goissante, mais très courte, suivie d'un besoin impérieux de se lever et de marcher. Le malade a la notion très nette qu'il est complètement guéri.

Jamais ce phénomène ne se voit dans les guérisons obtenues par la médecine.

Tout ce que je viens de dire a pour but de montrer dans quel esprit nous étudions les guérisons miraculeuses, et dans quels cas nous sommes disposés à les admettre comme réelles. Je sais très bien que les gens du monde, qui n'ont pas fait d'études médicales, sont très troublés par ces faits inexplicables, et très portés à les discuter. Il y a pour eux un gros danger d'erreur, car ils se lancent dans des discussions de faits physiologiques, pour lesquels ils ne sont nullement préparés.

C'est ce qui est arrivé à M. F. Verhas qui a écrit un opuscule intitulé : *Un Miracle de Lourdes-Oostakker ou la Miraculeuse Substitution d'un jambe droite à une jambe gauche.*

Le titre ainsi présenté est évidemment très drôle. Il serait de nature à retenir le rire, si cette confusion était vraie, ou pouvait seulement avoir une importance scientifique quelconque. Il n'en est rien, car les médecins, qui ont relaté le fait, ne se sont point amusés à tenter cette absurdité médicale.

Du reste, au point de vue scientifique, cela est d'importance absolument nulle. Voici pourquoi : Ce qui intéresse le physiologiste, c'est de préciser le tissu lésé, dans l'espèce c'est le tissu osseux, le plus lent à se régénérer. Peu importe que ce soit à droite ou à gauche, le tissu est le même des deux côtés, la lésion est la même. Nous attachons si peu d'importance à préciser le côté atteint, quand il s'agit d'os symétriques et identiques, que bien des fois les observations de cas intéressants parlent de fracture de jambe, sans mentionner de quel côté. L'observation ne perd rien de sa valeur.

Je connais des observations très instructives de tumeurs du nerf sciatique (névromes), sans que l'on ait dit de quel côté. Cela est insignifiant puisque le tissu nerveux est le même des deux côtés.

Si M. Verhas était physiologiste, il saurait ces choses; mais M. Verhas n'est pas physiologiste.

La description de la fracture compliquée de jambe, l'élimination d'un volumineux séquestre, les mouvements anormaux du pied, la marche de la suppuration, l'état cachectique du malade, sont d'une exactitude clinique frappante. C'est le tableau classique du malade qui se cachectise lentement, chez lequel les tissus n'ont aucune tendance à la réparation tant à cause de l'état local, que de l'état général.

Si M. Verhas était chirurgien, il saurait ces choses, mais M. Verhas n'est pas chirurgien.

M. Verhas s'étonne que des médecins aient consenti à donner pendant 8 ans leurs soins, moyennant les faibles honoraires payés par la famille du Bus, ou même gratuitement. Mais il ignore donc que les médecins, mes confrères, se font tous un honneur de mettre leur science au service des plus pauvres. Ils considèrent tous que cela est un devoir professionnel, et ils n'en tirent aucune vanité.

M. Verhas, pour discuter les dépositions précises des médecins, finit par leur prêter des intentions suspectes. Ce sont là des suppositions sans fondement et très injurieuses, car elles attaquent leur bonne foi. Elles sont d'usage dans les feuilles publiques, dans les discussions électorales, mais jamais dans les discussions scientifiques entre médecins.

Si M. Verhas était médecin, il saurait ces choses, mais M. Verhas n'est pas médecin.

M. Verhas, pour mettre les témoignages historiques en contradiction les uns avec les autres, prend des lambeaux de phrases dans les différents rapports médicaux. Il leur donne une interprétation fantaisiste, et fait dire aux médecins tout autre chose que ce qu'ils ont écrit. C'est là une manière de raisonner qui est toute contraire aux règles admises par la critique historique.

Si M. Verhas était historien, il saurait ces choses; mais M. Verhas n'est pas historien.

Il n'y a point à s'étonner outre mesure des erreurs de M. Verhas. Les médecins sont habitués aux énormités que débitent les gens du monde, quand ils raisonnent médecine. M. Verhas est dans la règle générale, car il n'a fait aucune étude médicale: M. Verhas est homme du monde.

S'il veut prendre la peine de lire ce que j'ai dit, il verra que pour nous, les guérisons miraculeuses de Lourdes ne sont point un article de foi, que nous les regardons comme devant être examinées de près, et que nous les discutons toujours. Il verra que dans des cas comme celui de Pierre de Rudder, on peut trouver les caractères de certitude que j'ai indiqués, savoir :

La réalité de la lésion pathologique, en dehors des phénomènes nerveux;

La rapidité de la régénération des tissus;

La persistance de la guérison.

Dr LE BEC,

chirurgien de l'Hôpital Saint-Joseph.

PREMIÈRE PARTIE

Les Faits et les Objections

CHAPITRE PREMIER

Récit

Si vous allez à Oostakker, approchez-vous de la grotte et vous verrez des béquilles portant cette inscription : *Pierre De Rudder, Jabbeke, 7 avril 1875.*

Jabbeke est un village de la Flandre Occidentale, à distance à peu près égale de Bruges et d'Ostende. Il compte 2,000 habitants.

Pierre De Rudder, ouvrier agricole au service du sénateur Albéric du Bus de Ghisignies, était un travailleur modèle, estimé de son maître et un excellent père de famille, peinant pour sa femme, Colette Van de Walle, et ses deux jeunes enfants.

Il avait atteint l'âge de 44 ans, lorsqu'il tomba victime d'un cruel accident. C'était le 16 février 1867. Deux jeunes bûcherons, les fils de Jean Knockaert, de Zerkeghem, travaillaient dans le voisinage du château de M. du Bus.

Pierre, passant par là, les aidait pour une manœuvre difficile, quand un arbre, se renversant à l'improviste, tomba brusquement sur un autre arbre déjà par terre ; la jambe gauche de De Rudder fut prise entre les deux troncs et broyée.

On appela aussitôt le Dr Affenaer, d'Oudenbourg. Le blessé présentait au tiers supérieur de la jambe une fracture complète des deux os, le tibia et le péroné.

Le médecin fit la réduction, et maintint les fragments au moyen d'un bandage amidonné. Mais plus tard, à la demande de Pierre qui souffrait beaucoup, il enleva l'appareil. Il découvrit, au dos du pied, une large ulcération. A la partie supérieure de la jambe, une autre plaie gangréneuse communiquait avec le foyer de la fracture. Les fragments osseux, baignant dans le pus, dépouillés de leur périoste, n'avaient subi aucun travail de réparation. Malgré les soins assidus et prolongés du Dr Affenaer, la consolidation osseuse ne put être obtenue. Personne ne s'en étonnera.

Toute fracture compliquée de plaie est grave, et le pronostic était particulièrement fâcheux à une époque où l'on ne jouissait pas encore des bienfaits de l'antisepsie (1). Ajoutons que, par suite de l'écrasement de la jambe, un fragment d'os mort ou « séquestre » avait été enlevé par le médecin : il en était résulté un écartement permanent de plusieurs centimètres entre les bouts à rejoindre.

Impuissant contre la suppression incessante, le Dr Affenaer désespéra de la guérison. D'autres médecins qui, dans la suite, traitèrent ou examinèrent De Rudder, se rencontrèrent avec le médecin d'Oudenbourg pour juger le cas incurable et pour conseiller l'amputation de la jambe.

Pierre ne voulut à aucun prix se soumettre à cette mesure extrême, et quand il quitta son lit de souffrance, ce fut pour se traîner péniblement, appuyé sur deux béquilles.

Avec l'incapacité de travail vint la misère, et la misère allait s'aggravant pour la pauvre famille quand, plus de deux ans après l'accident, le vicomte du Bus, par charité, alloua à son ancien ouvrier un secours de sept francs cinquante par semaine.

Le malheureux estropié se contentait de nettoyer ses ulcères deux ou trois fois par jour, et d'envelopper de linges le membre brisé (2).

------

(1) Sans doute, le premier mémoire de Lister sur le traitement antiseptique parut précisément en 1867; mais la méthode nouvelle n'avait pas encore eu le temps de se vulgariser, et elle resta ici sans application.

(2) Nous ferons d'habitude abstraction de la large ulcération, au dos du pied, car nous n'avons pas pour elle, et cela se conçoit, le même ensemble de témoignages que pour la lésion principale.

Pareil traitement d'une fracture compliquée de plaie suppurante restait naturellement sans effet. Aussi tous les témoignages s'accordent-ils à en attester l'inutilité; tous ceux qui, de 1867 à 1875, ont vu la jambe de De Rudder, décrivent d'une manière frappante la mobilité anormale, symptôme caractéristique de la fracture persistante.

Citons Jacques Van Esschen et Jacques De Fraeye, tous deux de Jabbeke.

Le premier était à cette époque jardinier au service de M. du Bus. Il portait chaque semaine à De Rudder le montant de sa pension. Plusieurs fois, il vit à nu le membre blessé. Pierre, pliant sa jambe en dessous du genou, faisait sortir de la plaie les bouts des os cassés. Prenant le pied gauche entre les mains, il le retournait presque sans effort, le talon en avant, les orteils en arrière.

Vers l'année 1872, Jacques De Fraeye fit la même constatation; il nous esquissa, avec des gestes expressifs, la description très nette de ces mouvements anormaux.

Mais arrêtons-nous surtout aux témoignages des médecins.

Le Dr Van Hoestenberghe, de Stalhille, médecin des pauvres de la commune de Jabbeke, eut souvent l'occasion de voir De Rudder. Les années s'écoulaient sans amener la moindre amélioration dans son état.

Au printemps de 1874, Pierre était assis au seuil de sa maisonnette, quand il vit passer le médecin de Stalhille; il le pria d'examiner sa jambe. Le docteur l'invita à rentrer, et demeura une heure avec le blessé.

Pendant que Pierre défaisait les linges qui entouraient sa jambe, une odeur de gangrène remplit la pièce au point que le médecin fut obligé d'ouvrir l'unique fenêtre du réduit. La pâleur du malade et sa maigreur étaient extrêmes. Ses traits exprimaient la lassitude et le découragement le plus profond.

La jambe ayant été mise à nu, le médecin constata, au tiers supérieur du tibia, une plaie oblongue à grand axe vertical et de la grandeur d'un grand œuf de poule (1). De cette ouverture découlait une sérosité purulente, brunâtre et très fétide. A l'aide d'un linge mouillé, il nettoya sommairement la plaie. Mettant alors la main gauche dans le creux poplité et prenant le bas de la jambe de la main droite, il lui imprima un mouvement en arrière. Les bouts des fragments supérieurs et inférieurs du

____

(1) L'adjectif *grand*, omis par mégarde dans mon premier travail sur De Rudder, se trouve dans le manuscrit du Dr Van Hoestenberghe.

péroné et du tibia se montrèrent dans la plaie. Tout ce qu'on pouvait voir des os était dépouillé du périoste; les surfaces de fracture présentaient plusieurs aspérités. Saisissant ensuite de la main gauche la partie supérieure de la jambe, et prenant le talon dans la droite, le médecin put, avec la plus grande facilité, porter le talon en avant et même dépasser la demi-circonférence: ce mouvement de torsion n'avait d'autres limites que celles qu'impose la résistance des tissus mous. De Rudder lui-même, saisissant le genou de ses mains, fit ballotter son pied d'un mouvement de pendule et toujours un écoulement de pus suivit ces divers mouvements. Enfin, au dos du pied, au niveau des deux premiers métatarsiens et de la partie inférieure du tarse, on voyait une autre plaie d'où suintait la même sérosité purulente. Pierre dit au docteur que, quelques semaines après l'accident, un abcès s'était montré au pied et qu'avec du pus il en était sorti « un bout de corde » (1).

Que dire à ce malheureux? M. du Bus l'avait déjà fait examiner par plusieurs médecins : tous le déclaraient incurable et conseillaient l'amputation comme unique ressource. Le docteur de Stalhille fit de même; mais De Rudder ne voulut rien entendre. « D'ailleurs, ajouta-t-il, M. le Vicomte m'a promis que le docteur Verriest (2) de Bruges viendrait un de ces jours pour tâcher de me guérir. »

Le docteur Verriest vint, en effet : il immobilisa la jambe dans un appareil amidonné, laissant une fenêtre au niveau du foyer purulent de la fracture, et prescrivit des lotions fréquentes des deux plaies avec une décoction d'écorce de chêne. De Rudder fut de nouveau forcé de garder le lit. Sur ces entrefaites, le 26 juillet 1874, le Vicomte mourut.

A cette époque, de fréquentes consultations mirent en rapport les docteurs Van Hoestenberghe et Verriest. Ils parlèrent souvent de De Rudder, auquel ils s'intéressaient tous deux. Plusieurs fois le docteur Verriest déclara à son confrère qu'il n'obtenait aucune amélioration. Il lui dit un jour que, la veille, Pierre avait irrévocablement refusé d'entrer à l'hôpital de Bruges pour

---

(1) C'était probablement le tendon du gros orteil, dit le Dr Royer dans son enquête; il constata, en effet, lors de son examen de la jambe de De Rudder, que, dans les mouvements d'extension, le gros orteil restait immobile.

(2) Le Dr Verriest était président de la Commission médicale de la Flandre Occidentale.

se laisser amputer la jambe (1) ; aussi avait-il renoncé à lui continuer des soins qu'il jugeait absolument inutiles : c'était vers le milieu de janvier 1875. Le docteur Van Hoestenberghe partageait cet avis.

Sans espoir de soulager ce malheureux, mais mû de commisération, il avait pris l'habitude de s'informer de son état lorsqu'il lui arrivait de passer en face de sa demeure. Fin décembre 1874, une quinzaine de jours avant la dernière visite du docteur Verriest, il avait trouvé De Rudder faisant son pansement. Le bandage inamovible, n'amenant aucun résultat, avait été supprimé, et le docteur, avec la même facilité qu'autrefois, ramena en avant le talon du pied gauche ; pliant ensuite la jambe dans son tiers supérieur, il fit sortir de la plaie située à ce niveau, les bouts des fragments ; ils avaient toujours le même aspect d'os nécrosés. Enfin, la jambe gauche étant horizontalement étendue, les deux portions du tibia restaient séparées l'une de l'autre sur une longueur de trois centimètres (2). Rien n'était donc changé dans la situation, et tout espoir de guérison semblait bien définitivement perdu.

Questionné plus tard par le docteur Royer sur le traitement qu'il continua lui-même, après l'abandon définitif des médecins, De Rudder répondit : « J'appliquais de temps en temps un onguent sur les plaies, quand elles devenaient noires et sentaient très mauvais. Les plaies se nettoyaient avec l'onguent, elles diminuaient même quelquefois un peu, mais ça recommençait.

— Les os ne recroissaient-ils pas un peu aussi ?

---

(1) On s'est étonné de cette persistance de De Rudder à repousser l'amputation. Voici qui dissipera bien des doutes :

« Je surprends chaque année sur la figure de mes élèves une expression d'étonnement, un sourire d'incrédulité, remarque M. le professeur Dandois de Louvain, lorsque je leur dis, à eux qui ne voient plus mourir personne des suites d'une amputation, que *cette opération était jadis suivie de mort au moins trois fois sur quatre.* » (Discours prononcé lors de la Manifestation organisée pour la remise de son portrait, le 15 juin 1899. Louvain, Ch. Peeters, 1900, p. 29).

Or, l'année 1875 appartenait encore à l'époque de l'ancienne chirurgie. En effet, « en 1876, au Congrès international de Médecine, tenu à Bruxelles, la question du pansement antiseptique des plaies fut mise à l'ordre du jour ; mais la discussion resta sans écho, parce que personne n'avait expérimenté la nouvelle méthode ». (Dr Debaisieux, professeur de chirurgie, comme le Dr Dandois, à l'Université de Louvain, *Les grands progrès de la Chirurgie contemporaine*, article de la *Revue des Questions scientifiques*, janvier 1894, p. 19).

(2) Discussion de Bruges.

— Non, c'était toujours la même chose; je souffrais beaucoup, et le pied ainsi que la jambe étaient très gonflés; je les entourais de linges. »

Tantôt le pied était excessivement douloureux, tantôt il devenait insensible, au point qu'un jour le blessé y enfonça une aiguille « pour voir s'il n'était pas mort ». Il n'en ressentit qu'une douleur insignifiante, « pareille à celle d'une piqûre de cousin ».

Les mouvements anormaux de la jambe restaient également faciles. Il pouvait la plier en tout sens, et la tordre de façon à tourner le talon en avant. « Bien des personnes l'ont vu », affirme-t-il.

De fait, de nombreux témoignages font foi de la vérité de cette dernière déclaration, entre autres, ceux de sa femme et de sa fille Sylvie alors âgée de quinze ans.

Le *vendredi 2 avril 1875*, cinq jours avant le voyage à Oostakker que nous allons raconter, M. Jean Houtsaeger, alors domicilié à Jabbeke, mais qui depuis habita Stalhille, conversa avec De Rudder qui lui montra sa jambe malade : « Voici ce que je vis, écrivait-il au docteur Royer le 8 février 1893 et il nous a confirmé tous ces détails : la jambe était cassée entre le pied et le genou, l'os était cassé tellement que le malheureux pouvait sans la moindre difficulté tourner les orteils en arrière en laissant le genou à sa place, et quand il pliait la jambe à l'endroit de la blessure on apercevait entre les chairs meurtries des bouts de l'os fracassé... »

Le *dimanche 4 avril 1875*, M. Louis Knockaert, cultivateur à Jabbeke, reçut Pierre De Rudder chez lui. Il constata, comme M. Houtsaeger, que « la jambe était cassée sous le genou, et que du pus fétide s'écoulait de la plaie située à cet endroit. »

Un ou deux jours avant le pèlerinage, nous a déclaré Mme la Vicomtesse du Bus, le malheureux était au château de Jabbeke; il y venait souvent et y recevait chaque fois une bonne aumône du Vicomte Christian du Bus de Ghisignies, neveu et héritier du sénateur, décédé en juillet 1874 (1). La Vicomtesse exprima le désir de voir la jambe de De Rudder, mais le Vicomte, qui connaissait l'aspect repoussant de cette jambe, s'y opposa en disant : « Si tu vois cela, tu en seras malade pendant plusieurs jours. »

____

(1) Ces secours avaient remplacé la pension hebdomadaire.

« Mon mari a secouru Pierre De Rudder jusqu'à sa guérison », lisons-nous dans une lettre de Mme la Vicomtesse au *Bien Public* (édition de vendredi matin, 7 février 1913). — Voir aussi mon Enquête de 1899.

Le mardi 6 avril, dans la soirée, M. Edouard Van Hooren et son fils Jules se rendirent après leur travail chez leur voisin De Rudder; ils y causèrent longuement du voyage du lendemain: Pierre terminait une neuvaine à Notre-Dame de Lourdes, et comptait partir de bon matin pour le sanctuaire d'Oostakker, dans le but d'y demander sa guérison à la Vierge Immaculée.

Jules Van Hooren désira voir la jambe malade.

Pierre devait renouveler son pansement; il le fit volontiers devant ses visiteurs. Une voisine, Marie Wittezaele, qui, la veille encore, avait assisté au pansement, s'y trouvait de nouveau. Dans une attestation signée par ces trois témoins, le 27 avril de la même année, ils affirment « avoir vu, le 6 avril 1875, la jambe cassée de Pierre-Jacques De Rudder; l'os de la jambe était brisé au point que les deux parties de l'os faisaient saillie à travers la peau, et étaient séparées par une plaie suppurante sur une longueur d'environ trois centimètres » (1).

Nous insistons sur ces témoignages, malgré leur uniformité, que dis-je? en raison de cette uniformité même.

Le lendemain, *7 avril* — huit ans et deux mois s'étaient écoulés depuis l'accident — on se prépara de bon matin au pèlerinage. La femme de Pierre enleva le pansement et découvrit une fois de plus, ainsi que sa fille, les mêmes lésions que toujours. Elle appliqua un emplâtre sur la plaie située au niveau de la fracture et entoura la jambe de linges. A quatre heures, on se mit en route pour la gare et, malgré l'heure matinale, Edouard Van Hooren, voisin et ami de Pierre, fidèle à la promesse faite la veille, se trouva sur son passage et causa quelques instants avec lui.

Se traînant sur ses béquilles et aidé par sa femme, De Rudder mit plus de deux heures à franchir les 2,500 mètres qui le séparaient de la station. Chemin faisant, il dut souvent, pour se reposer un peu, s'appuyer aux arbres de la grand'route. Enfin, exténué de fatigue, il arriva à la maisonnette du garde-barrière, Pierre Blomme, où il attendit l'arrivée du train.

Sans enlever les linges, De Rudder lui fit constater les mouvements anormaux de la jambe. Interrogé plus tard par le Dr Royer, Blomme attesta qu'il y avait mobilité sous le genou,

---

(1) « On pouvait introduire le pouce entre les fragments », déclare Edouard Van Hooren.

« L'écartement était de deux doigts », dit De Rudder. (Enquête des Docteurs de Pirquet et Van Ysendyk.)

à la partie supérieure du tibia. On pouvait, à ce niveau, plier et faire ballotter la jambe. Frappé par cette constatation : « Que voulez-vous aller faire à Oostakker? dit-il à De Rudder. Restez plutôt chez vous, et gardez votre argent pour des choses plus utiles. »

Pierre Blomme, Balthazar De Jaegher, autre ouvrier de la gare, Jean Duclos, cordonnier à Jabbeke, et la femme de Pierre, hissèrent le malheureux sur le train. Balthazar De Jaegher connaissait très bien De Rudder; presque chaque jour, en se rendant au travail, il passait en face de sa demeure. Au cours des années qui s'écoulèrent depuis l'accident, il eut plusieurs fois l'occasion, à de longs intervalles, de voir la plaie et de remarquer à son niveau la torsion de la jambe cassée. La dernière fois, ce fut huit jours environ avant le départ pour Oostakker. « Quand on mit Pierre dans un compartiment, dit-il, sa jambe pendait vraiment comme une loque (1). »

Jean Duclos et sa mère accompagnèrent De Rudder jusqu'à Bruges. Assis devant le blessé, Duclos certifie avoir remarqué durant le voyage que la jambe de De Rudder était manifestement mobile sous le genou, que Pierre pouvait en faire tourner la partie inférieure et que du pus fétide souillait les linges du pansement.

De Rudder arriva à Gand : on le porta avec beaucoup de peine, d'abord sur le tram et puis sur l'omnibus qui faisait le service de la porte d'Anvers à Oostakker. A l'arrivée, le cocher de l'omnibus, grand et fort gaillard, le descendit seul de la voiture. Comme la jambe cassée se pliait de façon singulière, il y vit l'occasion d'une plaisanterie : « En voilà un, dit-il aux spectateurs, qui perd sa jambe. » La femme de De Rudder ajoute ce détail : le cocher manifesta bruyamment son mécontentement, à la vue du pus mêlé de sang qui avait coulé de la jambe sur le plancher de la voiture.

Voici le blessé dans l'allée qui conduit à la Grotte. Il avance avec peine. Enfin il arrive, exténué, et tombe plutôt qu'il ne s'assied sur un des bancs rangés devant la petite chapelle. Sa femme lui donne à boire de l'eau de la fontaine.

« J'étais assis, raconta-t-il, sur un des premiers bancs: ma jambe

---

(1) Dossier Royer, Dossier Deschamps et Enquête épiscopale. (Session du 21 décembre 1907.)

malade, qui me faisait horriblement souffrir, reposait sur mes béquilles. Les pèlerins affluaient en ce moment. En passant plusieurs firent osciller ma jambe... Ce fut un nouveau supplice pour moi. Alors je pris mes béquilles, et, aidé par ma femme, je fis deux fois le tour de la Grotte avec les autres pèlerins. Au troisième tour, mes forces faiblirent tellement que ma femme dut me saisir sous l'épaule droite, tandis qu'une autre personne (une inconnue) me prit sous l'épaule gauche; elles me traînèrent ainsi jusqu'aux bancs. Je demandai à m'asseoir sur le second banc, pour éviter que les pèlerins ne vinssent encore toucher ma jambe. Je priai, j'implorai le pardon de tous mes péchés depuis ma jeunesse, et je demandai ma guérison pour pouvoir nourrir ma famille. »

Tout à coup, Pierre se sent troublé; il est comme hors de lui-même; il se lève; il ne songe pas à ses béquilles sans lesquelles, depuis huit ans, il n'avait plus fait un seul pas; il part, traverse les rangs des pèlerins et va s'agenouiller devant la statue de la Vierge.

Puis, profondément étonné de se voir à genoux : « O mon Dieu, s'écrie-t-il, où suis-je? » Et il se lève seul, et, sans répondre aux questions réitérées de sa femme, fait trois fois le tour de la Grotte. Il était guéri.

Il se rendit aussitôt, accompagné de sa femme et suivi de nombreux pèlerins, au château de Mme la marquise Alphonse de Courtebourne. C'est là qu'on fit le premier examen du membre restauré : *la jambe et le pied, qui quelques instants auparavant étaient fort gonflés, avaient repris leur volume normal; l'emplâtre et les bandes qui enveloppaient la jambe étaient tombés d'eux-mêmes; les deux plaies étaient cicatrisées; les os rompus s'étaient subitement rejoints.*

Pierre retourne alors à la Grotte et fait encore trois fois le tour de la petite chapelle. Au moment du départ, il dut presser sa marche pour prendre place dans l'omnibus qui partait pour Gand.

A la gare de Jabbeke, Pierre Blomme, un des premiers, aperçut De Rudder descendant du train. Il fut stupéfait, ainsi que son compagnon De Jaegher, de le voir marcher sans béquilles. Se rappelant le conseil donné le matin : « Que vous avez bien fait, lui dit-il, de ne pas m'écouter! »

Grande fut l'émotion qui s'empara de toute la population, à la nouvelle de cette guérison subite. De Rudder était connu de tous les villageois. La veille encore, fête transférée de l'Annonciation, ils l'avaient vu se traîner péniblement sur ses béquilles pour aller assister à la messe; et aujourd'hui il marche comme tout le monde.

Voici comment M. Houtsaeger, témoin oculaire de ce retour émouvant, nous l'a raconté : « L'après-midi du 7 avril, je vis un mouvement inaccoutumé parmi les habitants. Je demandai ce qui se passait. On me répondit que P. De Rudder revenait guéri d'Oostakker. Alors je me suis écrié (je m'en souviens très bien): « Comment ! Pierre De Rudder guéri, mais j'ai encore vu sa « jambe cassée la semaine dernière ! » J'avais vu, en effet, sa jambe à nu le vendredi précédent. Enfin je vis Pierre revenant de la station. Il marchait parfaitement, sans béquilles. »

Les voisins, ceux-là mêmes qui *la veille* avaient vu de leurs yeux les bouts d'os brisés sortir de la plaie purulente, étaient accourus; et Pierre, assis à cette même place où il avait passé de si longues et douloureuses années, leur racontait toutes les circonstances de sa guérison. Quelques jours plus tard, le 27 avril, ils ont déclaré par écrit que « De Rudder, le 7 avril, est revenu de son pèlerinage... parfaitement guéri; les os se sont rejoints, la plaie a totalement disparu, et cet homme peut marcher, se tenir debout et travailler aussi bien qu'avant l'accident. »

La grande nouvelle se répandit dans les villages voisins.

Le vendredi, 9 avril (1), le D\ Affenaer vint le matin chez De Rudder. Il ne le trouva pas; mais il le rencontra bientôt dans la demeure de M. Charles Rosseel, où Pierre était entré en revenant de l'église.

Le médecin qui avait le premier soigné la jambe malade, l'examina et fut frappé de trouver la face interne du tibia entièrement lisse à l'endroit de la fracture. Lui-même avait eu la jambe cassée, et au niveau de la soudure osseuse on pouvait facilement sentir le bourrelet du cal; il le fit palper par Pierre, puis il lui dit de passer les doigts sur sa propre jambe, à la place où l'os s'était si merveilleusement consolidé, sans aucune saillie de cal. C'est alors qu'il prononça, devant plusieurs personnes, ces paroles qui sont, dit l'abbé Scheerlinck, le plus beau témoignage rendu à la puissance miséricordieuse de Marie: « Pierre, vous êtes entièrement guéri. Votre jambe est comme celle d'un enfant nouveau-né et non d'un homme dont la jambe a été brisée. Tous les

----

(1) Dans mes brochures précédentes, je fixais cette visite au 8 avril, d'après les souvenirs du D\ Van Hoestenberghe; mais le rapport du vicaire Rommelaere, rédigé le 11 avril, donc quatre jours après la guérison, indique le vendredi 9; j'ai préféré prendre cette dernière date.

moyens humains étaient impuissants à vous rendre la marche; mais ce que ne peuvent les médecins, Marie le peut. Devant un tel prodige, de froid on gagnerait chaud, d'incrédule on deviendrait croyant (1). »

A l'annonce de l'événement, le Dr Van Hoestenberghe refusa d'abord d'y ajouter foi. Mais le 9 avril, les nouvelles se précisant, il résolut d'aller voir.

Il trouva Pierre dans son jardin, maniant la bêche et le rateau. Quand ils furent rentrés dans la maison, l'impotent de la veille se mit à gambader pour montrer combien sa guérison était complète. Le Dr Van Hoestenberghe examina la jambe : *pas de raccourcissement (2); une cicatrice sous le genou, une autre plus large au dos du pied.* Passant les doigts le long de la face interne du tibia, il put constater, comme son confrère d'Oudenbourg, *que cette surface était entièrement lisse à l'endroit de la fracture,* sans aucune saillie de cal (3).

Pierre était donc radicalement guéri. Cependant le pied gauche qui, depuis plus de huit ans, n'avait plus été emprisonné dans un soulier, était très sensible, et pendant une huitaine de jours De Rudder dut chausser des pantoufles.

Bien des fois, depuis lors, le médecin de Stalhille rencontra le miraculé : il n'accusait pas la moindre claudication; il avait pourtant cette marche peu élégante que les terrassiers contractent en poussant la brouette; mais les témoins furent unanimes à dire qu'il avait cette marche avant l'accident.

Après sa guérison, Pierre De Rudder vécut encore vingt-trois ans.

---

(1) Ces paroles sont traduites du rapport flamand que M. le vicaire Rommelaere rédigea le 11 avril 1875, le surlendemain du jour où elles furent prononcées. Il les tenait de Pierre de Rudder et de sa femme, et il en reçut confirmation de la bouche du Dr Affenaer lui-même.

La femme de Pierre, sa fille Sylvie, Julie Rosseel, chez qui ces paroles ont été dites, en ont plusieurs fois certifié l'exactitude.

M. Hippolyte Luca, aujourd'hui domicilié à Jabbeke, habitait Oudenbourg en 1875. Un jour ou deux après la guérison, dans un café de ce village, le Dr Affenaer lui a dit publiquement « que De Rudder était incurable, que sa jambe, cassée depuis des années, ne pouvait guérir, et qu'il avait été guéri subitement à Oostakker ». (Enquêtes Royer, 1893, et Deschamps, 1899).

(2) Malgré les 3 centimètres d'os qui manquaient, ainsi que ce médecin l'avait constaté dans ses examens précédents.

(3) « Après son pèlerinage, la consolidation a été complète et le résultat m'a particulièrement frappé, parce qu'il faut être initié pour retrouver le cal ou les cals. » (Lettre du Dr Van Hoestenberghe au Dr Boissarie, 21 août 1892.)

Tous ceux qui l'ont connu n'ont qu'une voix pour faire l'éloge de sa parfaite honnêteté, de son ardeur au travail et de sa piété reconnaissante envers la sainte Vierge.

Que de fois il fit en action de grâces le pèlerinage d'Oostakker !

Mme la vicomtesse du Bus de Ghisignies, au service de qui Pierre a travaillé jusqu'à sa mort, nous a raconté qu'elle fut souvent obligée de le modérer, tant il était courageux à la besogne, malgré son âge avancé.

Atteint d'une pneumonie grave, De Rudder mourut le 22 mars 1898, à l'âge de 75 ans, et fut inhumé à Jabbeke le 25, jour de l'Annonciation.

A ma demande, le 24 mai 1899, le Dr Van Hoestenberghe pratiqua l'amputation des deux jambes sur le cadavre exhumé de P. De Rudder. L'opération se fit dans le jardin de la cure, devant trois témoins : Pierre De Vaere, révérend curé de Jabbeke; Edouard Duclos, charpentier, et Albin Roels, fossoyeur. Le Dr Van Hoestenberghe m'apporta les deux tibias et les deux péronés à Louvain, le 30 mai 1899. Je les ai conservés jusqu'à la fin de décembre 1908, époque où j'en fis don à l'évêché de Bruges.

* * *

Chaque détail du récit qui précède s'appuie sur des documents originaux; beaucoup même m'ont été certifiés par des témoins, qui m'ont fourni ensuite la déclaration signée et légalisée des dépositions qu'ils m'avaient faites.

C'est donc à tort qu'un pamphlétaire (1) m'accuse « *d'avoir masqué les lacunes des témoignages un peu faibles en leur appliquant un habile système de correction* »; c'est à tort qu'il attribue à *mon imagination* la déposition du Dr Van Hoestenberghe, rédigée par le docteur lui-même et que je n'ai en aucune façon *améliorée*. Toutes ces insinuations calomnieuses n'ont pas plus de fondement que la phrase où il prétend que j'ai appelé mon récit : *Etude scientifique*, alors que, en réalité, sur la couverture de mon opuscule, en dessous du titre : *Guérison subite d'une fracture*, on peut lire en grandes lettres : Récit *et* étude *scientifique;* cette épithète *scientifique*, au singulier ! se rapporte donc uniquement à mon analyse médicale de cette guérison subite.

Ces réserves faites, il est de toute évidence que chacun des

____

(1) VERHAS. *Op. cit.*, pp. 80, 93 et 103.

nombreux détails du récit ne possède pas la même valeur historique : certains d'entre eux ne viennent que d'une seule personne
ou ne se trouvent que dans un seul document.

Dans ces conditions, ni l'authenticité du document, ni l'honorabilité du témoin ne nous autorisent à donner à ces détails une
pleine consécration historique. Nous n'aurons garde de le faire
dans la discussion des arguments de nos adversaires, pas plus
que nous ne l'avons fait ailleurs dans l'analyse scientifique de
cette guérison.

Voici, au contraire, les règles qui nous guideront ici comme
elles nous ont toujours guidé dans le passé; elles ne seront pas
suspectes aux libres penseurs: je les emprunte à l'ouvrage de critique historique de MM. Langlois et Seignobos, professeurs à la
Sorbonne (1): « Toute science, écrivent-ils, se constitue en rap-
prochant plusieurs observations; les faits scientifiques sont les
points sur lesquels concordent des observations différentes. Chaque observation est sujette à des chances d'erreur qu'on ne peut
pas éliminer entièrement; mais si plusieurs observateurs s'accordent, il n'est guère possible que ce soit en commettant la même
erreur; la raison la plus probable de la concordance, c'est que les
observateurs ont vu la même réalité et l'ont décrite exactement...

» Appliqué à l'histoire, ce principe conduit à une dernière série
d'opérations, intermédiaire entre la critique purement analytique
et les opérations de synthèse : la comparaison des affirmations...
Une concordance n'est concluante qu'autant que les affirmations
concordantes expriment des observations indépendantes l'une de
l'autre... La concordance vraiment concluante n'est pas... une
ressemblance complète entre deux récits, c'est un croisement entre
deux récits différents qui ne se ressemblent qu'en quelques
points... Ce sont les points de concordance de ces affirmations
divergentes qui constituent les faits historiques scientifiquement
établis. »

Si nous examinons la narration précédente à la lumière de ces
principes de critique, nous sommes en droit d'en extraire certains
faits qui se rencontrent au croisement de récits différents, qui

---

(1) *Introduction aux Etudes historiques*, par **Ch.-V. Langlois** et
Ch. Seignobos. 2ᵉ édit. Hachette, Paris, 1900. Chap. VIII: *Détermination des faits particuliers*, pp. 163-179.

Ces deux auteurs considèrent tout fait miraculeux comme impossible, et le rejettent par conséquent de l'histoire; ils collaborent à une
série de publications destinées à défendre à l'étranger la politique religieuse de la France, ou en d'autres termes, le Combisme.

sont les points de concordance d'observations indépendantes, qui constituent par conséquent des *faits historiques scientifiquement établis*.

Je cite les principaux :

1. Le 16 février 1867, Pierre De Rudder, de Jabbeke, eut la jambe gauche complètement brisée par la chute d'un arbre.

2. La fracture siégeait au tiers supérieur de la jambe.

3. A cet endroit se forma une plaie suppurante, en communication avec le foyer de la fracture ; dans l'ouverture de cette plaie, on pouvait voir les extrémités des fragments osseux.

4. Il y avait un écartement de trois centimètres environ entre les deux portions du tibia.

5. La jambe brisée se pliait en tous sens au niveau de la lésion, et De Rudder pouvait en tordre la partie inférieure de façon à ramener le talon en avant.

6. Plaie, fracture, écart entre les fragments existaient encore le 6 avril 1875.

7. Le lendemain, 7 avril, Pierre De Rudder, marchant avec des béquilles, partit en pèlerinage pour Lourdes-Oostakker, et quand il en revint, le jour même, la plaie était cicatrisée, la fracture guérie et De Rudder marchait sans béquilles.

8. Les deux jambes ont la même longueur et, au point de soudure des os, il n'y a aucune trace de cette saillie qu'on nomme cal : deux médecins ont déjà constaté ces particularités le 9 avril 1875.

Tels sont les faits dont la vérité historique me semble définitivement prouvée. Le lecteur doit les avoir sans cesse devant les yeux, au cours des trois chapitres suivants où les objections, se pressant en foule autour de lui, essayeront de l'entraîner vers la discussion de détails sans importance : s'il n'établit pas une distinction bien nette entre le principal et l'accessoire, il court grand risque de se laisser égarer.

CHAPITRE II.

Les Objections des Polémistes.

I. Le cas De Rudder à la lumière de la Science moniste allemande.

Quand parut, dans la *Revue des Questions scientifiques*, notre analyse du cas De Rudder, le R. P. Wasmann, savant jésuite dont la réputation d'entomologiste est universelle, voulut présenter ce fait au public allemand et publia, dans les *Stimmen aus Maria Laach* (1) un article qui eut un grand retentissement. C'était là, aux yeux des monistes allemands, un crime de lèse-majesté contre la Science.

1. *Le Dr Julien Marcuse, de Partenkirchen.*

Le Dr Julien Marcuse, moniste militant, attaqua violemment le R. P. Wasmann dans le supplément du *Berliner Tageblatt* (2).

« L'Eglise catholique a de tout temps cultivé avec amour, écrivait-il, les guérisons miraculeuses comme preuve d'une Providence surnaturelle. Témoin le conte fabuleux de cette guérison subite qui aurait eu lieu en Belgique — la terre classique des miracles — et qui nous rappelle les guérisons du Christ : la résurrection des morts, la guérison de l'aveugle-né, etc... Et pourtant, entre ces légendes bibliques et ce mythe miraculeux moderne, il y a encore une différence profonde. Les premières, quelques fabuleuses qu'elles puissent paraître, admettent cependant un essai d'interprétation rationnelle. La méthode thérapeutique du Christ con-

______

(1) Heft 2, 1900.
(2) 13 octobre 1902.

sistait en suggestion, dont l'influence est bien connue aujour-
d'hui.

» Ici, par contre, nous avons un cas qui est un camouflet
donné à toutes les lois de la biologie et de la pathologie, et on
ne peut lui découvrir d'autre explication que celle d'une supercherie raffinée, machinée *ad majorem Dei gloriam* (pour la plus
grande gloire de Dieu). »

Et pourquoi cette appréciation injurieuse, doublement grave
dans la bouche d'un confrère?

« Pendant 25 ans, osait affirmer Marcuse, on a laissé dormir
dans l'ombre ce fait d'une importance telle qu'il ébranle la
Science jusque dans ses fondements, et on l'a mis sous les yeux
du public alors seulement que la mort de P. De Rudder avait
soustrait le cas à tout contrôle et à tout examen ultérieur.

» Je crois, conclut-il, que cette circonstance extérieure nous permet, à elle seule, sans entrer dans l'analyse du sujet lui-même,
de juger suffisamment ce miracle et ses metteurs en scène. »

Le R. P. Wasmann publia une réponse dans le supplément de
la *Germania*, à la date du 23 octobre 1902. En voici la substance:

L'accusation du Dr Marcuse prouve à toute évidence qu'il n'a
pas même pris connaissance du travail dont il calomnie les
auteurs ; sinon il eût remarqué que cette étude scientifique s'appuyait sur d'importants documents historiques ; et le R. Père les
énumérait — comme nous le ferons en détail plus loin — « afin,
disait-il, de mettre en pleine lumière cette légèreté sans bornes,
pour employer une expression modérée. »

En janvier 1903, nouvel article de Marcuse dans la *Deutsche
Zeitschrift* (4e année, n° 20, p. 794). « Je connaissais bien, pré-
tend-il, les documents cités par la *Germania*, mais je les ai dédai-
gnés, parce qu'ils ne me semblaient pas suffisamment dignes de
foi. Je n'ai pas pris la peine d'en tenir compte ni de considérer
comme experts scientifiques dans des questions de pathologie des
abbés, des curés et des Pères Jésuites. »

Et les certificats des médecins, et les dépositions officielles
des témoins? Vous les passez une fois encore sous silence, remarque le R. P. Wasmann dans une nouvelle réplique de la *Germania;* et il accule alors le Dr Marcuse au dilemme suivant :

Ou votre déclaration actuelle est vraie — vous connaissiez les
documents — et dans ce cas vous vous êtes rendu coupable d'une
calomnie manifeste contre les trois médecins belges; car vous

avez négligé à dessein les attestations de leur brochure, afin de pouvoir lancer contre eux une accusation de supercherie qui mériterait des poursuites en correctionnelle ;

Ou votre affirmation présente n'est pas vraie — vous n'aviez pas lu la brochure et les documents qu'elle contient — et alors, pour vous tirer d'affaire, vous avez eu tout simplement recours à une non-vérité consciente.

Le premier procédé pas plus que le second n'ont aucun besoin de commentaire ; à vous, Dr Marcuse, de choisir entre ces deux alternatives où vous vous êtes mis d'une façon, il est vrai, *fort peu raffinée.*

2. *Le Professeur Ernest Haeckel, d'Iéna.*

Le Dr Marcuse est un des prêtres de ce Monisme dont *Ernest Haeckel* est le pape ; il est intéressant de voir avec quels arguments le Pontife suprême de la libre pensée allemande défendit Marcuse contre le savant naturaliste E. Wasmann (1).

« La sophistique des Jésuites qui se faufile à la manière des anguilles et qui atteint, dans leur grandiose système politique du mensonge, à une perfection digne d'admiration, ne peut pas être réfutée par des arguments rationnels. Un intéressant exemple à l'appui de mon opinion, nous a été fourni jadis par le R. P. Wasmann lui-même, dans sa lutte avec le docteur en médecine J. Marcuse. Dans son zèle de croyant fanatique, « le naturaliste » Wasmann s'était égaré jusqu'à exploiter la grossière supercherie d'une soi-disant « cure miraculeuse » par la grâce « de Notre-Dame d'Oostakker » (la Vierge de Lourdes des Belges). Le Dr Marcuse eut le mérite de découvrir cette « pieuse tromperie » et de l'exposer dans toute sa stupéfiante nudité. En guise de réfutation scientifique, le Jésuite répondit par de sophistiques déformations de la vérité et par des invectives personnelles. »

Où est le mensonge érigé en système? Où se rencontrent les déformations de la vérité et par des invectives personnelles. »

Le lecteur a déjà répondu lui-même à ces questions.

3. *Le Professeur Plate, de Berlin.*

Le Dr Plate, professeur à l'Université de Berlin, savant de

---

(1) *Religion et Evolution :* Trois conférences faites à Berlin, les 14, 16 et 19 avril 1905, par Ernest Haeckel. Traduit de l'Allemand par C. Bos. Paris, librairie Schleicher frères, p. 124-125.

valeur, mais en même temps moniste de marque et l'un des car-
dinaux, le futur successeur peut-être du pape Haeckel, a jugé
bon, lui aussi, de venir à la rescousse de Marcuse.

« Le P. Wasmann, a-t-il dit dans une discussion publique sur
le Transformisme, s'est abaissé il y a quelques années au rang de
charlatan ; il s'est porté garant, avec son renom scientifique, de
la réalité d'une guérison miraculeuse. Quand l'évêque Korum,
de Trèves, raconte les miracles de la Robe du Christ, on peut
l'excuser peut-être à cause de son ignorance biologique. Mais
lorsque Wasmann, qui veut être pris au sérieux comme homme de
science, couvre de son nom une pareille légende sans se donner
la peine d'examiner sérieusement les documents apportés ni de
rechercher leur vérité, une telle absence de critique lui fait perdre
purement et simplement sa diginité de savant. »

Ici, comme après la citation d'Haeckel, les comparaisons
surgissent d'elles-mêmes. Qui ne s'est pas donné la peine d'examiner les documents apportés ? Où trouve-t-on une absence de
critique poussée au point de faire perdre au savant toute sa
dignité ? Est-ce chez Wasmann ? Est-ce chez Plate ?

« Et dire, remarque avec à-propos le R. P. Wildenhues, S. J.,
dans un article sur De Rudder auquel j'emprunte le texte des
paroles injurieuses de Plate (1), dire que le professeur Plate pour
sa formation scientifique a parcouru la moitié du monde ; et alors
qu'il s'agit d'un fait qui met en jeu la réalité même de sa conception de l'Univers, il ne daigne point faire un seul pas à la
recherche de la vérité ! »

II. La vérité sur le fait De Rudder d'après le docteur Rouby, d'Alger.

Le livre du Dr Rouby : *La Vérité sur Lourdes* (2), a paru dans
la *Bibliothèque de critique religieuse* (anticatholique), où il voisine avec les ouvrages des Houtin, des Loisy et des Tyrrell.

« En publiant ce livre, dit l'auteur, nous avons voulu faire une

---

(1) *Eine Wundertatsache der Neuzeit und die unglaubige Wissen-
schaft*, article du P. WILDENHUES, S. J., dans la Revue: *Leuchtturm*,
1er avril 1909.
(2) Dr ROUBY, d'Alger. *La Vérité sur Lourdes*, Paris, librairie critique E. Nourry, 1910. (Prix: 7 fr. 50.)

œuvre d'enseignement et de vérité. Qu'on ne parle plus de miracles dans le monde, tel est notre but... (1).

» Pourquoi, nous dira-t-on, vous imposer ce labeur? Pourquoi si des gens sont heureux de croire aux miracles, ne pas les laisser dans leur croyance, même si elle est fausse?...

» Pourquoi?

» Par la raison que celui qui détient une part de vérité, quelle qu'elle soit, a le devoir d'en faire bénéficier ceux qui en sont privés, comme l'homme riche a le devoir de donner la moitié de son pain au pauvre... (2). »

« Tous les miracles de Lourdes, dit-il ailleurs, qui ont eu un certain retentissement, depuis son origine jusqu'à ce jour, nous les avons étudiés, avec le seul souci de la vérité. Or, jamais, nous le déclarons sincèrement, notre conviction qu'ils étaient faux n'a été ébranlée... (3). Sur tous on peut coller l'étiquette de suggestion ou de fourberie, sans crainte de se tromper (4). »

Le Dr Rouby a un paragraphe intitulé : *Des fractures à Lourdes* (5); cherchons-y ce qui nous intéresse, c'est-à-dire son explication du cas De Rudder.

Le paragraphe débute ainsi :

« Les fractures et les luxations sont classées parmi les maladies les plus fréquentes de la chirurgie; cependant, chose extraordinaire, il se trouve que la Vierge de Lourdes ne guérit ni fractures, ni luxations... Comment se fait-il qu'elle se refuse avec autant d'obstination à mêler à l'eau de la piscine ce qui lui manque pour recoller les os ?

» Pour répondre à cette objection si grave qui les touche profondément, les écrivains opposent le miracle de Pierre De Rudder (6) dont la jambe était brisée et qui fut guérie, grâce à Lourdes, nous dit-on.

» Mais, sans compter que cette cure ne s'est produite que huit ans après l'accident, ce qui est contraire à toutes les règles du miracle, lequel demande à être servi chaud, ce n'est pas à Lourdes même que le miracle eut lieu, mais en Belgique...

» Les Belges, en gens pratiques, ont fait d'Oostakker un pèle-

---

(1) *Op. cit.* Conclusion, p. 319.
(2) *Op. cit.*, p. 5.
(3) *Op. cit.*, p. 270.
(4) *Op. cit.*, p. 319.
(5) *Op. cit.*, de la page 123 à la page 134.
(6) Je corrige les noms propres qui sont ordinairement estropiés dans ce paragraphe.

rinage d'essai où les malades vont d'abord chercher leur guérison : si celle-ci n'a pas lieu, il est encore temps d'aller la solliciter chez la Vierge française...

» Analysons cette cure chirurgicale et voyons si l'intervention divine y fut pour quelque chose...

» ... La fracture était comminutive, c'est-à-dire que plusieurs fragments se trouvaient entre les deux tronçons du tibia.

» Nous insistons sur la présence de ces fragments d'os ou esquilles qui vont servir de base à notre réquisitoire contre le miracle. Les chairs contusionnées se mortifièrent, laissant une large plaie qui communiquait avec un foyer de suppuration situé au centre de la fracture.

» Dans ce foyer se trouvaient *deux gros fragments* (1) d'os et un grand nombre de petits; séparés de leurs vaisseaux nourriciers, ils devinrent des séquestres ou os morts. Mais comme ils étaient placés entre les deux fragments du tibia, ils en empêchèrent le recollement...

» Dès ce moment, l'opération suivante était indiquée : il fallait, à l'aide d'instruments « ad hoc », extraire l'un après l'autre, tous les fragments nécrosés, de façon à enlever l'obstacle à la guérison. *On fit bien, dès la première année, l'enlèvement d'un gros séquestre.* Malheureusement l'opération complète ne se fit ni au début, ni pendant les sept premières années, et ce sont ces éclats d'os qui empêchèrent les deux bouts du tibia de se toucher et d'adhérer ensemble.

» C'est pourquoi Pierre De Rudder vit sa plaie suppurer pendant si longtemps, et son tibia et son péroné ne pouvaient se consolider. Les choses auraient continué ainsi plusieurs années encore, si les petites esquilles, peu à peu, n'étaient sorties de la plaie, soit naturellement, soit à l'aide des pinces d'un chirurgien...

» Lorsque le docteur Verriest, de Bruges, vint en consultation, quelques mois avant la guérison, il fit sans doute, lui aussi, l'extraction de quelques-uns de ces séquestres, avant d'immobiliser la jambe dans un appareil.

» Nous aurions voulu en avoir la certitude, mais nous n'avons rien pu obtenir à cet égard. *Il est probable que ce fut pendant cette dernière immobilisation que les os commencèrent à se rapprocher et à se souder derrière le dernier séquestre* qui suppurait encore au bord de la plaie.

---

(1) Nous avons mis *en italique* les passages saillants de l'explication fantaisiste du Dr Rouby.

» Enfin nous arrivons à l'opération ultime qui va permettre aux deux fragments du tibia de se souder complètement. *Quelques semaines avant le pèlerinage se produisit ce fait capital qui devait permettre à Pierre De Rudder de faire croire à un miracle: le docteur Affenaer enleva le gros séquestre, dernier obstacle à la consolidation.* A quelle date exacte cette opération fut-elle faite? Nous l'ignorons, mais il est certain que le nombre de jours qui s'écoula entre l'intervention chirurgicale et le prétendu miracle fut suffisant pour amener la consolidation osseuse...

» *A la suite de l'extraction de l'os nécrosé, le docteur Affenaer avait placé autour de la jambe, un appareil immovible.* C'est sans doute cet emplâtre, avec ses bandes dont on parle dans le récit du miracle, qui tombèrent à la chapelle d'Oostakker.

» Mais, si cette jambe, le jour du pèlerinage, était enveloppée d'un tel appareil, elle était invisible, et la fracture cachée aux regards des curieux. *Ceux donc qui ont prétendu voir la plaie immédiatement avant le miracle ou pendant les jours qui le précédèrent, n'ont pas dit la vérité.* Ces témoins, nous les récusons, car ils n'ont pas parlé de cet emplâtre et de ces bandes qui cachaient ce qu'ils ont prétendu avoir constaté. *Depuis l'intervention du docteur Affenaer, personne n'a pu voir la plaie...*

» En résumé, la gloire du miracle, dans le cas de De Rudder, revient, sans conteste, au médecin qui, pour obtenir la réunion des deux tronçons du tibia, fit l'extraction du dernier séquestre, et permit ainsi à la fracture de guérir.

» Cet os nécrosé, qui l'a enlevé? La Vierge de Lourdes? Celle d'Oostakker ou le médecin? Toute la question est là.

» Pour nous qui rendons à César ce qui est à César, nous rendons au docteur Affenaer le séquestre qui lui appartient, et qu'il a peut-être conservé dans son cabinet. La Vierge de Lourdes n'a aucun droit sur cet os nécrosé dont on veut lui faire cadeau, à tort, pour faire croire qu'elle sait guérir les fractures. »

.*.

Pour ne plus y revenir, répondons de suite à ce long réquisitoire du Dr Rouby d'Alger. Notre réponse sera brève.

Dans le foyer de la fracture en suppuration ne se trouvaient pas deux gros fragments d'os, mais un seul : c'est le gros séquestre que le Dr Affenaer enleva dès la première année; le second séquestre « qui suppurait encore au bord de la plaie », fin 74, est une pure invention du Dr Rouby.

Outre sa non-existence, une autre impossibilité matérielle s'opposait à l'enlèvement de ce séquestre par le Dr Affenaer, quelques semaines avant le pèlerinage : depuis de longues années le Dr Affenaer avait cessé de soigner De Rudder.

Sa visite rentre donc comme son opération dans le domaine des assertions fausses : désormais le Dr Rouby n'en sortira plus.

L'emplâtre que la femme de Pierre De Rudder appliqua sur la plaie le matin même du pèlerinage devient un appareil « immovible » que le Dr Affenaer, toujours lui ! aurait placé autour de la jambe, quelques semaines auparavant.

Et voyez les conséquences que le Dr Rouby peut tirer de cette dernière invention : il s'en autorise pour récuser les témoins « qui ont prétendu voir la plaie immédiatement avant le miracle ou pendant les jours qui précédèrent. » Ces témoins, affirme-t-il, n'ont pas dit la vérité !

Sous le titre : *Phtisie simulée*, le Dr Rouby nous raconte l'historiette suivante :

« J'ai eu à traiter, autrefois, la « *Poulette* », une fausse tuberculeuse qui me montrait chaque jour du sang dans ses crachats, et me faisait entendre des quintes de toux à empêcher l'auscultation. Un matin que j'étais venu la voir beaucoup plus tôt que d'ordinaire, je ne trouvai ni crachat ni sang. Je m'étonnai et cherchai la clef du mystère, quand je vis entrer la voisine revenant du marché et apportant sur une assiette une rondelle de sang de poulet ; c'est avec quoi la malade pétrissait les crachats tuberculeux à l'usage des médecins naïfs et non munis de microscope. Cette même malade partit plus tard à Lourdes, et revint très bien *miraculée*. Combien d'autres ont fait comme elle (1) ? »

Le Dr Rouby, à tort et sans apparence de preuve, accuse nos témoins de n'avoir pas dit la vérité ; ceux qu'il calomnie de la sorte ne seraient-ils pas en droit de lui répondre que, pour mieux montrer à ses lecteurs l'impuissance où est la Vierge de Lourdes à guérir les fractures, le Dr Rouby d'Alger, d'après la recette peu recommandable de sa cliente anonyme, a voulu leur accommoder *à la Poulette* la guérison miraculeuse de Pierre De Rudder ?

------

(1) *Op. cit.*, p. 172.

III. Lettre ouverte de M. R. Martin, étudiant de Gand.

Le 22 mars 1905, je fis une conférence sur la guérison de Pierre De Rudder à la Société Générale des Etudiants catholiques de l'Université de Gand. Cinq jours plus tard, un de mes auditeurs, étudiant en médecine, président du Cercle des Etudiants rationalistes, m'adressa une lettre ouverte. Dans cette publication, où on trouve la preuve manifeste que l'auteur n'a rien lu de mes écrits sur De Rudder, il rejette sans ombre d'examen les nombreux témoignages qui prouvent la réalité de la guérison subite; puis il ajoute (1) : « Mais, même en supposant que les faits rapportés répondent aux exigences des lois théologiques, serait-il permis pour cela de déclarer la guérison miraculeuse?

» Vous me répondez : oui !

» Mais ici je vous conteste le droit d'une telle affirmation et je m'étonne que les personnalités scientifiques aient soulevé quelques objections au point de vue médical seul et n'aient pas amené les objections de la critique rationaliste qui réfutent toutes les prétentions de détermination d'un miracle quel qu'il soit...

» Où se renseigne-t-elle (l'Eglise) pour établir qu'il y a eu dérogation aux lois de la nature?

» L'Eglise, me répondrez-vous, s'appuie sur les déclarations de la science. Mais ces déclarations de la science... ne sont nullement absolues; la science d'hier n'est plus celle d'aujourd'hui...

» Il n'y a qu'un seul moment où je vous reconnaîtrais le droit de dire qu'il y a eu miracle, c'est celui où nos connaissances scientifiques étant complètes et sachant qu'elles sont complètes, il se présenterait un phénomène qui se serait passé à l'encontre des lois de la nature...

» Le relatif dans lequel la science nous laisse est la condamnation même de tout dogme, et ses conséquences philosophiques et morales, nous devons les concevoir dans leur implacable vérité.

» En vous, si vous veniez à perdre la foi, elles amèneraient le désespoir profond des illusions déchues, en moi elles apportent la foi vive en l'amplification toujours croissante de la vie qui veut se dégager de l'erreur et des préjugés, en me donnant la douce espérance en une ère à venir, moins troublée et moins

____

(1) *Lettre ouverte, etc...*, par R. MARTIN, 60, boulevard du Jardin Zoologique, Gand, p. 9 et suivantes.

cruelle que celle pendant laquelle l'humanité peureuse et hésitante voulait rechercher dans l'Au-delà le bonheur qu'Elle s'obstinait à vouloir ignorer sur la terre... »

IV. Révélation sensationnelle de F. Verhas, ou comment d'une supercherie on fait un miracle

F. Verhas vient de publier un opuscule sur le cas De Rudder, dans la *Bibliothèque de propagande* (anticléricale et maçonnique) de Bruxelles (1).

Une des raisons qui l'ont amené à prendre ce sujet pour étude, nous confie-t-il dans l'Introduction, « c'est qu'il a été l'objet, ces derniers temps, de polémiques retentissantes, tant en Belgique qu'en Allemagne, qui ont toutes pris pour bases des documents récents et qui par suite n'ont abouti à aucun résultat bien net (2). » Or, dit-il, dans ces documents récents (et la suite de la brochure prouvera qu'il a surtout en vue mes publications), « les faits ont subi les retouches nécessaires pour éliminer les contradictions et les indications qui auraient pu mettre sur la voie du véritable caractère du prétendu miracle (3). »

C'est pourquoi F. Verhas a voulu remonter jusqu'aux sources, et, à l'entendre, les documents contemporains de l'événement n'ont plus aucun secret pour lui. Grâce à eux, il est parvenu à déterminer le caractère exact de la guérison de P. De Rudder ; mais, pour en arriver là, il a soin de nous en avertir, il lui a fallu une patience à toute épreuve, doublée d'une étude critique approfondie.

« Les efforts de notre éminent collaborateur, écrit l'éditeur dans la préface, ne furent point perdus, puisqu'ils ont abouti à cette sensationnelle révélation : tout le tapage qui fut fait autour du nom de De Rudder, toute la gloire qui en rejaillit sur le sanctuaire d'Oostakker, ont pour origine une audacieuse supercherie (4). » Cette supercherie nous est indiquée dans le sous-titre de la brochure de Verhas : « La miraculeuse substitution d'une jambe droite à une jambe gauche » et dans ce début

---

(1) F. VERHAS. *Un Miracle de Lourdes-Oostakker*. La Guérison de Pierre De Rudder ou La miraculeuse substitution d'une jambe droite à une jambe gauche. Bibliothèque de Propagande, Bruxelles, 1911.
(2) *Op. cit.*, p. 9.
(3) *Op. cit.*, p. 8.
(4) *Op. cit.*, p. 4.

de la préface : « Si les faits exposés dans la présente notice s'étaient déroulés au XVIIIe siècle, époque à laquelle on affectionnait les en-têtes longs et circonstanciés, on eût pu présenter le récit au lecteur en ces termes : *Où l'on verra comment la Vierge, prise de compassion pour Pierre De Rudder, qui avait eu la jambe gauche fracturée, fit un miracle à sa jambe droite à laquelle il ne manquait rien.* »

Quelle est donc cette audacieuse supercherie?

Voici comment F. Verhas nous l'expose :

« En 1893, le Dr Royer examine De Rudder et constate que c'est la jambe *gauche* qui porte des traces de fracture; et tous ceux qui ont écrit depuis lors désignent toujours la jambe gauche comme celle qui fut l'objet du miracle.

» Or, en 1875, l'abbé Scheerlinck, auteur de la première enquête, décrit comme suit l'accident : « Tout à coup un arbre tombe sur un autre, la jambe *droite* de Pierre est prise entre les deux arbres et cruellement mutilée. »

» En 1876, un Français, le chanoine Le Couvreur, visite De Rudder dans la matinée du 23 septembre, et peu de temps après son retour à Bayeux, affirme dans un journal de Caen la guérison instantanée, complète de la jambe *droite.*

» Enfin, le 21 août 1892, le Dr Van Hoestenberghe, dans une lettre adressée au Dr Boissarie, s'exprime ainsi : « Pierre De Rudder a pris à son travail une fracture comminutive du tibia et du péroné *droits* ».

« Voilà donc trois personnes, remarque Verhas (1), dont un médecin, qui, à des époques différentes, ont examiné la jambe, et qui toutes trois sont d'accord pour affirmer que c'était *la droite* qui avait été lésée, alors qu'un quatrième observateur constate que c'était la gauche!

» Que conclure? Que De Rudder a exhibé après le pèlerinage aux trois premiers observateurs sa jambe droite qui n'avait jamais été blessée!! »

Et pourquoi cette substitution? F. Verhas va nous l'apprendre. Ecoutez son raisonnement :

Les affirmations de De Rudder « restent le seul témoignage du miracle que l'abbé Scheerlinck emporte de son enquête (2). »

« Or, quand nous ne connaissons un fait que par un seul témoi-

---

(1) *Op. cit.*, p. 68.
(2) *Op. cit.*, p. 30. Le point de départ de ce raisonnement est absolument faux; nous le démontrerons plus loin.

gnage, qui nous dit que nous avons affaire à un témoignage exact ? La science du témoignage a établi depuis longtemps que l'esprit humain est *normalement incapable d'un témoignage fidèle et complet*. Si l'intérêt s'en mêle, l'on peut prédire à coup sûr, qu'il sera entièrement faussé.

» L'intérêt de De Rudder à se déclarer subitement guéri par une intervention surnaturelle était évident. Depuis de longues années il vivait d'une pension que le vicomte A. du Bus lui faisait. A la mort de celui-ci, en juin 1874, cette pension fut supprimée, et De Rudder n'avait plus qu'une ressource, s'il ne voulait pas se contenter des quelques rares aumônes qu'il recevait de personnes charitables, c'était de se procurer du travail. Pour cela il fallait d'abord se déclarer guéri, ce qu'il ne pouvait faire sans courir le risque de montrer qu'il n'avait que simulé la maladie depuis longtemps. Mais s'il pouvait faire admettre la guérison miraculeuse après un pèlerinage, la difficulté se trouvait tournée et en outre il y avait à espérer un afflux abondant de dons de la part de ceux qui y croiraient. De là l'idée du pèlerinage à Oostakker. »

D'après Verhas, De Rudder est donc un imposteur; mais il n'est pas le seul, loin de là ! Comme dans ces pièces du théâtre contemporain où l'on ne rencontre pas un seul personnage honnête, les voisins de De Rudder, le clergé de Jabbeke, l'abbé Scheerlinck, les docteurs Van Hoestenberghe, Royer et Deschamps, sans compter une foule de savants et de médecins catholiques, tous se sont entendus comme larrons en foire, les uns pour fabriquer cette contrefaçon du merveilleux, les autres pour la lancer dans le grand public.

Depuis trente-six ans que l'article était en vogue, les spécialistes les plus marquants, malgré des analyses réitérées, n'avaient pu découvrir la falsification. Heureusement, F. Verhas nous est né; la nature l'a doué, lui-même nous l'apprend, d'une faculté merveilleusement adaptée à sa fonction : égoutier des fanges morales, il saura « plonger dans les bourbiers de mensonges pour en retirer la vérité » (1); car, nouvel Hercule, il est appelé à nettoyer de nouvelles écuries d'Augias !

« Le service qu'il nous rend, proclame son Editeur (2), consiste, non pas à nous apporter de nouvelles preuves — entièrement

---

(1) *Op. cit.*, p. 14.
(2) *Op. cit.*, p. 4.

superflues — de la fausseté du surnaturel, mais bien à nous faire toucher du doigt la besogne répugnante à laquelle se livrent les fabricants de miracles, à nous promener dans l'arrière-boutique des négociants en merveilleux pour nous en exhiber toutes les malpropretés. »

Ah! qu'en termes galants ces choses-là sont mises!

Détail piquant et qui donne à ce langage un relent de terroir, cet Editeur de la Bibliothèque de propagande, quand il publia le libelle de Verhas, avait établi son officine dans l'arrière-boutique d'un cabaret bruxellois!!

V. **La critique « scientifique » de P. Saintyves**

P. Saintyves vient de publier un ouvrage sur « La Simulation du merveilleux » (1). Les trois parties qui le composent sont déjà renseignées sur la couverture du livre; la troisième, la seule qui nous intéresse, porte ce titre : *Les fausses guérisons miraculeuses. Le cas Pierre De Rudder.*

Logiquement, le cas De Rudder devrait se ranger, en compagnie d'autres miracles de Lourdes, dans le paragraphe traitant des *Guérisons feintes de maladies déjà guéries.* Mais Saintyves a voulu consacrer un chapitre spécial tout entier à cette guérison « qui passe, dit-il, pour la merveille des merveilles » (2); car Pierre De Rudder représente pour lui le type de ces fourbes « qui se sont guéris, mais n'ayant pas avoué leur guérison tout d'abord, ont eu l'idée d'aller se faire guérir à Lourdes (3). »

Pour transformer en simulateurs les autres miraculés de cette catégorie, l'auteur ne s'est pas mis en frais : il s'est borné à céder la parole au Dr Rouby et à reproduire les récits plus que fantaisistes de « La Vérité sur Lourdes », livre qu'il a soin, il est vrai, de qualifier de « remarquable ».

Ce livre « remarquable », nous le connaissons; et que P. Saintyves ait pris au sérieux le Dr Rouby d'Alger, cela ne dénote pas chez lui un sens critique bien subtil.

Cependant, il faut lui rendre cette justice, il a dédaigné, pour le cas De Rudder, l'hypothèse « imaginée à tort », dit-il, par le Dr Rouby. Il a cru trouver mieux, incomparablement mieux

______

(1) P. SAINTYVES. *La Simulation du merveilleux.* Paris, Ernest Flammarion, 1912.
(2) *Op. cit.,* p. 328.
(3) *Op. cit.,* p. 294.

dans la « sensationnelle révélation » de Verhas; et telle est la confiance avec laquelle il accepte cette révélation, qu'il ne semble même pas soupçonner que la fausseté de la thèse de Verhas n'a d'égale que son invraisemblance. « Il n'est pas un esprit sain et droit, proclame-t-il, ami de la logique et de la vérité qui n'admette, avec M. F. Verhas... que ce miracle célèbre n'est que le fruit d'une vulgaire supercherie (1). »

Du Rouby et du Verhas, voilà donc ce que nous a donné jusqu'ici « l'érudit » Saintyves — l'épithète est de M. Marcel Hébert, dans un article du *Peuple* (2).

Ce n'est certes pas ce manque absolu de critique dans le choix des sources qui lui a mérité une préface du Dr Pierre Janet, professeur de psychologie au Collège de France, où nous lisons cette appréciation élogieuse : « On tirera grand profit du chapitre sur les miraculés de Lourdes, en particulier de l'enquête sur un cas célèbre, celui de De Rudder (3). »

Pour ce cas célèbre, Saintyves ne s'est plus résigné à se mettre uniquement à la remorque d'autrui; il a voulu y ajouter du sien. Est-ce de là peut-être que son chapitre tiendrait toute sa valeur et le grand profit qu'on peut en tirer?

Vous allez en juger.

Saintyves a donc découvert ceci : que Mgr Waffelaert, évêque de Bruges, dont une Ordonnance solennelle a déclaré miraculeuse la guérison de Pierre De Rudder, paraît avoir grand peur qu'on ne fasse la lumière sur cette guérison. Les conclusions de cette prétendue découverte se déduisent d'elles-mêmes.

Afin de persuader au lecteur qu'il en est bien ainsi, Saintyves procède graduellement et par insinuations :

Premièrement, il reproduit la note suivante de l'Ordonnance de Monseigneur : « Le dossier complet est déposé aux Archives de l'Evêché de Bruges », et il fait suivre le mot *complet* d'un petit signe qui n'a l'air de rien : un simple point d'interrogation.

Secondement : il affirme que la Commission diocésaine, nommée par Monseigneur en 1907, n'a rien publié de son enquête.

Troisièmement : enfin, il prétend qu'en 1899, l'évêque de

---

(1) *Op. cit.*, p. 350. Sa conclusion n'est pas moins catégorique : « Les témoignages sur lesquels s'appuie le miracle sont entièrement ruinés par la constatation de la supercherie de P. De Rudder, substituant sa jambe droite à sa jambe gauche afin de paraître un plus merveilleux miraculé. » (p. 356.)

(2) Article du 5 juillet 1912, intitulé: *Légendes et faux miracles.*

(3) *Op. cit.* Introduction, p. XI.

Bruges a demandé un rapport secret à un médecin catholique belge, et que de ce rapport « la Commission ecclésiastique de 1907 ne semble pas avoir eu connaissance (1). »

Et c'est ici que l'affaire se corse : On lui a communiqué, à lui, Saintyves, les conclusions de ce mémoire secret ; il en cite cinq, entre guillemets, comme s'il en reproduisait le texte même. Or, ces cinq conclusions sont toutes opposées au miracle. On devine dès lors pourquoi Monseigneur aurait caché ce rapport à la Commission d'enquête.

Toutes ces insinuations ne sont que trop claires ; aussi n'est-on pas étonné de voir M. Marcel Hébert terminer son article du *Peuple* par ces réflexions :

« Saintyves parle d'un mémoire secret envoyé, en 1899, à l'évêque de Bruges par un médecin catholique belge, lequel concluait à la non-existence de la guérison miraculeuse de De Rudder.

» Pourquoi l'évêque de Bruges n'a-t-il pas fait connaître ces objections ?

» Pour ne point scandaliser, dira-t-on.

» Mais c'est bien autrement scandaleux et criminel de nourrir le sentiment religieux des masses avec ces fantasmagories et ces mensonges dont la critique historique dévoile de jour en jour la fausseté. »

Voilà le but de Saintyves atteint, et la suspicion jetée par le moniteur socialiste belge sur Mgr Waffelaert et sur son jugement déclarant miraculeuse la guérison de P. De Rudder.

*
* *

Pour ne pas encombrer notre route de bagages inutiles, nous avons montré de suite en quoi consistait « la vérité » du Dr Rouby ; nous allons nous débarrasser de même, en les reprenant une à une, des cauteleuses insinuations de P. Saintyves.

Premièrement : Il est faux que le dossier déposé aux archives de l'Evêché de Bruges ne soit pas complet. De quel droit Saintyves se permet-il d'avancer des doutes à cet égard, lui qui n'a fait aucune démarche pour consulter ce dossier ?

Deuxièmement : Il est faux que la Commission diocésaine n'ait rien publié de son enquête.

____

(1) *Op. cit.,* p. 340.

L'un de ses membres, M. l'abbé De Meester, professeur au Grand Séminaire de Bruges, en a commencé la publication (1).

Troisièmement : Il est faux qu'en *1899*, Mgr Waffelaert ait demandé ou reçu un rapport d'un médecin catholique belge.

La Commission d'enquête, en *1907* et *1908*, a consulté, il est vrai, quatre médecins belges, complètement étrangers au cas De Rudder ; deux ont admis la réalité et le caractère miraculeux du fait et ont exprimé leur avis dans des documents séparés. Les deux autres ont estimé que la persistance de la fracture, immédiatement avant le pèlerinage, n'était pas, « au point de vue médical », *scientifiquement établie* (2). L'un d'eux, le Dr Nelis, de Bruges, a remis à la Commission ses conclusions motivées.

C'est à ce document que Saintyves fait allusion.

Mais : 1° Monseigneur l'a tellement peu caché à la Commission, que le Dr Nelis l'adresse à la fois à Monseigneur et à cette Commission d'enquête ;

2° Le « promoteur de la cause » au sein de cette Commission, M. l'abbé De Meester, dans la brochure déjà citée, donne une liste d'ensemble des pièces du dossier. Or, parmi ces documents il signale « l'avis des docteurs Nelis et Rubbrecht, concluant que le fait n'est pas prouvé *scientifiquement* » (3) ;

3° Ce rapport est si peu secret que j'en ai là, sur ma table, une copie, faite sur l'original et qu'on peut le lire en entier dans l'*Appendice* du présent ouvrage.

4° Ce n'est pas tout. La comparaison de ce rapport avec les conclusions, soi-disant textuelles, que reproduit Saintyves, achèvera de vous édifier sur la manière dont cet « érudit », ce « pen-

---

(1) DE MEESTER. *La guérison miraculeuse de Pierre De Rudder. Relation des deux premières enquêtes faites en* 1875. Roulers, Jules De Meester, 1911.

Dans *La Foi qui guérit* (Etude médicale sur quelques cas de guérisons de Lourdes, Bordeaux, Féret, 1911), le Dr Vourch renseigne cette brochure, puis il ajoute : « L'ouvrage de A. De Meester publie une multitude de références et de documents intéressants et précis. » (p. 102.)

L'érudit Saintyves cite à diverses reprises le livre du Dr Vourch ; il nomme d'autre part M. l'abbé De Meester parmi les membres de la Commission diocésaine : Comment n'a-t-il pas eu la curiosité de consulter l'ouvrage de De Meester, qui réduit à néant la thèse de Verhas et ses insinuations, à lui, Saintyves, contre Mgr l'évêque de Bruges ?

(2) Je discuterai cette opinion plus loin.

(3) *Op. cit.*, p. 11.

seur profond », ce « dialecticien rigoureux » comprend la critique historique (1).

Pas une seule des phrases qu'il place entre guillemets, comme si elles étaient empruntées au mémoire secret, pas une seule ne s'y rencontre en réalité. J'irai plus loin : dans ce rapport, il n'est nullement question de la plupart des choses mentionnées par Saintyves.

Quatre sur cinq des soi-disant conclusions qu'il cite ont pour but de montrer que les témoignages « des gens étrangers à la médecine » sont sans autorité; or, savez-vous ce qu'on lit à ce sujet dans le rapport? Ces simples mots : « L'expérience quotidienne nous y oblige, nous écartons tout témoignage profane en matière d'observation scientifique. »

Comment donc Saintyves peut-il dire qu'il tient ces conclusions du Dr Irénée Van der Ghinst, de Bruxelles, à qui « l'auteur du rapport secret a bien voulu les communiquer (2)? »

J'ai été aux informations, et j'ai recueilli les renseignements que voici :

L'auteur du rapport eut, dans un banquet, une conversation sur le cas De Rudder avec son confrère, le Dr I. Van der Ghinst; cette conversation, exagérée et déformée — c'est le sort fatal de beaucoup d'interview — est devenue ce fameux mémoire secret dont Saintyves a l'air de nous révéler les conclusions textuelles.

Qui s'est imaginé de transformer en conclusions du rapport, les bribes mal retenues d'une simple conversation?

C'est une question à trancher entre Saintyves et son correspondant (3).

---

(1) Ces épithètes élogieuses sont de M. G. Weill, professeur à la Faculté de Caen. (*Revue de synthèse historique*, févr. 1910.)

(2) *Op. cit.*, p. 342 et p. 340.

(3) Avant d'envoyer son rapport à la Commission diocésaine, le Dr Nelis, avec l'aide du Dr Rubbrecht, avait fait des expériences chirurgicales sur un cadavre: nous y reviendrons et prouverons sans peine qu'on ne peut rien en tirer contre les témoignages profanes. Mais:

1º Cette expérimentation fut faite en présence de deux membres de la Commission;

2º Ce sont eux, et non les docteurs, qui en rédigèrent un rapport circonstancié, rapport qui fait partie du dossier;

3º Le Dr Nelis, dans son rapport, n'y fait allusion qu'une seule fois, et à propos de *l'observation médicale* du cas, « la seule, dit-il, dont nous ayons à tenir compte, si nous voulons rester dans le domaine purement scientifique ».

Nous n'avons pas à prendre position dans la question à régler entre Saintyves et le Dr Van der Ghinst. Nous nous permettrons une

Il nous suffit, à nous, de constater que des insinuations accumulées par Saintyves contre Mgr l'évêque de Bruges, il ne reste rien, absolument rien. Et nous ajouterons : S'il en est qui « nourrissent les masses avec des fantasmagories et des mensonges », ce n'est certes pas chez nous qu'on les rencontre (1).

Conclusion

Jetons un regard d'ensemble sur les attaques dirigées contre le cas De Rudder par les adversaires que nous avons réunis dans ce chapitre; nous y découvrirons sans peine différents points communs.

Leurs attaques sont à la fois peu scientifiques et peu loyales.

Tous nient le fait *a priori*, sans avoir interrogé les témoins ni consulté les documents originaux. Cette attitude, nous l'avions prévue et caractérisée en terminant notre premier travail sur De Rudder : « Nier *a priori*, disions-nous alors, est un procédé peu scientifique. La science veut qu'à des faits on oppose des faits; qu'à trois enquêtes successives, menées rigoureusement et avec la plus entière loyauté, on réponde au moins par une contre-enquête.

---

simple remarque : il nous paraît bien invraisemblable qu'un médecin, reproduisit-il de souvenir les détails d'une conversation, se fût résigné à écrire qu'une plaie, de l'étendue d'un œuf de poule, n'était pas assez grande pour que *les témoins, étrangers à la médecine*, y aient vu ce qu'ils ont déclaré avoir vu, c'est-à-dire les *deux extrémités du tibia*. C'est pourtant cette absurdité que Saintyves nous donne comme une des conclusions que lui aurait communiquées le D{^r} Van der Ghinst. La voici textuellement: « Les témoignages comme quoi les fragments osseux étaient visibles sont suspects ; attendu que la plaie n'avait l'étendue que d'un œuf de poule. Or, des expériences sur le cadavre ont démontré l'impossibilité d'apercevoir les fragments même à travers une ouverture plus grande. » (*Op. cit.*, p. 340.)

(1) Saintyves a l'audace d'affirmer : « Nulle enquête ne fixe la date à laquelle on a constaté pour la dernière fois une mobilité anormale », alors que toutes les enquêtes ont eu précisément pour but d'interroger les témoins qui avaient constaté cette mobilité anormale, et que les témoignages recueillis, témoignages nombreux et contrôlés, prouvent que cette mobilité anormale existait encore cinq jours, trois jours avant, la veille et le jour même du pèlerinage et de la guérison de Pierre De Rudder.

Pourquoi cette falsification impudente de Saintyves? Parce qu'il a jugé cette assertion, il l'avoue lui-même, « bien propre à faire suspecter des enquêtes dans lesquelles on peut dès l'abord signaler d'essentielles et irréparables négligences » (p. 338).

» Il en est qui nieront quand même, avec un scepticisme irréductible. Daigneront-ils seulement réfléchir sur l'idée qu'ils
donneront de leurs lumières à ceux qui ont vu les faits de leurs
yeux, qui les ont touchés de leurs mains (1) ? »

Mais, si nous avions prévu cette attitude antiscientifique,
nous étions loin de nous attendre au manque de loyauté de ces
contradicteurs, que nous avons groupés sous le nom de polémistes
et qui mériteraient mieux l'épithète de pamphlétaires (2).

Il est peu loyal, même quand on s'est donné la mission de
supprimer le miracle du monde, comme le Dr Rouby d'Alger,
d'introduire de propos délibéré, dans le récit d'un fait miraculeux, des circonstances inventées de toutes pièces.

Il est moins loyal encore de lancer contre d'honnêtes gens une
accusation infâmante, celle de fraude et de supercherie, sans
aucune enquête préalable sur leur moralité et dans l'unique but
de détruire l'autorité de leurs témoignages en faveur d'un
miracle.

Telle est pourtant la besogne à laquelle se sont abaissés les
Marcuse, les Verhas et les Saintyves.

Ils ont eu la récompense qu'ils ambitionnaient sans aucun
doute — et c'est un troisième caractère qui les rapproche — : leurs
écrits ont alimenté, en Belgique et à l'étranger, les journaux
de la presse anticléricale de toute couleur.

---

(1) *Guérison subite d'une fracture*, etc., p. 42.
(2) M. Martin (p. 39) le seul que n'atteigne pas ce reproche de
déloyauté.

CHAPITRE III

Les Défis publics.

———

« Si vous étiez absolument sûr de votre cause, écrivait récemment M. Chide, professeur au lycée de Gap, à M. l'abbé Duplessy, à l'occasion d'un pari sur le fait De Rudder, vous n'auriez pas besoin de défier qui que ce soit. La vérité scientifique s'expose et s'impose (1). »

La vérité s'expose, oui, mais elle ne s'impose pas à tous, loin de là ; et quand elle entraîne comme conclusion légitime l'existence du miracle et du surnaturel, cette vérité est systématiquement altérée ou niée par les libres penseurs : les objections des polémistes viennent de nous offrir, sous des formes variées, d'éclatants exemples de ces négations *a priori* et de ces falsifications.

La meilleure réfutation de ces écrits est de les confronter avec les faits prouvés : nous n'en disconvenons pas. C'est la méthode que nous avons employée pour réduire à néant les allégations du Dr Rouby et de Saintyves ; nous nous en servirons de même contre Verhas et contre le Dr Marcuse.

Mais la presse anticléricale se jette avec avidité sur les publications dirigées contre Lourdes ; en présence de la bruyante

———

(1) Nous exposerons cette polémique à la fin de ce chapitre. M. Chide était mal venu de faire ce reproche à M. l'abbé Duplessy. M. Chide s'était engagé le premier dans la voie du pari en se déclarant prêt à accepter le défi de M. Artus. M. Duplessy avait relevé le gant, et le défi Artus étant mort de vieillesse, il l'avait ressuscité et rajeuni, en le reprenant à son compte.

réclame dont elle les entoure, il ne reste plus qu'un seul moyen de démontrer au peuple, qui ne lit pas le pour et le contre, que son journal le trompe : c'est de recourir à l'argument populaire par excellence, l'offre du pari.

Je vais raconter dans ce chapitre l'histoire des paris dont le cas De Rudder a été l'objet.

Quelques-uns de ces défis furent lancés en réplique à ceux qui niaient ce miracle même ; mais la plupart ont une portée plus haute, celle que j'avais en vue lorsque j'entrepris l'étude scientifique de cette guérison miraculeuse. Pour défendre Lourdes et le surnaturel contre les attaques de l'impiété, des apologistes ont opposé à leurs adversaires le cas De Rudder, et les ont défiés d'en ébranler l'authenticité ou le caractère miraculeux.

I. Défi de M. Artus, d'Alençon

M. Artus est le premier qui ait porté un défi public à la Libre Pensée sur les miracles de N.-D. de Lourdes et, en particulier, sur le fait De Rudder.

Dans un livre, qui raconte l'histoire complète de ce défi (1), il nous dit pourquoi il a choisi cette tactique. Les motifs qu'il invoque justifient pleinement, me semble-t-il, la conduite de ceux qui, après lui, se sont servis du cas De Rudder pour défier publiquement les adversaires de Lourdes.

« Des mots sonores, dit-il, des thèses philosophiques sur l'impossibilité du miracle, des négations, des haussements d'épaules, c'est tout ce que produisent les incroyants quand ils sont placés en face d'un fait précis et facile à examiner. Aucun d'eux n'abordera la pensée de venir voir la personne guérie, d'interroger les médecins, de s'informer auprès de très nombreux témoins qui pourraient attester la vérité des faits ou en établir l'imposture.

Cela me frappa beaucoup et me fit quelque peu sourire.

Mais ce qui me frappa aussi, et loin de me faire sourire, excita en moi une impression des plus douloureuses, ce fut de voir combien cette misérable stratégie de la libre pensée avait d'influence pour étouffer la vérité ; combien elle était puissante auprès de la multitude qui lit les journaux et qui, malheureusement, prend au sérieux toutes ces sottises imprimées, toutes ces thèses cent fois réfutées, mais données comme l'évidence, toutes ces négations impudentes des faits les plus incontestables et les plus solidement établis. La foule, qui ne peut pas

---

(1) E. ARTUS. *Histoire complète du Défi public à la Libre Pensée sur les Miracles de Notre-Dame de Lourdes*, Paris, Palmé, 1877.

faire d'enquête, qui n'a pour cela ni le temps, ni l'argent, s'en rapporte
à son journal. Elle s'imagine, en son honnêteté, que l'écrivain qui lui
parle a fait cette enquête consciencieuse. Derrière la tranchante affirmation du publiciste ou sa négation dédaigneuse, elle suppose naïvement
un examen sérieux, une étude quelconque de la question, un certain
respect de la vérité, une certaine bonne foi, un certain honneur intellec-
tuel.

Or, faut-il le dire, en supposant cela, elle se trompe presque toujours.

Dans la plupart des cas, ces éducateurs ordinaires de la multitude
n'ont rien examiné et ne parlent que d'après leurs passions...

Il me vint à l'esprit de forcer jusque dans leurs derniers retranche-
ments les adversaires du surnaturel.

L'ouvrage de M. Henri Lasserre, *Notre-Dame de Lourdes* (1) me
parut fournir pour cela une admirable occasion que je m'étonnais
d'avoir été le premier à saisir...

Je portai publiquement le défi suivant (Univers, 26 juillet 1871) :

« *J'offre de parier une somme minimum de dix mille francs* (j'accep-
terai tout autre chiffre plus considérable), que tous les prodiges
racontés par M. H. Lasserre sont absolument vrais... *Je propose de
choisir deux faits entre tous* (il les indique)... On pourra choisir *deux*
autres miracles si ceux-là ne satisfont pas : je n'ai pas de préférence.
Quant à moi, je les affirme et, à côté de mon affirmation, je n'hésite
pas à engager mon argent ! Nous verrons ce que les libres penseurs
mettront à côté de leurs négations (2). »

Tous les journaux religieux de l'Europe publièrent le défi de
M. Artus ; vingt-cinq éditions de la brochure qui le contenait
furent écoulées en six ans. Ce pari eut donc un retentissement
considérable. Plusieurs se présentèrent pour l'accepter : M. Ca-
zeaux, de Cauterets, les docteurs Diday et Voisin, M. Morin,
etc... Mais chaque fois se reproduisit le phénomène que M. Artus
décrivait, en 1873, dans une lettre au docteur Diday :

« Depuis deux ans, dit-il, j'assiste à un spectacle amusant,
quoique peu varié. De temps en temps, un libre penseur écrit à
mon notaire ou à moi-même qu'il accepte mon pari. On lui
répond : « C'est fort bien, déposez votre argent, le nôtre est
prêt. » Et alors, au moment de sortir de son portefeuille les
billets de banque, ce libre penseur réfléchit ; puis, après avoir
réfléchi, il perd son assurance, remet son portefeuille dans sa
poche et renonce à poursuivre son dessein belliqueux. Il décampe,
soit comme vous, Monsieur, en cherchant des faux-fuyants et

---

(1) Paris, Palmé, 1870.

(2) *Op. cit.*, pp. 36 et suivantes. Il ajoutait : « Si quelqu'un veut
tenir le pari, je prends l'engagement d'en verser le produit dans la
caisse de Sociétés de charité de mon choix. »

en masquant sa retraite, soit sans rien masquer du tout et sans simuler rien de faux, par une franche fuite à ciel ouvert (1). »

****

Au cours de sa polémique avec M. Morin, dans le *Progrès du Var*, le 22 mai 1876, un an après le miracle d'Oostakker, M. Artus offrit à son contradicteur de choisir comme objet du pari le cas de Pierre De Rudder. Voici le passage de sa lettre : bien que le nom de l'ouvrier de Jabbeke ne s'y trouve pas, on verra que la confusion n'est pas possible.

« Un ulcère, grand comme la main, qui résiste depuis des années aux efforts de la science pour le guérir, peut ne pas être incurable ; mais s'il guérit instantanément au contact de l'eau de Lourdes et après une prière, il n'y a qu'une tête sans cervelle et sans jugement qui puisse ne pas voir là un fait miraculeux.

» *Une jambe cassée* peut ne pas être incurable, et l'on peut, en trente ou quarante jours, réparer un tel accident ; mais si elle guérit en une minute et dans de telles conditions, il n'y a qu'un libre penseur qui puisse trouver cela naturel.

» *Ces deux exemples* que je prends ici, d'un ulcère et d'une jambe cassée, instantanément guéris, *n'ont rien d'imaginaire;* et s'il vous convenait d'accepter mon défi à leur sujet, je serais à votre entière disposition. »

M. Morin refusa ce pari, où la jambe cassée, instantanément guérie, est une allusion évidente au cas **De Rudder**.

---

(1) Artus, dans la conclusion de sa brochure, émettait la réflexion suivante (p. 242):

« M. Henri Lasserre a fait la preuve des miracles de Lourdes par la démonstration directe. MM. Diday et Voisin ont fait cette démonstration par l'absurde. Je souhaite que cela leur soit compté, et que Dieu les récompense de cet utile travail comme s'ils l'eussent entrepris par les sentiments les meilleurs. Pour revenir à la science qu'ils ont reniée, ces messieurs sont maintenant forcés de passer par la religion. Heureux sont-ils, s'ils savent comprendre, d'être ainsi conduits par la logique, dans les sentiers de la vérité. »

Le Dr Diday eut le bonheur de comprendre. « Il avait étudié de trop près, et avec trop d'intelligence, remarque M. Bertrin, cette histoire surhumaine pour ne pas être profondément touché. Pendant les dernières années de sa vie, on a pu voir, à Lyon, cet ardent ennemi du surnaturel avouer, lui aussi, son heureuse défaite, et réciter ostensiblement le chapelet. Il est mort en invoquant cette Vierge Immaculée qu'il avait tournée en dérision et qui lui a pardonné. » (*Histoire critique de Lourdes*, etc., p. 81.)

II. Défi du Chanoine Le Couvreur, de Bayeux (Calvados)

M. le chanoine Le Couvreur, curé de Saint-Laurent, à Bayeux, publia, dans le journal *L'Ordre et la Liberté*, de Caen, à la date du 13 octobre 1876, une lettre contenant, entre autres choses, ce qui suit :

« M. E. Artus a porté un défi de 10,000, de 100,000 francs même, pour soutenir la réalité des miracles racontés par M. H. Lasserre dans l'ouvrage : *Notre-Dame de Lourdes...*

» N'ayant pas à ma disposition 100,000 francs, même 10,000 francs, je ferai une proposition bien plus modeste, mais aussi je vais circonscrire le débat.

» *J'affirme* la guérison instantanée, complète, par l'invocation de N.-D. de Lourdes, au pèlerinage d'Oostakker, près de Gand (Belgique), le 7 avril 1875, de Pierre De Rudder, ouvrier de Jabbeke (première station sur la ligne de Bruges à Ostende), dont la jambe droite (1), cassée le 16 février 1867, n'avait pu être remise par six médecins qui s'y étaient employés.

» Je verserai une somme de 500 francs, pour frais de voyage et indemnité de déplacement, au premier qui, s'étant transporté sur les lieux, rapportera avec bonne preuve à l'appui, un démenti au fait que j'allègue, et que, avec une entière soumission d'ailleurs à l'autorité ecclésiastique, je regarde personnellement comme tout à fait miraculeux.

» Tout en croyant à la réalité de ce fait, et tout juste parce que j'y croyais (ma philosophie admet le témoignage comme moyen de certitude), j'ai voulu voir de mes yeux le prodige accompli, toucher de mes mains cette jambe guérie par la compatissante bonté de la Très Sainte Vierge. J'ai eu ce bonheur le 23 du mois dernier.

» A cette date, vingt et un médecins, au dire de l'ex-infirme, étaient déjà venus le visiter depuis sa guérison. »

Personne ne se présenta pour relever le défi, et aucun journal de Caen, ni d'ailleurs, ne fit la moindre réplique.

---

(1). Erreur que nous expliquerons plus loin : c'est la jambe *gauche* qu'il faut lire.

III. Défi du « Courrier de Huy » à la « Gazette de Huy »

En 1905, un Tract du *Courrier de Huy*, journal catholique, publia tout au long la polémique qu'il avait soutenue contre la *Gazette de Huy*, qu'il appelle l'organe de prédilection des libres penseurs hutois. J'en extrais le défi suivant :

1. *La Gazette de Huy* avait prétendu que De Rudder, « le pauvre homme, après comme avant son pèlerinage, resta toujours un malheureux infirme ; on s'est gardé, de son vivant, de répandre la photographie de la jambe dans les deux états, de maladie et de guérison ; cette photographie est montrée aujourd'hui à Lourdes, obtenue par les rayons X ; mais voyez l'anachronisme : les rayons X n'étaient pas connus du temps où De Rudder traînait sa jambe ballottante !! En pays de miracles, il ne faut s'étonner de rien. » (N° du 9 juillet 1905).

2. *Le Courrier de Huy* stigmatisa comme il le méritait ce mensonge grossier prétendant qu'on montre à Lourdes une radiographie de la jambe de De Rudder, obtenue par les rayons X en 1875, avant la guérison.

Il ajoutait : « Il est radicalement faux que De Rudder soit resté après comme avant, un malheureux infirme...

Nous vous promettons formellement 1,000 francs pour les œuvres libérales de Huy, si vous pouvez établir par des témoignages dignes de foi, que P. De Rudder n'a pas été complètement et parfaitement guéri après le pèlerinage du 7 avril 1875 à Oostakker. » (n° du 16 juillet 1905).

3. *La Gazette de Huy* répondit, à la date du 20 juillet :

« Quant à la guérison radicale de De Rudder, voici un fait dont nous garantissons la parfaite authenticité :
Vers 1880, un étudiant libéral de l'Université de Gand, qui occupe aujourd'hui une grande situation au barreau, avait consenti à se rendre chez De Rudder, en compagnie de deux étudiants catholiques, qui prétendaient le convaincre de la réalité du miracle.
De Rudder était assis dans son fauteuil lorsqu'ils entrèrent chez lui ; un prêtre lui tenait compagnie ; celui-ci fit l'histoire de la guérison, l'œil toujours fixé sur le visage de l'homme en faveur duquel Dieu avait daigné bouleverser les lois de la nature.
Soudain il s'écria :
« De Rudder, llevez-vous ; » et De Rudder se leva, sans effort apparent.
Le moment était solennel ; les deux étudiants catholiques regardaient d'un air de triomphe leur compagnon, lequel, réfléchissant, leur paraissait stupéfait.

« De Rudder, dit-il à son tour, en venant se placer à un mètre devant l'homme encore debout, voici un louis pour toi, et je croirai au miracle de ta guérison, si tu me donnes un coup de pied quelque part. »
Et il se mit en position pour le recevoir.
De Rudder ne gagna pas les vingt francs. »

4. *Le Courrier de Huy* (n° du 23 juillet) riposte par une série de questions :

Où habite cet étudiant devenu un avocat fameux ? A quelle date exacte est-il allé à Jabbeke ? Quel est son nom? Comment s'appelaient ceux qui l'accompagnaient? Où sont-ils à présent? etc...

5. Le 3 août, dernière réplique de la *Gazette de Huy*. Vous y chercheriez en vain une allusion au pari, ou un semblant de réponse aux questions précises du *Courrier*. C'est la déroute complète, aggravée encore par le ton de cet article, où l'auteur met dans la bouche de Pierre De Rudder, en lui gardant, dit-il, l'accent harmonieux du terroir de Jabbeke, un petit discours adressé au rédacteur du *Courrier de Huy*. Savourez-en le début ; je vous fais grâce du reste : « En voilà assez sur mon sale jambe ; tu largement commenceie à embêter le monde avec mon miracle ; et les ceusse qui ne veulent pas croire, tu penses comme ça qu'on peut les y forceie avec un certificat de médecin... »
N'est-ce pas qu'il est tout simplement exquis ce chant du cygne de l'organe de prédilection des libres penseurs hutois?

IV. Défi de M. l'Abbé Nicodème au socialiste Marcellus, rédacteur en chef du « Journal de Charleroi »

En Belgique, les journaux socialistes se distinguent par leur haine sectaire contre la religion catholique. Le plus haineux et le plus acharné de tous est sans contredit le *Journal de Charleroi*. Son directeur, ancien sénateur socialiste, avait attaqué Lourdes.
M. l'abbé H. Nicodème, le vaillant directeur des Œuvres sociales de cette région industrielle, usant de son droit de réponse à un articulet où il avait été mis en cause, publia dans le *Journal de Charleroi*, une lettre où nous lisons, après un récit succinct du cas De Rudder (1) :
« Je tiens gratuitement à la disposition de vos lecteurs une brochure établissant l'*authenticité* de ce fait.

______

(1) Lettre du 14 mai 1908. M. Nicodème a réuni les lettres de cette

» *J'offre 10,000 francs à tout contradicteur...* »

Que répondit Marcellus ?

« Vous pourriez inventer des histoires comme ça jusqu'à demain. Nous acceptons vos 10,000 francs, car nous en contredisons l'authenticité d'une façon absolue, *en tant que miracle.* Nous allons voir qui de nous deux va faire une piteuse reculade. Apprêtez vos 10,000 francs. »

Admirez cette pirouette ! Le défi de l'abbé Nicodème portait sur l'*authenticité* du fait, et non sur son caractère miraculeux ; Marcellus contredit le fait *en tant que miracle.*

L'abbé essaie de le ramener à la question : « Avant d'examiner le caractère miraculeux des guérisons de Lourdes, réplique-t-il, il importe absolument de savoir, d'une façon bien nette, si oui ou non vous admettez la réalité des faits sur lesquels doit porter notre discussion. »

Il ne reçoit plus que des réponses de ce genre :

« Si tout ça était vrai, on ne verrait pas les tonsurés recourir aux médecins quand ils sont malades, ni les trains de pèlerins dérailler. »

Qu'on me pardonne de telles citations : elles mettent dans une si vive lumière les procédés en usage chez bon nombre des ennemis de Lourdes.

V. Défi du R. M. van der Bom, curé autrichien
Le Dr. Aigner, de Munich, relève le gant

En 1905, M. Antoine van der Bom, prêtre autrichien, avait publié en allemand une brochure populaire sous ce titre : *Un vrai miracle du XIX⁰ siècle, d'après les docteurs Van Hoestenberghe, Royer et Deschamps.* Au bas de la couverture on lisait : « Mille couronnes à qui pourra donner de ce miracle une explication naturelle, ou détruire sa vérité historique par des preuves concluantes. »

Le 15 juin 1908, le Dr Aigner, secrétaire du Monistenbond de Munich (1), relève ce défi ; il se déclare prêt à attaquer la réalité historique du fait, et demande les *conditions du débat* (2).

---

polémique dans un tract qu'il intitule : *Marcellus en face des miracles de Lourdes,* et qu'il dédie aux hommes d'honneur. (Charleroi : H. Gobbe-Van de Mergel, éditeur, 1909).

(1) Monistenbond ou Association de Monistes ; c'est-à-dire l'analogue de nos sociétés de libre-pensée athée et de nos cercles rationalistes.

(2) Tout le détail de la longue polémique qui va suivre se trouve

Ce sont les suivantes, répond M. Van der Bom :

1° Désignation de quatre délégués, dont deux seront choisis par le Dr Aigner et deux par M. Van der Bom ;

2° Pour compléter le jury, choix d'un président par les quatre arbitres ;

3° La réfutation sera soumise à ce jury, qui décidera à la majorité des voix.

Le Dr Aigner accepte ces conditions.

M. Van der Bom désigne comme représentants le Dr Van Hoestenberghe et le R. P. Bolsius, S. J., professeur de physiologie au collège d'Oudenbosch (Hollande), savant naturaliste très estimé pour ses belles recherches microscopiques.

Les délégués du Dr Aigner sont le Dr Julien Marcuse, qui vous est déjà connu, et le Dr Karl Geiger, bibliothécaire de l'Université de Tubingue. Ce dernier se récuse ; il est remplacé par le Dr Faltin, de Munich.

Les quatre arbitres se mettent d'accord sur le principe de prendre comme président du jury un docteur en droit ou en histoire, réunissant toutes les garanties de science et d'impartialité ; mais l'accord cesse quand il s'agit de désigner la personne que l'on choisira.

Les docteurs Marcuse et Faltin proposent successivement Paul Janson, le député radical de Bruxelles, et le juge E. Dosenheimer, de Ludwichshaven. Le premier, ce fougueux tribun anticlérical que l'on sait, est évidemment récusé par les délégués du curé autrichien. Il en est de même du second, quand, renseignements pris, le P. Bolsius et M. Van Hoestenberghe découvrent que ce juge s'est signalé par ses attaques sectaires contre Lourdes.

Ceux-ci avaient présenté à leur tour le Dr Struncken, professeur de droit à l'Université protestante d'Amsterdam, et le Dr Naumann, privat-docent à Munich.

Aucun de ces deux noms n'est même relevé par les adversaires.

Dans ces conditions, une entente paraît bien difficile, si pas impossible.

* * *

Entre-temps, le 30 juin 1909, *le Dr Aigner envoie* ce qu'il intitule *sa réponse à la question de concours proposée par M. Van der Bom.*

___

dans une nouvelle brochure de M. Van der Bom, intitulée : *Ein Wirkliches Wunder aus neuester Zeit und dessen Bekämpfung durch D^r Ed. Aigner.* Akad. Pressvereinsdruckerei, Linz, 1911.

Notons-le bien : Il n'a fait aucune enquête personnelle dans le but d'examiner les documents et d'interroger les témoins encore en vie ; il se contente de rejeter le fait par les considérations dont voici le résumé :

I. Tous les témoins non médecins doivent être récusés comme incompétents.

II. Le dernier témoignage médical date de trois mois environ avant le pèlerinage ; or, un espace de trois mois suffit pour obtenir la guérison naturelle d'une fracture compliquée de la jambe.

III. Les enquêtes officielles des médecins, et en particulier celle du Dr Van Hoestenberghe, vinrent longtemps après le miracle, et ne peuvent aucunement entrer en ligne de compte dans l'histoire de cette guérison.

IV. Le document signé par les notables du village a été rédigé huit jours après l'événement ; on ne peut donc regarder cette attestation comme absolument fidèle.

En tête des signatures se trouvent les noms du curé et du vicaire ; il n'est pas besoin de démontrer que de tels guides, qui ont intérêt à l'établissement des miracles, ont usé de leur autorité pour faire prévaloir leur sentiment.

V. Le témoignage de De Rudder n'est pas davantage une source digne de foi. Qui sait s'il a pu juger sainement lui-même de son état ? Et qui sait également combien n'a pas agi sur lui dans la suite une influence suggestive, comme sur les autres témoins du reste ?

VI. Ajoutez à cela que ce ne serait pas la première fois qu'on verrait se produire en ce genre de faits un acte de supercherie ; et la possibilité en devient d'autant plus grande si l'on songe à l'intérêt que l'on avait, à Oostakker et aux environs, à faire concurrence à Lourdes.

Il faut d'autant plus appuyer sur ce point qu'une guérison semblable à celle de De Rudder n'a plus jamais été constatée dans la suite.

*
* *

Le 10 octobre 1909, l'analyse de cette prétendue réfutation du miracle De Rudder est faite par MM. Van Hoestenberghe et Bolsius ; ils concluent que le Dr Agnier n'a pas mérité les 1,000 couronnes. Pour la critique d'un fait historique, que valent, en effet, ces considérations *à priori*, sans examen des documents ni interrogatoire des témoins? Elles rentrent tout simplement dans la catégorie des objections des polémistes.

Mais le Dr Marcuse est d'un avis contraire; et comme les délégués ne parviennent pas à se mettre d'accord sur le choix d'un président, il se retire du jury (17 novembre 1909).

Le P. Bolsius écrit alors au Dr Faltin, le second représentant d'Aigner; sa lettre reste sans réponse.

Finalement, le 18 février 1910, le Dr Aigner fait savoir à M. Van der Bom que les stipulations concernant le jury n'ont été qu'une duperie digne de flétrissure, qu'il ne fera plus une seule démarche à la recherche de nouveaux délégués et qu'il cesse tout rapport avec les arbitres choisis par le curé.

Le Dr Aigner se retirait donc et le débat semblait bel et bien terminé; et cependant, dans *la Flandre Libérale* du 19 septembre 1910, nous lisons :

« Je reçois à l'instant de M. le Dr Aigner l'assurance formelle qu'il est tout disposé à rencontrer le P. Bolsius et les mercantis de Lourdes sur n'importe quel terrain, tribunal d'arbitrage ou tribunal ordinaire. Les arbitres du Dr Aigner sont prêts. Le mémoire du Dr Aigner sur le faux miracle d'Oostakker a été envoyé, il y a longtemps déjà, au curé autrichien, dont le P. Bolsius représente les intérêts. Mais le curé autrichien fait le mort maintenant. Pourquoi?

» Est-ce le procès de Munich, si glorieux pour les mercantis de Lourdes, qui a rabattu son caquet? »

Que s'est-il donc passé? M. Van der Bom va nous l'apprendre par une lettre ouverte adressée au Dr Aigner et parue le 24 septembre 1910, dans le *Lothringer Volkstimme* de Metz.

Après avoir rappelé le passage, cité plus haut, de la lettre du Dr Aigner (18 février 1910), le curé autrichien ajoute :

« Connaissez-vous donc si peu les règles d'un tournoi que vous pensiez pouvoir quitter à volonté le champ clos pour y rentrer ensuite, comme s'il s'agissait d'une taverne d'étudiant? On pourrait le croire, quand on voit comment, dans votre lettre du 19 juillet 1910, vous me proposez de nouveaux délégués, voire même un nouveau président... Vous avez le toupet dans une feuille belge, la *Flandre Libérale*, de présenter les choses comme si mes représentants et moi nous nous étions dérobés!...

» Voici en peu de mots ma réponse à la *Flandre Libérale* et à vous :

» De vous-même, M. le Dr Aigner, vous avez abandonné la

partie. Par conséquent, d'après les règles de tout concours, vous avez perdu tout droit à la somme proposée comme enjeu.

» Nous sommes prêt à vider la querelle scientifique que suscite la guérison de P. De Rudder avec tout adversaire loyal, disposé à remplir les conditions du défi. Mais vous, M. le Docteur, qui modifiez à votre gré les clauses acceptées par vous-même, vous vous êtes rendu impossible. D'ailleurs, vos propres témoignages en font foi, vous vous êtes retiré de la lutte. »

*
 * *

« E finita la Commedia? » Pas encore. Le Dr Aigner, tout triomphant d'avoir obtenu à Munich la condamnation pour injures de son adversaire, le Dr Fiege, va essayer d'attirer M. Van der Bom devant les tribunaux.

Le 18 novembre 1910, l'avocat du Dr Aigner envoie au curé autrichien une lettre dans laquelle il le menace de le citer devant le juge civil pour le forcer à payer le prix du concours.

Le 22 mars 1911, l'avocat revient à la charge. Toute cette institution d'un jury scientifique, notifie-t-il au curé, a été de bonne foi, de part et d'autre, une menée illégale; et d'après les lois autrichiennes, il faut un jury de droit civil, constitué selon les termes de la loi. Si M. Van der Bom refuse de porter l'affaire devant ce tribunal de droit civil, le Dr Aigner sera en droit de conclure que cette proposition de 1,000 couronnes n'a été qu'une fumisterie de la part du curé.

Naturellement, M. Van der Bom n'a pas consenti à soumettre à un jury de droit civil la question de savoir si, oui ou non, la guérison subite de P. De Rudder est un fait historique.

Le Dr Aigner n'a pas, néanmoins, rendu les armes; il a relevé dans la nouvelle brochure où le curé raconte toute cette discussion, certaines expressions qu'il a considérées comme injurieuses, et il a intenté un procès à M. Van der Bom.

L'affaire se jugea au *tribunal de Linz*, le 13 septembre 1911.

Sur six phrases présentées, le jury n'en retint qu'une : il admit que ce qu'elle disait était vrai, mais il jugea l'expression offensante pour le Dr Aigner, parce qu'elle l'exposait à la risée publique; et M. Van der Bom fut condamné pour injure.

Dans ce procès, le juge le déclara lui-même, il n'était nullement question du miracle de P. De Rudder. N'empêche que le Dr Aigner en proclama le résultat dans tous les journaux libres penseurs d'Allemagne sous ce titre mensonger : *Un miracle de Lourdes devant les jurés*. La *Flandre libérale* l'imita, le 18 mars 1912, dans un article intitulé : *Notre-Dame de Lourdes en justice*.

Il est regrettable que la mort ait enlevé le Dr Van Hoestenberghe avant ce procès de Linz ; car s'il eût voulu, à son tour, demander réparation en justice pour injures, la matière ne lui eût pas manqué. Le Dr Aigner n'avait-il pas écrit, en parlant du Dr Van Hoestenberghe et du P. Bolsius : « Personne n'a envie de siéger dans un jury qui doit tirer au clair un cas inventé et arrangé par deux des arbitres. C'est le procédé de vouloir découvrir une fraude en choisissant comme juges les fraudeurs eux-mêmes. »

VI. Défi de M. l'Abbé Duplessy, directeur de « La Réponse », de Paris, à M. Chide, agrégé de l'Université

Ce défi eut un grand retentissement, en France et à l'étranger (1). La *Bibliothèque de propagande* annonce une nouvelle brochure sur le cas De Rudder « où l'on s'occupera du défi lancé à M. Chide par M. l'abbé Duplessy » (2).

Enfin, dans une polémique récente avec la *Chronique* de Bruxelles, où M. Auguste Vierset avait reproduit les accusations de Verhas contre De Rudder, le Dr Royer mit son contradicteur au pied du mur en le défiant de relever ce pari.

Pour ces motifs, je m'étendrai assez longuement sur cette discussion. Je lui conserverai la forme de lettres, plus vivante que celle d'un simple résumé.

i. Cinq mille francs à gagner.

A Monsieur Chide,
>> professeur de philosophie au lycée de Gap.

>> Paris, 1er septembre 1911.

Au cours de cet été, vous avez donné à Gap une conférence sur Lourdes. Elle fut l'origine d'une polémique très vive, parfois très acerbe, et qui dure encore.

M. l'abbé Ebrard, votre principal contradicteur, vous engagea

---

(1) *La Réponse*, Revue mensuelle d'apologétique populaire. Paris, Téqui, numéros d'octobre, novembre et décembre 1911.

La Réponse tire à 15,000 exemplaires ; à l'occasion de cette discussion, elle dut faire un tirage supplémentaire.

(2) Cette brochure a paru le 31 juillet 1912. C'était la quatrième sur le cas De Rudder. Depuis lors, une cinquième a vu le jour, le 15 septembre 1912.

à relever le défi de M. Artus. Vous avez accepté cette proposition. Malheureusement, l'enjeu offert par M. Artus n'existait plus : et c'est tout naturel... Le défi de M. Artus est mort... de vieillesse : je le ressuscite et le rajeunis, en le reprenant à mon compte et en le datant d'aujourd'hui...

Je crois devoir modifier l'objet du pari, et le ramener à la question véritable, qui se pose ainsi :

De *mon* côté, j'affirme : 1° Que le miracle est possible; 2° Que le miracle a agi à la gloire de Notre-Dame de Lourdes.

De *votre* côté, vous affirmez : 1° Que le miracle est impossible; 2° Que, par conséquent, aucun des faits de Lourdes n'est miraculeux.

Or, que faut-il pour que mes affirmations soient vérifiées et les vôtres renversées?

Il faut, et *il suffit*, qu'*un seul* des miracles de Lourdes soit vérifié.

Vous le reconnaissiez vous-même dans votre conférence. Si l'on constatait, disiez-vous, « un seul cas de guérison subite en dehors des maladies nerveuses... il faudrait s'incliner devant la réalité du miracle. »

Eh bien, c'est sur ce terrain que je me place. Je choisis un **des** faits les plus connus, la guérison de Pierre De Rudder.

Sur ce fait, je pose les deux affirmations suivantes :

1° *Historiquement*, il est certain que Pierre DeRudder a été guéri subitement, à la Grotte de Lourdes-Oostakker, près de Gand, d'une fracture de la jambe existant depuis plusieurs années.

2° *Scientifiquement*, la science est absolument incapable de donner de ce fait une explication naturelle.

C'est sur la question ainsi posée que je me permets de porter un défi loyal de préférence à vous, Monsieur, mais, à votre défaut, à quiconque voudrait le relever.

Et sur ce défi, j'engage un pari de cinq mille francs (1). Cette somme est dès maintenant déposée chez un banquier de Paris que je vous ferai connaître si, comme je l'espère, vous acceptez mon offre. Dans ce cas également, il nous sera facile de nous mettre

___

(1) « J'ai prévenu M. Chide, écrit le Directeur de la *Réponse*, dans une lettre que publie la *Croix* du 8-9 octobre 1911, que si mon pari était accepté par lui et gagné par moi, je le prierais d'envoyer ses 5,000 francs, en son nom et au mien, à la souscription ouverte par la presse en faveur des familles des victimes du cuirassé *Liberté*. »

d'accord, par correspondance personnelle, sur la composition du jury chargé de désigner le gagnant.

Un dernier mot... Ce n'est pas une lutte de personnes que j'engage, c'est une lutte d'idées; vous combattez pour les vôtres, je combats pour mes croyances, pour la gloire de Notre-Dame. »

E. DUPLESSY,

Premier vicaire de Saint François de Sales, à Paris,
Directeur de *La Réponse*.

2. **Réponse de M. Chide** (1).

Je vous sais un gré infini de reprendre le défi de M. Artus, défaillant (l'expression, me semble-t-il, est de M. Ebrard), et je vous remercie profondément des termes si courtois et si loyaux dans lesquels vous l'avez fait...

J'ai dit dans ma conférence les raisons pour lesquelles il convient d'apporter, à toutes les affirmations du bureau des constatations médicales, un scepticisme que j'ai qualifié d'énorme. Ces raisons sont au nombre de trois, sans parler des autres.

1º *La fraude pieuse.* Le bureau des constatations médicales en est la première victime. Des directeurs de pèlerinages, admirablement intentionnés d'ailleurs, n'hésitent pas, dans un but d'édification, à fabriquer de faux malades munis de certificats dûment légalisés et qui, tout naturellement, sortent guéris de la piscine. Je ne cite qu'un fait. Il est extrait du *Progrès de Lyon* à la date du 29 août 1908. Il est reproduit à peu près dans tous les journaux anticléricaux à cette date et n'a pas été démenti par les journaux catholiques (2).

Je suis donc autorisé à le considérer comme exact.

Guéri avant Lourdes.

Nancy, 17 septembre 1911.

« Ce matin avait lieu le départ de deux trains de pèlerins pour Lourdes. Quelques heures avant le départ, on avait amené en voiture un malade pour y prendre le train. Des employés allèrent le chercher avec un brancard sur lequel ils le déposèrent avec des précautions infinies. Les brancardiers improvisés traversaient la voie, lorsqu'un inspecteur

------

(1) Dans les *Alpes républicaines*, 14 et 17 septembre 1911.

(2) M. Duplessy prouve que le fait a été démenti dans la *Croix de Meurthe-et-Moselle* du 6 septembre 1908, dans la *Croix de Nancy* du 13 septembre, dans le *Progrès gapençais*, etc.

se précipita vers eux et leur cria de se dépêcher, car le train de Metz entrait en gare.

« Le malade, entendant cet avertissement, se dressa sur son séant, sauta à terre et prit la fuite à toute vitesse vers le quai où il arriva avant ses porteurs.

» Cette fuite a beaucoup amusé les voyageurs, et il est hors de doute que ce malade entrera guéri dans la grotte miraculeuse. »

Je le répète : Ce prétendu malade, ainsi porté en grande pompe, avait sûrement des certificats de médecins assermentés et devait constituer dans la pensée du directeur des pèlerinages un miracle éclatant à confondre les impies.

2° *La simulation*. En dehors de ces fraudes organisées, il y a les simulations sans nombre, insoupçonnées des directeurs de pèlerinages et que le bureau des constatations médicales a beaucoup de peine à écarter. La position de miraculé est très enviée à Lourdes. Elle permet des satisfactions de gloriole et comporte des avantages pécuniaires qui ne sont pas à dédaigner.

3° *L'erreur de diagnostic*. Quel est le docteur assermenté qui peut répondre que son diagnostic soit toujours infaillible, alors surtout que l'hystérie, de l'avis commun, se dissimule sous les formes les plus inattendues...

Vous avez décidé de faire porter le pari sur le cas de Pierre De Rudder... Je ne demande pas mieux ; mais avant de déposer les 5,000 francs chez votre banquier, veuillez me permettre d'établir la matérialité du fait que je ne connais que par ouï-dire. J'accepte toutes vos conditions, sauf le cas d'impossibilité matérielle, et j'ai bien peur qu'il me soit matériellement impossible, ainsi qu'à vous d'ailleurs, de démontrer quoi que ce soit à propos du fait choisi.

Qui me prouve qu'il n'y a pas là un cas de fraude pieuse ou de simulation ? Je demande à voir les certificats des médecins qui ont, avant le miracle, établi le diagnostic, et à instituer à propos d'eux la critique du témoignage selon les règles les plus rigoureuses. A-t-on seulement radiographié la fracture de la jambe avant et après le miracle, ou ce que vous nommez ainsi ? Si Pierre De Rudder avait eu la jambe coupée, et si, par le seul fait de la tremper dans la piscine, la jambe eût repoussé, je serais le premier à crier au miracle, car cela serait contraire à toutes les données scientifiques. Mais rien de tel ne s'est passé. Il y a eu simplement un phénomène physiologique trouble au sujet duquel vous croyez à l'intervention du surnaturel. Je ne nie rien d'ailleurs *a priori*. Il se peut que le cas particulier de Pierre De Rudder soit matériellement exact, et, en conséquence, un de ceux sur lesquels une discussion scientifique puisse être engagée.

Mais je ne vous cache pas qu'à mon avis mieux vaudrait que la discussion portât sur un miracle à faire que sur un miracle fait. Je voudrais la guérison d'une fracture de la jambe faite sous mes yeux, à Lourdes même, le miraculé ayant été radiographié avant et après le miracle...

Le fait établi d'un commun accord, la divergence entre nous est irréductible, parce que nous n'avons pas le cerveau constitué de même façon : vos catégories mentales ne sont pas les miennes, et nous n'y pouvons rien...

3. Oui?... ou non?

réplique M. l'abbé Duplessy, acceptez-vous? Je ne le vois pas très bien, à travers votre lettre...

La question pourtant était nettement posée, ce me semble. Et vous ne pouvez dire qu'elle ait été posée *à côté*, car je l'ai posée exactement comme vous la posiez vous-même...

Vous préféreriez que Pierre de Rudder « eût la jambe coupée »; cela a bien failli lui arriver, mais de fait, il n'a pas été amputé : je n'y puis rien. Vous préféreriez aussi que la discussion portât sur un miracle *à faire* plutôt que sur un miracle *fait?*

A cela non plus je ne puis rien : je crois que vous et moi nous pouvons, en certains cas, *constater le miracle*, mais je suis sûr que nous ne pouvons en faire. Dieu seul en fait, et ordinairement, ce n'est pas sur mesure, ni sur commande...

Il ne s'agit pas, ici, de savoir s'il y a eu, oui ou non (et c'est *non*) un faux malade pris en flagrant délit à la gare de Nancy en 1908 (1)... Il ne s'agit pas, ici, de savoir si « nos cerveaux sont

---

(1) *Le Faux malade de Nancy.*

1° *Lettre de Mgr Turinaz, évêque de Nancy* (4 septembre 1908).

« Vous me communiquez un article que publient les journaux anticatholiques de Belgique et qui prétend qu'un paralytique, devant faire partie du pèlerinage de Nancy à Lourdes, craignant d'être écrasé par le rapide de Metz, prit la fuite à toutes jambes et arriva sur le quai avant ses porteurs.

Il n'y a pas un mot de vrai dans ce récit... »

2° Dans une *lettre du chef de gare de Nancy* à M. Duplessy (12 octobre 1911), nous lisons ce démenti catégorique : « Le fait signalé dans les journaux ne s'est pas passé en gare de Nancy en 1908. »

3° Dans une brochure sur De Rudder, je racontais déjà le fait de Nancy, *en 1902, six ans avant le fait* par conséquent. (*Un miracle contemporain. —* Collection *Science et Religion.* Bloud, Paris, pp. 30-31).

Pour montrer le peu de sérieux des incroyants dans leurs attaques

constitués de la même façon », si « vos catégories mentales sont ou non les miennes ». — Il s'agit, ici, purement et simplement, de savoir si Pierre De Rudder a été, oui ou non, guéri subitement d'une fracture des os de la jambe qui se sont ressoudés en un clin d'œil et si ce fait, matériellement exact, est naturellement inexplicable. C'est là la question, je n'en sortirai pas...

4. Lettre à M. Chide,
Professeur en activité et parieur en retraite.

Cette lettre est destinée à prendre acte de votre « défaillance » à l'égard de mon pari... « Je n'accepte pas le pari dans des conditions pareilles! » écrivez-vous. Et plus loin : « Si vous prétendez vous en tenir au défi tel que vous le formulez, cherchez ailleurs quelqu'un qui le relève. Je ne suis pas votre homme. Ai-je parlé assez clairement? »

Oh! très clairement!... En d'autres termes, vous acceptiez le

---

contre les miracles de Lourdes, je reproduisais en note une page d'un livre intitulé *Le Conflit* et paru en 1901.

« Sous la forme d'entretiens philosophiques, écrivais-je, l'auteur, Félix Le Dantec, soi-disant au nom de la science, y déclame avec un cynisme révoltant contre la Religion chrétienne et contre Dieu lui-même.

» Voici un spécimen de son persiflage impie :

» Le seul miracle auquel j'aie ajouté foi, fait-il dire au Dr Tacaud, personnage qui incarne ses idées matérialistes, m'a été raconté par un mécréant comme moi qui partit pour Lourdes, *il y a quelque dix ans*, par le train de pèlerinage. Ce train supplémentaire était garé dans les stations toutes les fois qu'un rapide devait passer. *Je ne sais où*, les pèlerins affamés descendirent pour aller au buffet, mais descendirent à contre-voie. Deux d'entre eux portaient un paralytique sur un brancard. Les employés de la gare, craignant un accident terrible, crièrent brusquement : « Attention, voilà le rapide! » Un train arrivait à toute vapeur; les deux porteurs, pris de panique, posèrent leur paralytique sur les rails et sautèrent sur le trottoir.

» Voici maintenant le miracle : le paralytique, voyant le train qui approchait, se leva de sa dangereuse couchette et courut au buffet pendant que la locomotive broyait le brancard qu'il venait de quitter. Et cela prouve que, lorsqu'on a la foi, il n'est pas besoin d'aller jusqu'à Lourdes pour être guéri; il suffit de se mettre en route avec l'intention d'aller jusqu'au bout. C'est ce que pensa mon ami; il revint sans aller jusqu'au bout du voyage, parce qu'il avait vu un miracle, et aussi parce que le train des pèlerinages manquait de confort. » (*Le Conflit, Entretiens philosophiques*, par Félix Le Dantec. Armand Colin, Paris, 1901, pp. 208-209).

pari De Rudder, — à une condition qui me rappelle cette anecdote de la foire de Beaucaire.

Un dompteur offrait 5,000 francs à qui entrerait dans la cage de son lion. Un Marseillais se présente, relève le défi... et la foule remplit la ménagerie. Devant la cage, le dompteur et l'amateur arrivent. Le lion gronde. « Voulez-vous entrer? demande le dompteur. — Oui, certes. — Allez-y donc. — Attendez!... il y a une précaution à prendre. — Laquelle? — Faites sortir votre lion : je veux bien entrer dans la cage..., mais pourvu qu'il n'y soit pas. »

Je ne veux comparer, ni vous à un Marseillais, ni moi à un dompteur, ni mon pari à une cage. Mais, *pas moins*, je vous ai dit : « Voici mon pari, il contient Pierre De Rudder; voulez-vous y entrer? — Certes!... — Entrez donc. — Permettez : je veux bien y entrer, mais faites-en d'abord sortir Pierre De Rudder... »

Eh bien, non, je ne le ferai pas sortir...

« M. l'abbé Duplessy, écrivez-vous (et cette fois je vous approuve), M. Duplessy prétend limiter le terrain du combat et s'y cantonner, quoi qu'il arrive. J'ai essayé de l'attirer ailleurs, mais vainement. Le terrain est étudié à l'avance et toute diversion... est destinée à échouer. » Bravo, c'est bien cela, et vous constatez « la douce obstination » que je vous avais promise...

Vous refusez formellement la rencontre : « Cherchez ailleurs, je ne suis pas votre homme ». Soit : je prends acte de votre désistement. Mais je fais plusieurs constatations :

1° Vous vous étiez engagé à prouver, « même devant le Pape », s'il le fallait, que Lourdes n'avait jamais produit de miracles. Mis par moi en face d'un miracle déterminé, vous vous êtes refusé à le discuter. Ce n'est pas le *pari* qui vous gênait, puisque vous aviez exigé le versement d'une somme avant de faire votre démonstration; ce qui vous gênait, ce n'était donc que *le fait* à discuter.

2° Sur plus d'un point, pendant ces quelques semaines, vous avez changé d'opinion... Mon pari, vous l'avez accepté, sans l'accepter, pour le refuser définitivement...

Il est un point, pourtant, sur lequel vous ne vous êtes jamais démenti : je tiens à vous en remercier; *c'est votre parfaite courtoisie à l'égard de votre adversaire* (1)...

____

(1) Je souligne cette dernière phrase : on comprendra bientôt pourquoi.

5. Le cas dé l'abbé Duplessy.

Tel est le titre d'une brochure, où, sous forme de *Lettre ouverte*, M. Chide répond à son contradicteur (1). Aux extraits que je vais en faire, j'ajouterai des en-têtes, pour plus de clarté.

A) *Les titres scientifiques de M. Chide*

M. l'abbé Duplessy avait dit à M. Chide : « Vos entretiens m'apprendraient bien des choses; en revanche, je pourrais vous renseigner sur quelques points du catéchisme, *par exemple sur l'Immaculée Conception*, car vous paraissez ignorer complètement en quoi consiste ce privilège. »

M. Chide réplique :

« Excusez-moi si je vous signale pour finir une de vos propres phrases qui m'a légèrement blessé. Vous seriez heureux, affirmez-vous, si le loisir vous était laissé de vous rendre à Lourdes en ma compagnie, de me donner *quelques leçons de catéchisme dont j'ai besoin.*

Vous ne dites d'ailleurs pas à quel propos. Or, j'ai publié plusieurs volumes de métaphysique, l'*Idée du Rythme* et le *Mobilisme moderne* entre autres, dans la Bibliothèque de philosophie contemporaine d'Alcan. Ce dernier volume a paru au moment de l'encyclique *Pascendi*, et j'y ai traité longuement la question du modernisme. L'Académie des Sciences morales et politiques a bien voulu, deux ans après, couronner un de mes ouvrages relatif à la théologie germanique du XIXe siècle : *La Philosophie religieuse en Allemagne depuis Kant.*

J'écris régulièrement à la *Revue philosophique* de mon maître Ribot, et dans plusieurs recueils scientifiques où j'ai traité sous diverses formes du pragmatisme et de la méthode d'immanence. Je suis donc à même, et j'en ai donné la preuve, de parler avec compétence de religion. Cette prétention de me prendre parmi vos ouailles et de m'enseigner les rudiments du catéchisme n'est-elle pas, de votre part, de l'outrecuidance que je m'abstiens de qualifier, car l'épithète qui est au bout de ma plume vous offenserait sûrement, mon cher Monsieur (2) ? »

---

(1) A. CHIDE, agrégé de l'Université, professeur de Philosophie : *Le Cas de l'abbé Duplessy*, Gap, Vollaire et Cie, 1912.

(2) Vous verrez plus loin dans quels termes M. Chide — il s'en vante même — avait parlé de l'Immaculée Conception, point sur lequel M. Duplessy aurait voulu lui rappeler les enseignements du catéchisme.

B) *La Science médicale de M. Chide*

M. Chide entreprend dans sa brochure une discussion médicale du fait De Rudder. Beaucoup de ses lecteurs, j'en suis sûr, frappés du ton d'oracle avec lequel ce professeur de philosophie tranche les questions chirurgicales, se diront qu'il a été trop modeste dans la longue énumération de ses titres scientifiques, et qu'il en a oublié un, le principal même dans les circonstances présentes, le titre de chirurgien. En effet, il s'est tellement bien introduit dans la peau d'un vieux praticien, qu'il le prend de très haut vis-à-vis de tous ceux qui, médecins ou non, ont eu la témérité de juger miraculeuse la guérison de Pierre De Rudder.

En face de pareille arrogance, on n'est pas peu surpris de retrouver, dans son analyse de cette même guérison, des explications trop caractéristiques pour n'être pas de prime abord reconnaissables : *tout* ce raisonnement chirurgical qu'il étale avec tant de suffisance sans remarquer seulement où il cloche, M. l'agrégé Chide *l'emprunte textuellement*, pour ainsi dire, à *La Vérité sur Lourdes* du Dr Rouby d'Alger !

Loin de moi la pensée de faire un grief à ce professeur de philosophie d'avoir cherché dans l'ouvrage d'un médecin ses éclaircissements sur le fait De Rudder; je l'excuserai même d'avoir mal choisi son guide et de s'être égaré en se mettant à la remorque du Dr Rouby.

Mais ce que je me crois autorisé à lui reprocher, c'est d'avoir démarqué les explications fantaisistes de ce Dr Rouby et de nous les présenter comme s'il les tirait de son propre cru, sans la moindre allusion à l'auteur qui les a inventées; c'est d'aggraver cet emprunt par des phrases de ce genre : « Si je consulte mes livres de chirurgie... Le plus minime carabin le lui apprendra... C'est une hérésie en matière de chirurgie des fractures... L'affirmation du Dr Van Hoestenberghe est donc à négliger. Qu'il nous donne la date précise et nous jugerons nous-mêmes, etc., etc... »

Ecoutez avec quelle morgue hautaine il fait la leçon à M. le professeur Bertrin, à propos d'une ignorance dont il accuse à tort ce dernier et qu'il ne parvient à lui imputer qu'en dénaturant sa pensée et son texte :

« ... M. Bertrin l'ignorait. C'est permis. Tout le monde n'est pas contraint de connaître les éléments de la chirurgie des fractures. Mais rien ne l'obligeait à écrire une *Histoire critique* (sic) *des guérisons de Lourdes*. Pourquoi n'a-t-il pas continué de nous donner des éclaircissements sur la sincérité de Chateaubriand et autres questions semblables qui relèvent de sa compétence d'agrégé des lettres? Qu'est-il allé faire parmi les séquestres et les sanies?... (1). »

Comment M. Chide, agrégé de philosophie, n'a-t-il pas réfléchi que chacune des phrases de sa diatribe, si profondément injuste à l'égard de M. Bertrin, pourrait se retourner contre lui-même avec une vérité cinglante?

C) *La parfaite courtoisie de M. Chide*

Trois exemples suffiront pour nous la peindre au vif :

Premier exemple : « J'ai bafoué, écrit-il à M. l'abbé Duplessy, dans une série d'articles de la *Raison*, votre idole de N.-D. de Lourdes, dont vous vous étiez constitué le champion, et au nom de laquelle vous m'aviez jeté le gant. J'ai, sans ménager les termes, décelé la pornographie du culte de Marie et l'absurdité du dogme de l'Immaculée Conception (2). »

Deuxième exemple : « Non, mon cher Monsieur, ce n'est nullement le fait à discuter qui me gêne. Discutons-le tant qu'il vous plaira, et devant le pape, s'il le veut bien. C'est le pari qui me gênait... J'étais tenu d'interrompre toutes mes occupations et d'aller en plein hiver à Jabbeke, en Flandre, interroger un tas de gens bizarres dont le nom est dans Bertrin. Et cela à mes frais, bien entendu...Les témoins directs sont pour la plupart morts et enterrés. Qu'irais-je faire à Jabbeke en 1912? Puis-je compter, par exemple, que le tonnelier Houtsaegher soit encore en vie? Ce saint homme ne m'enverra-t-il pas sa varlope à la tête, s'il s'aperçoit qu'il a affaire à un mécréant? C'est pourquoi je vous ai répondu : *Allez au diable, vous et votre jambe...* (3). »

Troisième exemple : M. Chide a reçu deux lettres anonymes; il les reproduit sous ce titre : *Les admirateurs de M. Duplessy,* et les fait suivre de ce commentaire :

« J'ai beau fouiller dans mes souvenirs, je ne trouve pas d'élève à l'œil bigle, pas de vieux copain d'Afrique travaillé par le cafard, qui soient capables de m'adresser pareilles capucinades. Ni mes élèves, ni mes camarades n'écrivent de lettres

------

(1) *Op. cit.*, p. 30.
(2) *Op. cit.*, p. 38.
(3) *Op. cit.*, p. 27.

anonymes, Monsieur l'abbé. Cela vient de votre bord, cela trahit la mentalité faussée à jamais du séminaire, confite dans la vénération des dialectiques stériles. Cela pue à plein nez le *ratichon!...* (1). »

Qui reconnaîtrait dans ce style l'homme à qui M. Duplessy, avant de clore sa polémique, se plaisait à rendre cet hommage : « Il est un point sur lequel vous ne vous êtes jamais démenti : je tiens à vous en remercier; c'est votre *parfaite courtoisie* à l'égard de votre adversaire (2). »

> *Comment en un plomb vil l'or pur s'est-il changé?*

Ah! Ce que M. l'abbé Duplessy, dans sa loyauté, avait pris pour l'or de la courtoisie française, n'était qu'une mince couche de chrysocale : sous le feu de l'ardente colère, allumée par la défaite dans un cœur de sectaire, le similor s'est écaillé!

---

(1) *Op. cit.*, p. 26.

(2) *La Réponse*, déc. 1911, p. 386.

M. l'abbé Duplessy a jugé qu'il était de sa dignité de ne pas répondre à la brochure injurieuse de M. Chide; on ne peut que l'approuver. Il y a fait une simple allusion, en répondant à cette question : *Qu'est devenu votre pari?*

« Ni de Grenoble, ni d'ailleurs, aucune acceptation ne m'est parvenue, ni dans le délai fixé, ni après. Un journal des Hautes-Alpes avait annoncé que mon défi serait relevé en Belgique, et, en effet, j'ai reçu, de Belgique, d'autres journaux qui prévoyaient cet événement. C'était avant Pâques, date fixée pour l'expiration de mes offres. J'ai laissé passer Pâques et la Trinité, mais je n'ai rien vu venir... sinon quelques injures : j'ai été appelé *ratichon*, ce qui, on en conviendra, n'est pas une preuve. » (*La Réponse*, juillet 1912, p. 216.)

CHAPITRE IV

Les Discussions médicales.

I. EN BELGIQUE

DISCUSSION DE BRUGES

C'est M. Jean Halleux, le distingué professeur de l'Université de Gand, qui prit l'initiative de cette discussion. Elle eut lieu à Bruges, le 23 juin 1903, chez son frère, M. Emile Halleux. Etaient présents : outre MM. Emile et Jean Halleux, un des élèves de ce dernier, M. Famaix ; les docteurs Logie, de Cooman et Van Hoestenberghe ; le R. P. Rommelaere, rédemptoriste, qui était vicaire à Jabbeke lors de la guérison ; le R. P. Vermeersch, un des jésuites belges les plus distingués (1), et moi.

Le Dr Logie, qui remplit plus tard les hautes fonctions d'inspecteur général du service de santé de l'armée, était alors médecin principal de l'hôpital militaire de Bruges. Après avoir lu ma brochure : *Un miracle contemporain*, il désirait vivement, m'avait écrit M. le Professeur Halleux, discuter le cas avec moi.

Je possède sur cette discussion trois documents principaux de source différente : les notes que j'ai prises dès le soir même du 23 juin ; le compte rendu et l'appréciation du R. P. Vermeersch ; et enfin le résumé de son explication naturelle du fait que le Dr Logie, quelques jours plus tard, transmit à M. Jean Halleux.

---

(1) Le R. P. Vermeersch, docteur en droit et en sciences politiques et administratives, professeur de théologie et de droit canonique, a publié sur les *Questions sociales* et sur *le Congo* des ouvrages de haute valeur, qui ont fait à leur auteur un nom qui restera.

On trouvera dans l'Appendice une partie de ces documents; je me contente de reproduire ici, outre les explications du Dr Logie, quelques appréciations sur les témoins interrogés. Ces témoins furent Jean Houtsaegher, Edouard Van Hooren, Louis Knockaert, Jean Duclos, et enfin la femme et la fille de Pierre De Rudder.

I. Appréciation des témoins

1° *Par le Dr Logie :* Après un interrogatoire rigoureux et minutieux, il reconnaît la bonne foi et la sincérité de ces témoins. Mais, ajoute-t-il, ces témoins sont incompétents et ils se sont trompés.

2° *Par le R. P. Vermeersch :* Tous ces témoins font une excellente impression de sincérité. Ils paraissent ne vouloir dire que ce qu'ils ont vu. N'ont-ils pas vu, ils déclarent ne rien savoir. La mémoire est-elle moins fidèle sur un point, ils l'avouent.

3° *Par M. le Professeur Jean Halleux,* dans une lettre qu'il m'adressa le 30 juin 1903 :

« Je suis encore allé voir le lendemain la veuve De Rudder, je l'ai longuement interrogée; j'ai placé sur ma jambe un bas et ai prié la brave femme de bien m'indiquer, au moyen de ce bas, les mouvements que faisait Pierre De Rudder. Il s'agit bien d'une torsion de la jambe et aussi complète que possible.

» Ma conviction est faite : *L'erreur est impossible.*

» *Telle est bien aussi l'opinion du D^r De Cooman.* »

II. Explications du Dr. Logie

« Je ne crois pas au miracle, dit-il.

» Le cas De Rudder constitue une guérison rare, intéressante, mais non miraculeuse. J'en donne ou essaie une explication.

» Quatre mois avant la guérison, la jambe était brisée, la torsion complète du membre pouvait se faire (les orteils dépassant en arrière la demi-circonférence). La plaie était béante.

» Le Dr Van Hoestenberghe a bien introduit les doigts entre les fragments des os brisés, comme il le déclare, seulement il s'est trompé en croyant que les deux fragments étaient fort éloignés l'un de l'autre.

» Voici comment je me figure la lésion. »

Le Dr Logie explique alors par un dessin comment, d'après lui, se présentait la fracture au moment du dernier examen du Dr Van Hoestenberghe.

Les fragments du tibia n'étaient pas écartés l'un de l'autre,
ils se touchaient ; et leur position réciproque était précisément
celle qu'ils ont gardée dans leur consolidation définitive : le
fragment supérieur était tiré en arrière par les muscles fléchisseurs de la jambe sur la cuisse ; le fragment inférieur le débor-
dait donc en avant, et par conséquent, au niveau du bord inférieur de la plaie, le doigt s'enfonçait dans un creux et y sentait
la saillie de l'extrémité du fragment inférieur. Le doigt rencon-
trait au fond de ce creux le fragment supérieur ; en remontant,
il allait buter au sommet de la plaie contre une autre saillie
osseuse, qu'on pouvait prendre pour le bout du fragment supérieur, mais qui n'était en réalité qu'une grosse esquille (ou éclat
osseux) logée entre la peau et le fragment supérieur.

Après avoir représenté par un dessin la lésion telle que je
viens de la décrire, le Dr Logie continue :

« Le Dr Van Hoestenberghe a introduit les doigts dans le
creux formé par le fragment supérieur tiré en arrière par les
muscles fléchisseurs qui viennent s'y insérer. La peau au niveau
du fragment supérieur est soulevée par l'esquille ou les esquilles,
le pus, et plus ou moins par le gonflement inflammatoire chronique. »

En d'autres termes, le Dr Van Hoestenberghe aurait donc
pris pour un écartement entre les fragments, l'écartement qu'il
y avait entre l'esquille et le fragment inférieur.

« La consolidation s'est faite, prétend le Dr Logie, pendant
les quatre mois écoulés depuis la dernière visite du médecin
jusqu'au jour du voyage à Oostakker.

» Ce jour-là, la consolidation était complète, la marche normale était possible, mais une esquille logée dans les chairs pro-
voquait la douleur et la suppuration et empêchait De Rudder
de mettre le pied à terre. Le malade avait ainsi l'illusion que la
jambe était encore brisée.

» L'extrémité supérieure du fragment inférieur faisant saillie
dans la plaie, de même que l'esquille aura fait croire aux profanes qu'ils apercevaient les deux bouts de l'os fortement écartés, alors qu'ils n'apercevaient que le bout inférieur d'une part
et l'esquille d'autre part.

» Quant à la torsion... on la croit complète... alors qu'elle
n'est que partielle ou limitée. Il faut toujours faire la part des
exagérations inconscientes.

» Lorsque De Rudder se rendit à Oostakker, sa jambe était
consolidée sans qu'il s'en doutât. L'esquille fut expulsée par

la plaie, sous un vigoureux et extatique effort, le pus s'échappa
par la plaie située à la partie la plus déclive de la lésion...
situation qui, permettant l'écoulement, détermina l'affaissement
définitif de la peau et le rapprochement des lèvres de la plaie,
bref, un changement tel, que tous ont pu dire qu'il n'y avait
plus de plaie; alors qu'un stylet explorateur eût certainement
révélé du décollement, exploration qui n'a pas été faite. »

Par un nouveau dessin, M. Logie montre comment se présentait alors la région, l'esquille étant éliminée, la peau affaissée
et le cal formé; puis il conclut :

« Entre les deux, admettre qu'il y a un miracle et admettre
qu'un docteur, un seul, se soit trompé et que quelques profanes
aient mal apprécié le réel écartement des os et la torsion de la
jambe, je n'hésite pas. »

Il va de soi que je ne suis pas d'accord avec le Dr Logie sur
l'interprétation du fait. Je discuterai plus loin ses explications;
mais je tiens à lui rendre ici cet hommage que seul de tous mes
contradicteurs, il s'est donné la peine, après avoir étudié le cas,
d'interroger les témoins et d'examiner les os de P. De Rudder.

II. EN HOLLANDE

Le cas de P. De Rudder a suscité, en Hollande, d'ardentes
polémiques. Comme en Allemagne, nous retrouvons le R. P.
Bolsius à la tête des défenseurs de ce miracle. Fidèle à la
méthode rigoureuse qui l'a toujours guidé dans ses recherches
de savant, avant de publier le fait, il voulut l'étudier par lui-
même, et du 4 au 10 janvier 1907, il recueillit à Jabbeke et aux
environs les dépositions des témoins encore en vie. Puis, fort
d'une conviction personnelle basée sur une enquête aussi sérieuse,
il donna dans son pays de nombreuses conférences. Une d'elles
surtout fit sensation, la conférence contradictoire d'Amsterdam,
du 18 février 1907.

Beaucoup de journaux hollandais continuèrent la discussion
commencée à la réunion même. Le P. Bolsius, pour répondre à
ses adversaires, publia dans la revue *De Studiën*, une étude
intitulée *Sober en kristalhelder betoog* (1).

J'ai demandé au P. Bolsius de me résumer les objections des
médecins hollandais.

———————

(1) *De Studiën*, 1908, t. LXIX (pp. 319 à 337, 378 à 389, 477 à 492).
On y trouve des références bibliographiques complètes.

— C'est bien peu de chose, m'a-t-il répondu, et surtout, rien de neuf! Voici la difficulté principale, celle des docteurs *van Waayenburg, Oitman, Borst* :

« En trois mois, il est très possible d'obtenir la guérison naturelle d'une fracture du tibia et du péroné. Or, depuis trois mois avant le pèlerinage, il n'y a pas eu de visite médicale minutieuse. Donc, il est très possible que la guérison de P. De Rudder soit naturelle. »

Et quand on opposait à ce raisonnement les affirmations des témoins non médecins, on recevait des réponses de ce genre :

« Les profanes se trompent très facilement, parce que c'est de l'insolite et du rebutant qu'ils voient. »

Le plus exigeant de tous fut le *Dr Rogers* :

« Est-ce que deux spécialistes, la veille du 7 avril 1875, ont constaté que les os étaient encore fracturés? Non. Alors on n'a pas la certitude — ou plutôt la très grande probabilité, car la certitude n'existe pas — qui est requise pour conclure à une guérison extranaturelle. »

Enfin, le *D^r van Renterghem*, spécialiste distingué pour les maladies mentales, admit les témoignages des profanes et reconnut volontiers que le fait était prouvé; mais il ne pouvait pas se persuader que cette guérison fut absolument impossible par les forces psychiques, dont nous commençons seulement aujourd'hui à entrevoir les effets.

*
* *

Plus intéressant que ces objections, que nous rencontrerons sans cesse sous l'une ou l'autre forme, est le parallèle que le P. Bolsius a établi entre le cas De Rudder et la guérison d'une fracture de jambe, obtenue, vers la même époque, par les soins des docteurs Van Hoestenberghe et Verriest, de Bruges.

Le nommé Séraphin De Ruyter, fils de cultivateurs de Stalhille, eut, en 1873, la jambe gauche broyée entre un arbre et la roue d'un chariot. Le tibia et le péroné furent fracturés à la partie inférieure de la jambe, fracture complète, comminutive, avec complication d'une longue plaie au mollet.

L'accident se produisit à Bruges : le Dr Verriest fit le premier pansement, puis on ramena le blessé chez lui, à Stalhille. Le Dr Van Hoestenberghe apliqua un bandage contentif de Scultet et renouvela tous les jours les bandelettes au niveau de la plaie. Chaque semaine, le Dr Verriest venait en consultation.

De Ruyter ne put marcher qu'en 1874, dix mois après l'accident. Il habite actuellement Jabbeke. Sa jambe est raccourcie d'un bon demi-centimètre et présente, aujourd'hui encore, la saillie d'un cal très étendu.

Dans une lettre du 23 novembre 1898, le Dr Van Hoestenberghe me détaillait ce cas et me le donnait comme exemple de l'impossibilité absolue où l'on était, en 1875, alors qu'on ne faisait pas d'antiseptie, d'obtenir en deux ou trois mois la guérison complète d'une fracture infectée.

La ressemblance entre ce fait et celui de De Rudder ne m'avait pas frappé. Elle existe cependant. Tous deux eurent la jambe gauche fracturée, avec plaie, infection et élimination de fragments osseux ; ils furent tous deux, en 1874, examinés ou traités par les docteurs Van Hoestenberghe et Verriest ; enfin, le P. Bolsius nous apprend qu'au village de Jabbeke, les deux noms se prononcent à peu près de la même façon.

Mais à côté de cela, que de divergences les séparent ! Aussi la crainte ne me serait jamais venue qu'on put, un jour ou l'autre, confondre les deux cas ; j'en fis même la remarque au P. Bolsius, lors de sa publication (1).

Je ne serais plus aussi affirmatif aujourd'hui. Après avoir vu à l'œuvre un Saintyves ou un Verhas, on doit savoir gré au P. Bolsius d'avoir rapproché les deux guérisons, d'en avoir nettement établi les traits distinctifs, de telle sorte que toute confusion entre elles soit devenue impossible (2).

---

(1) *Nouvelle et précieuse Contribution à l'histoire de la guérison de Pierre De Rudder*, par H. BOLSIUS, S. J. professeur d'histoire naturelle: *Journal de la Grotte de Lourdes*, n° du 22 mars 1908.

(2) Cependant la *Bibliothèque de propagande* a encore trouvé le moyen de tirer parti du rapprochement de P. Bolsius. Nous lisons, en effet, dans une de ses brochures, *Petit Lourdes*, par Albert RENARD :

« De Rudder est mort en 1898 et seulement l'année suivante, donc vingt-trois ans après la prétendue guérison miraculeuse, les jésuites entreprirent une enquête « scientifique » sur le miracle. Leur embarras fut tel qu'ils imaginèrent l'existence d'un second personnage, un nommé Deruyter, pseudo-homonyme du défunt. » (*Op. cit.*, p. 32).

III. EN FRANCE

DISCUSSION DANS LA « CHRONIQUE MEDICALE »

Le 15 juillet 1907, *la Chronique Médicale*, de Paris (1), résumait en quelques mots ma brochure intitulée : *Un miracle contemporain*, et reproduisait le portrait de P. De Rudder et la photographie des os des deux jambes. Le compte rendu se terminait ainsi :

« En présence d'une pareille constatation, il faut ou nier le fait, ou renoncer à l'expliquer par les seules forces de la nature.

» Dans l'état actuel de nos connaissances scientifiques, il est certain qu'aucune explication n'est plausible. Alors? Que chacun conclue comme il l'entendra; mais pour tous les esprits capables de juger sans parti-pris, voilà qui est bien troublant! »

Ce compte rendu fut l'origine d'une polémique qui ne prit fin qu'au 15 avril 1908.

Les docteurs Lefèvre, Geley et Fourestié attaquèrent, à des points de vue différents, le caractère miraculeux du fait De Rudder; le Dr Boissarie, le Dr Félix De Backer de Paris et moi-même nous défendîmes cette guérison contre leurs attaques.

I. *Le Dr Lubin Lefèvre*, médecin militaire belge.

Il commence par cette déclaration de foi :

« La science n'admet pas le miracle. Avec elle je pense qu'il ne peut rien y avoir dans la nature qui ne soit naturel, et au XXe siècle c'est une force que d'avoir la science de son côté et une faiblesse de l'avoir contre soi (2). »

Ce langage solennel est celui d'un homme qui, semble-t-il, doit s'entourer avant d'écrire de toutes les garanties scientifiques requises. Aussi n'est-on pas médiocrement surpris de lire aussitôt après qu'il va simplement nous communiquer « les réflexions que lui suggère l'étude des *seuls* documents parus dans la *Chronique Médicale* et tout spécialement des reproductions photographiques... » Et cette surprise s'accroît quand le Dr Lefèvre ajoute : « Celles-ci sont fort imparfaites, je le reconnais tout de suite, puisqu'elles ne font apparaître notamment que quatre orteils au pied gauche. »

____

(1) Revue bi-mensuelle de médecine historique, littéraire et anecdotique. Directeur : le Dr Cabanès, p. 473.
(2) *Chronique médicale*, 1er mars 1908, p. 169.

Il se sert alors d'arguments qui se rangeraient beaucoup mieux parmi les objections des polémistes ; les voici :

« 1° Il n'apparaît pas de façon indiscutable, que le tibia droit provienne de la jambe droite de De Rudder ;

» 2° A l'examen des jambes, on n'est pas convaincu que la jambe gauche ne soit pas raccourcie de plusieurs centimètres, *quoi qu'en disent certains confrères*, et que De Rudder ne dissimule inconsciemment cette infirmité, en reposant sur l'extrémité du pied gauche;

» 3° La photographie du tibia guéri montre au moins deux déplacements : l'un suivant l'épaisseur, l'autre suivant la direction; l'on se demande comment on a jamais pu songer à une intervention divine dans une consolidation aussi vicieuse. Quel eût été ce Dieu dont l'effort aurait été épuisé après ce résultat incomplet?... Que peuvent des témoignages humains en présence d'une objection de cette portée?

» *Conclusion:* Sans prendre la peine de discuter des témoignages humains, dont la valeur est toujours fort incertaine, quand on connaît l'ignorance des hommes, leur passion, leur suggestibilité, leur manque de caractère en présence de personnes auxquelles ils craignent de déplaire, on peut déjà conclure que le cas de Pierre De Rudder n'est pas fait pour entraîner la conviction du miracle. Il faut déjà être croyant convaincu pour croire à celui-là. »

II. *Article du Dr Gustave Geley*, d'Annecy (1).

« Le Dr Boissarie voit, dans cette guérison, le résultat indéniable d'un miracle. Ce n'est pas l'authenticité du fait que je désire discuter, mais seulement la conclusion qu'en tire notre distingué confrère... En présence d'un cas (supposé bien établi) comme celui de P. De Rudder, l'homme de science doit logiquement s'en tenir à la déclaration suivante :

« Cette guérison constitue une anomalie inexplicable par nos connaissances psycho-physiologiques actuelles ; elle relève des forces inconnues. »

« On ne saurait aller plus loin. Faire dépendre ces forces inconnues d'une puissance surnaturelle, alors que nous n'avons découvert encore et étudié qu'une minime partie des forces naturelles, c'est s'écarter totalement de la méthode scientifique...

-----

(1) *Chronique Médicale* du 15 novembre 1907, pp. 750-755.

« Quand nous parlons de forces inconnues, cela ne veut pas dire, d'ailleurs, qu'aucune tentative d'explication ne puisse être ébauchée...

» Les miraculés pourraient bien n'être que des sujets médiumniques exceptionnellement doués (ce qui explique leur rareté), bien qu'ignorant leurs facultés spéciales. Au moment du « miracle » ils seraient plongés, inconsciemment, dans l'état anormal qui permet la mise en jeu de la force « occulte » capable de bouleverser les conditions normales de la vie organique... (1). »

III. *Le Dr Fourestié*, d'Agen.

Ce fut notre principal contradicteur dans cette polémique sur le cas De Rudder.

« 1º Tel que le décrit le Dr Alfred Deschamps, disait-il en par-

---

(1) A rapprocher de cet article, le travail de M. Marcel Mangin : *Les Guérisons de Lourdes et les Phénomènes métapsychiques* (avec deux gravures empruntées à ma brochure sur De Rudder), travail qui constitue en entier le fascicule de décembre 1907 (pp. 815-866) des *Annales des Sciences psychiques*, dont le professeur Charles Richet est directeur en compagnie du Dr Dariex.

M. Mangin s'attaque à ceux qui nient les faits de Lourdes. « Zola, dit-il, a vu des miracles; il ne se résigne pas à l'avouer franchement. Il en sera toujours de même avec ces soi-disant libres penseurs dont la triste race tient maintenant le haut du pavé et qui montrent un fanatisme à faire pâlir celui des grands inquisiteurs (p. 848). »

« Parmi les milliers de guérisons consignées dans les *Annales de Lourdes*, écrit-il encore, forcé de n'en choisir que quelques-unes, je citerai naturellement celles qui me paraissent à la fois les mieux prouvées et les plus en dehors de toutes les lois connues (p. 827). »

» Ce cas (De Rudder) est, au point de vue physiologique, le plus extraordinaire de tous, et il est assez bien établi pour qu'il ne soit pas permis de douter de son authenticité (p. 830). »

Comment M. Mangin l'explique-t-il ?

« Rien ne nous autorise à aller au delà de l'éther. Il est le milieu universel, le grand Pan, c'est de lui que tout vient, c'est à lui que tout retourne. En lui et par lui naissent et meurent les mondes, les formidables soleils qui créent la vie et la pensée, pour ensuite tout anéantir en se refroidissant... Un jour notre planète fleurira, elle portera une race de demi-dieux, parfaitement justes, bons et heureux. Toutes les facultés surnaturelles que nous découvrons avec stupeur chez les médiums en sont le gage assuré. Parmi elles le don de guérir n'est pas une des moindres... Je n'irai donc pas chercher l'origine des forces qui guérissent dans un chimérique monde spirituel indépendant de la matière... (p. 865). »

Pierre De Rudder, pour M. Mangin, était peut-être un médium inconscient, il a peut-être puisé la force de guérir dans son propre fluide,

lant du compte rendu de ma brochure (1), ce fait n'est pas sans jeter quelque trouble dans l'esprit de tous ceux que préoccupent les questions toujours angoissantes de l'au delà, et on pourrait redire au Dr Deschamps la phrase de Zola : « Mais si j'avais en main la démonstration que vous croyez tenir, je voudrais remuer le monde, amener ici les foules... »

» J'ai relu la guérison de Pierre De Rudder dans le livre du Dr Boissarie : *Lourdes depuis 1858 jusqu'à nos jours*, publié en 1894...

» En lisant cette observation, il y a un fait qui frappe tout d'abord le clinicien habitué à soigner des fractures : c'est que la plaie et la fracture soient restées dans le même état pendant huit ans.

» Pendant huit ans, les deux os n'ont pas cessé de se montrer à nu dans la plaie. Pendant huit ans, ils n'ont pas été envahis par la nécrose qui envahit fatalement tout os dénudé baignant dans une plaie ! Pendant huit ans, ces deux os, mobiles dans la jambe, n'ont pas entraîné de décollement ni de fusées purulentes dans les tissus sous-jacents pour les désorganiser !...

» S'il est quelqu'un de vos lecteurs, dans le pays de P. De Rudder ou ailleurs, écrivait-il en terminant, qui puisse nous fournir une observation plus précise que celles des Drs Van Hoestenberghe et Boissarie, je serais bien heureux qu'il voulût la communiquer à votre journal... »

Le Dr Boissarie lui répondit (2) :

« M. le Dr Fourestié n'est pas documenté ; il a lu le résumé de cette guérison dans un de mes livres, mais il devait encore reprendre, dans son texte, l'enquête si bien conduite par le Dr Royer ; il devait lire la brochure du Dr Deschamps (*Guérison subite d'une fracture*), et aussi les nombreux documents recueillis depuis. Pour discuter la guérison de De Rudder, il fallait d'abord connaître toutes les pièces de son dossier, il aurait vu que les objections qu'il soulève ont été résolues...

---

et « le fragment d'os de sa jambe a pu être formé aux dépens de ses autres os » (p. 854), par apport de substance.

M. Mangin, heureusement, s'empresse de nous prévenir que tout cela n'est que pure hypothèse : « Je n'ai pas la stupide prétention d'affirmer quoi que ce soit. A toutes mes phrases je prie le lecteur d'ajouter ces mots : si je ne me trompe. Ce qui nous distingue des croyants, c'est le manque d'assurance (p. 841). »

(1) *Chronique Médicale*, 1er septembre 1907, p. 565.

(2) *Chronique Médicale*, 15 octobre 1907, p. 681.

« Comment pouvez-vous admettre, dit le Dr Fourestié, que pendant huit ans ces deux os mobiles n'aient pas entraîné de décollement et n'aient pas été envahis par la nécrose? » C'est, en effet, ce qui s'est produit. Le Dr Van Hoestenberghe, médecin de De Rudder, nous dit qu'il y a eu de nombreux abcès, que l'un d'eux est venu s'ouvrir sur le dos du pied, en entraînant le tendon mortifié de l'extenseur du gros orteil. Il ajoute qu'un gros séquestre a été enlevé au commencement, et que le pus a charrié très souvent de petits fragments d'os: Plusieurs fois, dans mes examens, dit-il, j'ai eu de ce sable osseux entre les doigts.

« ... Que M. Fourestié aille donc en Belgique... il pourra reprendre, pour son compte, tous les détails d'une enquête désormais historique... »

2° Le Dr Boissarie avait envoyé au Dr Fourestié les documents qui lui manquaient, et en particulier notre étude : *Guérison subite d'une fracture*. Dans un nouvel article (1), le Dr Fourestié, s'appuyant sur ces documents, discute longuement et point par point le cas De Rudder. Ses arguments se rencontrent en partie avec ceux du Dr Logie; je ne m'y attarderai pas, d'autant plus que notre contradicteur va, dans un prochain article, nous en présenter lui-même le résumé (2).

Je répliquai au Dr Fourestié le 1er mars 1908 (3).

---

(1) *Chronique Médicale*, 1er décembre 1907, pp. 791-796.

(2) Notons pourtant ces considérations du début : « Avant d'aborder de nouveau la discussion de P. De Rudder, dit-il, il faut bien cependant mettre en lumière quelques règles de clinique chirurgicale et rappeler comment se termine en général une fracture comminutive avec plaie. Elle peut se terminer :

1° Par la consolidation, au bout d'un temps qui est toujours inférieur à huit ans;

2° Par la suppuration et la mort. Le plus souvent, ce dénouement ne se fait pas attendre huit ans;

3° Par une pseudarthrose fibreuse... les os nécrosés disparaissent, soit à l'état de poussière osseuse ou de séquestres plus ou moins volumineux. Quant à la partie saine de l'os, elle se recouvre de bourgeons charnus; on peut la sentir au fond de la plaie, mais on ne l'aperçoit plus.

Ce n'est pas le cas de P. De Rudder... Nous sommes donc obligés de reconnaître que ce cas échappe aux lois ordinaires de la clinique chirurgicale. Je ne conteste cependant pas le fait, car je suis de ceux qui disent, après une longue pratique, qu'on peut tout voir en médecine, sauf repousser une jambe amputée ou renaître un globe oculaire dans un orbite dont on vient de l'arracher (p. 792). »

(3) *Chronique Médicale*, pp. 170-176).

3° La Direction de la *Chronique Médicale* pria le Dr Fourestié de donner une réponse aussi succincte que possible, estimant qu'après cela le débat serait définitivement clos.

« Je répondrai, écrit le Dr Fourestié (1), en présentant juxtaposés les principaux arguments des deux partis. Ainsi les confrères, chercheurs de vérité, qui se sont intéressés à ce passionnant débat, pourront se prononcer plus facilement.

» 1. MM. les Drs Boissarie et Deschamps affirment que les témoins, non médecins, qui ont constaté la fracture le matin même de la guérison, sont d'une compétence suffisante.

» Nous disons, nous, que si la mobilité anormale est le plus souvent facile à constater, il est aussi très facile, à des gens qui ne sont pas du métier, de la constater là où elle n'existe pas.

» 2. Nous disons qu'une fracture communitive de la jambe peut se consolider, au bout de plusieurs années, grâce à la puissance ostéogénique du périoste; que P. De Rudder a présenté longtemps, dans la plaie, des séquestres et que la consolidation définitive n'a eu lieu qu'après l'élimination de ces derniers (2).

» Nos contradicteurs ne contestent pas cette explication, ou du moins je ne l'ai trouvée nulle part contestée; mais ils disent que, dans le cas particulier, cette guérison était matériellement impossible, et ils tirent leur principal argument de ce fait qu'il s'était écoulé trop peu de temps entre la dernière constatation de la fracture et sa guérison.

» 3. Nous disons que l'époque où le Dr Van Hoestenberghe constata la fracture pour la dernière fois est imprécise, comme tout ce qui ne repose que sur des souvenirs lointains.

» MM. Boissarie et Deschamps affirment qu'elle ne remonte pas à plus de trois mois et demi (3).

» 4. Nous aurions voulu, pour entraîner notre conviction, que plusieurs médecins aient constaté cette fracture, non seulement le matin de la guérison, mais le jour même où le Dr Van Hoestenberghe l'a constatée pour la dernière fois (4).

---

(1) 15 avril 1908, pp. 271-272.

(2) Dans son article précédent, le Dr Fourestié disait une chose qui semble en contradiction avec cette affirmation, à savoir que la consolidation a lieu au bout d'un temps qui est toujours inférieur à huit ans.

(3) Et nous l'affirmons avec preuve à l'appui.

(4) Quinze jours après le Dr Van Hoestenberghe, le Dr Verriest a encore constaté la fracture.

» Un seul médecin ayant constaté la fracture trois mois et demi avant la guérison, suffit à nos contradicteurs ;

» 5° Nous disons que P. De Rudder s'est trouvé, grâce à ses béquilles, dans les meilleures conditions pour assouplir ses muscles et mobiliser ses articulations.

» Le Dr Deschamps prétend, au contraire, que P. De Rudder n'a pas appuyé son pied une seule fois par terre pendant sept ans, que ses muscles devaient être atrophiés ou détruits, que les tendons devaient être rouillés dans leurs gaines, que les articulations étaient raidies et déviées.

» 6. Enfin reste l'examen des os de P. De Rudder, après sa mort.

» Nous disons, nous, que le périoste est bien capable d'avoir régénéré les os de P. De Rudder tels qu'on les a trouvés.

» Le Dr Deschamps prétend qu'une pareille consolidation, dans le cas particulier, était impossible.

» 7° Le Dr Lefèvre, de Bruxelles, démontre que cette fracture s'est consolidée avec un raccourcissement notable et un chevauchement des fragments. »

Le dernier point de ce résumé est absolument contraire aux documents que le Dr Fourestié avait entre les mains, absolument contraire à ce qu'il admit lui-même au cours de la discussion ; aussi, je m'étonne qu'après cela il écrive : « Le Dr Lefèvre *démontre* que cette fracture s'est consolidée avec un raccourcissement notable. »

Le Dr Lefèvre n'a rien démontré du tout, mais il a beaucoup insinué : nous n'aurons aucune peine à détruire ses insinuations.

IV. EN ANGLETERRE

1. *La Médecine et les Miracles* dans le « *British Medical Journal* » (1).

Sous ce titre, cet important périodique médical, dans son numéro du 18 juin 1910, reproduisit les appréciations de nombreux médecins anglais sur les méthodes curatives en usage, dans l'Amérique du Nord et en Angleterre, dans certaines sectes religieuses qui vantent le pouvoir thérapeutique de

____

(1) Organe scientifique de l'Association médicale britannique, société qui compte 21,000 membres.

prières spéciales, de la méditation, etc. (1). Naturellement, dans ces considérations sur l'influence de la foi comme cause des miracles, il fut aussi question de Lourdes. Mais les mieux informés se limitèrent à la critique des livres de Boissarie, de Bertrin, d'Huysmans, du chanoine Roussel, etc.

Au cours de la discussion qui se poursuivit dans d'autres numéros du Journal médical, le P. Thurston, savant jésuite, et l'abbé Gasquet, médecin, n'eurent pas de peine à mettre en lumière que ceux qui avaient parlé des miracles de Lourdes l'avaient fait sans les avoir étudiés ou qu'ils basaient leur raisonnement sur de fausses analogies. Voici en effet ce qu'avait écrit le professeur Butlin, à propos du cas De Rudder, qu'il appelle le plus célèbre de tous :

« Je voudrais croire au miracle, dans ce cas, mais on y trouve de graves lacunes : il n'est aucunement démontré que les os ne se sont pas soudés dès les premiers mois après l'accident; tout ce qui est dit, c'est que Pierre ne pouvait s'appuyer sur la jambe. Le dernier examen médical de cette jambe a été fait trois mois avant la guérison; si le membre avait été examiné deux ou trois jours avant la guérison, et qu'on en eût un témoignage médical impartial, le cas prendrait un aspect différent. »

Il fut facile au Dr Gasquet de prouver que son confrère ne connaissait en rien la documentation du fait De Rudder.

2. *L'enquête de deux médecins anglais.*

Opposons au professeur Butlin les résultats de l'enquête de deux médecins distingués de Londres, les docteurs Sherry et O'Donnell. Le 30 avril 1905, ils sont venus en Belgique dans l'unique but d'interroger les témoins du miracle De Rudder et d'examiner les os des deux jambes.

Leurs rapports ont paru dans une traduction anglaise de ma brochure : *Un miracle contemporain* (2).

Nous les reproduirons pour la plus grande part dans l'*Appendice*. Notons simplement ici leurs conclusions.

----

(1) Voici quelques noms de ces sociétés religieuses : Christian Science, The Emmanuel Movement, The Church of Medical Union, The Science of Emmanuel, etc.

(2) *A Modern Miracle...* transladed from the frensch by Felix Rankin, S. J. — Robert Gibson & Sons, Glasgow, 1906.

« Voilà les points saillants du cas tels qu'ils m'ont apparu, déclare le D[r] O'Donnell, et je ne puis que répéter pour conclure que, pour autant que je m'y connaisse, ils sont entièrement inexplicables si on reste sur le terrain naturel. »

Le Dr Sherry n'est pas moins catégorique :

« On ne peut qu'admettre comme prouvées les circonstances extraordinaires dans lesquelles s'est accompli le fait. Mais la guérison instantanée d'une fracture compliquée est contraire à tout ce que l'expérience a recueilli jusqu'ici, à toutes les lois de la nature que nous connaissons et que la science a fait passer dans son enseignement. Il ne peut donc plus rester qu'une seule conclusion logique dans le cas présent, à savoir que la guérison de Pierre De Rudder est due à des agents surnaturels. »

V. EN ITALIE

Discussion a la Société médicale de Milan

En 1909, une campagne violente fut déchaînée en Italie contre l'Eglise et contre Lourdes. A Milan, à Vérone, à Mantoue, à Florence, à Rome, le député Podrecca, directeur du journal socialiste l'*Asino*, fit une tournée de conférences où il représentait le sanctuaire de Lourdes comme une infâme boutique cléricale.

Le savant franciscain Gemelli, qui, avant de prendre l'habit religieux, était docteur en médecine et professeur d'histologie à l'Université de Pavie, voulut venger l'honneur de la Vierge Immaculée. Dans ce but, il fit une étude approfondie des guérisons de Lourdes les plus remarquables, et fortement documenté, livra au public les résultats de ses recherches dans une suite d'articles, de sermons et de conférences.

A Milan, un groupe de docteurs s'indigna de voir un de leurs confrères parcourir l'Italie en répétant partout que la science médicale, loin d'avoir quelque chose à dire contre Lourdes, y prêtait même son concours pour la constatation et l'analyse des faits miraculeux.

Le R. P. Gemelli était membre de la Société Médicale de Milan, l'*Associazione Sanitaria Milanese*. On s'adressa au Président de cette société et on le pria d'inviter le Dr Gemelli à éclairer ses collègues sur les raisons strictement scientifiques qui l'avaient amené, lui médecin et biologiste, à admettre les miracles de Lourdes. Il accepta volontiers et fit une conférence sur le sujet désiré (1).

I. Conférence du Dr. Gemelli, le 10 janvier 1910

Parmi les guérisons, il choisit deux faits qu'il exposa dans les détails et qui servirent de base à ses explications: le cas de Pierre De Rudder et celui de Jeanne Tulasne, atteinte de carie vertébrale ou mal de Pott, et guérie subitement à Lourdes le 8 septembre 1896 (2).

Voici quelle fut sa conclusion : « Ailleurs j'ai parlé non seulement comme médecin, mais aussi comme philosophe et comme prêtre. Aujourd'hui, fidèle aux conventions qui ont réglé le débat, je me suis placé uniquement au point de vue médical. Or, en qualité de médecin, j'avais seulement à prouver deux choses : la vérité de ces deux faits et l'impossibilité où est la médecine d'en donner une explication quelconque. Je pense avoir fait cette double preuve.

« Plusieurs d'entre vous seront déçus peut-être de ne pas m'entendre conclure au miracle. Mais la démonstration du caractère surnaturel de ces guérisons dépasse la compétence des sciences médicales. C'est à la philosophie à discuter cette question, et j'accepte volontiers de le faire dans un autre cercle, ainsi qu'on me l'a proposé. »

---

(1) On trouvera tous les détails des discussions qui eurent lieu à ce sujet dans les ouvrages suivants :

1. *La Lotta contro Lourdes*, par le P. A. GEMELLI, O.F.M. Firenze, Libreria editrice fiorentina, 1911, 352 pp.

2. *I Miraculi di Lourdes ed il Dott. Gemelli*, discussi all'Associazione sanitario Milanese. —Milano, tipografia dell'Unione Cooperativa, 1911, 101 pp. (C'est la réponse des adversaires du P. Gemelli).

3. *Cio che rispondono gli avversari di Lourdes*, Dr Fr. A. GEMELLI, Firenze, 1912, 231 pp. (réplique du P. Gemelli au livre précédent).

(2) Le chanoine Bertrin a publié de ce fait une monographie très appréciée; elle porte comme titre : *Un miracle d'aujourd'hui*. Discussion scientifique, Paris, Gabalda, 1907.

Une nouvelle brochure du même auteur intitulée : *Ce que répondent les adversaires de Lourdes* (Paris, Gabalda, 1911), réfute victorieusement les attaques dirigées contre cette guérison par le docteur allemand CHRISTEL.

II. **La Discussion,** 11 janvier 1910

La soirée du lendemain, 11 janvier, fut consacrée à la discussion. La salle était comble; il y avait là quelques groupes très turbulents parmi lesquels s'étaient glissés de nombreux auditeurs qui n'étaient pas médecins. Toute la presse milanaise y avait envoyé ses représentants, et deux sténographes étaient chargés de prendre le texte même de tous les discours.

Depuis 8 h. 1/2 jusque minuit, douze médecins prirent la parole; enfin, à minuit, le Dr Gemelli se leva pour répondre aux nombreuses objections soulevées, et parla sans repos jusqu'à 2 h. 1/2 du matin.

Nous ne résistons pas au désir de donner un raccourci de cette discussion; elle est comme un résumé, pris sur le vif, des attitudes si diverses des médecins en face des guérisons de Lourdes.

1. *Le Dr Bertazzoli*, directeur du journal médical
« *l'Italia Sanitaria* ».

D'après les conventions, ceux qui désiraient prendre part à la discussion, devaient donner leur nom la veille au soir. Cependant le Dr Bertazzoli, qui n'était pas inscrit, se leva le premier, pour opposer à cette discussion la question préalable, et il engagea ses collègues à renoncer à la parole et à répondre par un éloquent silence à l'entreprise audacieuse du confrère Gemelli.

Le Président refusa de poser la question préalable (1), et donna la parole au premier médecin inscrit, le Dr Ferrari.

---

(1) Sa tentative pour étouffer le débat ayant avorté, le Dr Bertazzoli se vengea dans l'*Italia Sanitaria* (numéro du 20 janvier 1910). Ce journal est un périodique à prétentions professionnelles, mais il se distingue surtout par ses tendances politiques. Nous y lisons, dans le style de Haeckel et des Monistes allemands : « que la conférence du P. Gemelli fut la plus misérable des conférences scientifiques qu'on puisse imaginer... que c'était plutôt une conférence-réclame en faveur d'un spécifique d'action mystérieuse... une spéculation sur la bonne foi d'autrui dans un but lucratif et industriel... que désormais aucun collègue qui se respecte ne voudra prendre au sérieux la marque de pseudo-savant du P. Gemelli, etc., etc. »

Un nom mérite d'être accolé au nom du Dr Bertazzoli, c'est celui du Dr Arnoldo Risi. Ce dernier, au cours de la discussion, s'avilit jusqu'à jeter publiquement à la face du P. Gemelli l'injure de *bottegaio* (boutiquier), l'équivalent de l'épithète de *mercantis* qu'affectionne la *Flandre Libérale* quand elle parle des médecins de Lourdes.

2. *Le Dr Ferrari*, praticien de Milan.

Je pense, dit-il, qu'aucun de nous ne doit *a priori* nier un cas, pour la raison que ce cas est étranger ou contraire à ces catégories mentales au milieu desquelles notre esprit est habitué à se mouvoir ; nier les faits, en semblable occurrence, uniquement à cause de leur nouveauté, est, d'après moi, une débilité d'esprit. Je ne les nie pas pour un autre motif : j'ai voulu me rendre chez le P. Gemelli, examiner les documents qui sont entre ses mains, et je me suis convaincu de la réalité des faits...

Mais comme, pour moi, le miracle n'existe pas, je me suis mis en face de ces deux guérisons et j'ai cherché d'en avoir une vue réelle en harmonie avec mes connaissances médicales... Imaginez qu'un de vous soigne un malade comme Pierre De Rudder ; un beau jour vous le trouvez guéri. Le fait vous paraîtra merveilleux, mais avant de le juger inexplicable, que ferez-vous ? Vous commencerez par faire courir votre doigt sur le tibia pour voir dans quelles conditions se présente le cal osseux... En compagnie du D^r De Castro, j'ai été examiner les photographies du P. Gemelli, et j'ai constaté que le cal de Pierre De Rudder était un cal difforme, que le tibia déviait de la ligne droite de manière à former un angle d'environ 35° ; cet angle est évident ; mais on voit en outre dans le cal une légère solution de continuité, de sorte qu'il y a un petit creux au point d'ossification ; c'est un signe que la soudure s'est formée dans des conditions absolument normales, abstraction faite du temps employé pour sa formation....

De Rudder a été guéri en très peu de temps, c'est vrai ; mais le temps pendant lequel il a pensé à sa guérison n'a pas été pris en considération. Or, dans le mécanisme de cette guérison, doit nécessairement entrer l'exaltation psychique, l'auto-suggestion qui l'a précédée et accompagnée.

Beaucoup de médecins qui sont ici pourraient citer des faits de ce genre (plusieurs auditeurs sourient et secouent la tête en signe de dénégation ; aussi l'orateur se reprend) : des faits non pas précisément identiques, dans lesquels des malades, qui devaient être opérés le jour suivant ont vu, par la seule terreur d'une souffrance cruelle, leur état s'améliorer considérablement et d'une manière inexplicable...

Nous sommes donc à ce point de l'interprétation du phénomène : un cal osseux s'est produit selon les lois naturelles en une extraordinaire brièveté de temps ; la guérison n'a pas été instantanée; il faut donc tenir compte de ce temps pendant lequel l'auto-suggestion a pu agir sur Pierre De Rudder.

La science n'est pas, dans l'état actuel, capable d'expliquer ces forces psychiques, leur puissance, leur mode d'action... Mais si hier quelqu'un fut venu nous dire que la parole pouvait être transmise en peu de minutes d'Europe en Amérique, cet individu, déféré aux tribunaux ecclésiastiques, eût été brûlé vif ou condamné selon toutes les règles canoniques, parce que l'Eglise, comme toutes les institutions qui ne se basent pas sur la science ni sur le progrès, quand elle rencontre des faits nouveaux, elle les nie, guidée par ses propres préjugés et non par la logique et la réalité des choses...

Ces deux prétendus miracles ne sortent pas du champ d'étude de la science; si aujourd'hui elle ne les explique pas, cela ne veut pas dire qu'elle soit incapable de le faire un jour... Demain peut-être nous connaîtrons les lois de ces forces collectives qui peuvent déterminer une aussi rapide réfection de la substance organique et peut-être même la création de formes véritablement nouvelles.

Nous savons déjà aujourd'hui que ces faits rentrent dans l'ordre de la nature, qu'ils sont rares, si l'on veut; extraordinaires, si l'on veut; mais explicables naturellement.

3. *Le docteur Sigurta,*

professeur à l'Université de Pavie et aux Instituts cliniques de perfectionnement de Milan.

Il commence par déclarer qu'il a étudié les deux cas dans les *Grandes Guérisons de Lourdes,* du Dʳ Boissarie.

« La guérison de Pierre De Rudder, ajoute-t-il, me paraît réunir les caractères d'un fait bien démontré, se prêtant à des contrôles tangibles, à la portée des gens profanes, étrangers à la médecine.

» De plus, les témoignages explicites des médecins qui ont traité le patient et les multiples enquêtes instituées depuis, par des médecins divers n'appartenant pas à la clinique de Lourdes, croyants ou non croyants, et cependant unanimes dans leur affirmation, nous placent dans l'évidente alternative ou d'admettre l'authenticité du fait ou de décerner à tous ceux-là, nos collègues, un brevet d'imposture, d'ignorance ou pour le moins de suggestionnabilité inconcevable.

» J'admets donc sans conditions la réalité de ce premier cas.

» Mais comment expliquer cette guérison? Qu'ici le Dr Gemelli me permette de me déclarer moins persuadé de ce qu'il a dit...

» Il y aurait certes un cas, un seul, dans lequel on devrait réellement penser à un vrai bouleversement des lois de la physio-pathologie; un cas dont l'absence parmi les miracles de Lourdes constitue à mon avis l'objection la plus formidable contre les soutenants du miracle (si bien qu'ils l'évitent volontiers, comme l'a évité Boissarie dans son livre, comme l'a évité le Dr Gemelli hier soir et comme je l'ai toujours vu éviter par les amis de Lourdes) : c'est le cas dans lequel, à la place d'un organe ou d'un membre détruit par un traumatisme, s'en reconstituerait mira-culeusement un autre (1). »

Le professeur Sigurta fait alors ce raisonnement :

« Quand, dans l'étude de phénomènes considérés comme sub-stanciellement identiques (par exemple la soudure instantanée d'une fracture ou d'une plaie et la reproduction spontanée d'un organe ou d'un membre détruit), nous constatons que seuls cer-tains d'entre eux se réalisent, nous devons nécessairement douter de l'identité des phénomènes eux-mêmes et nous demander si ceux que nous voyons se vérifier ne sont pas d'aventure de tout autre caractère que ceux que jamais nous ne parvenons à sur-prendre. »

Ce raisonnement est faux; il se rapproche de celui de Renan qui voulait qu'un miracle, telle la résurrection d'un mort, pût se répéter à la volonté comme une simple expérience de laboratoire.

Ces deux sophismes ont pour point de départ la même conception erronée : l'assimilation des miracles aux faits naturels, qui sont, eux, sous la dépendance de lois fixes et constantes et peuvent par conséquent se produire chaque fois que se trouvent réalisées les conditions qui les régissent. Or, par définition même, le miracle, fait surnaturel, reste en dehors de la sphère d'influence des lois de la nature; il ne dépend que de la volonté souveraine-ment libre de Dieu qui l'accorde à qui Il veut, quand Il le veut, pour des motifs connus de lui seul.

J'ajouterai que dans le cas De Rudder, il y eut création d'une portion de membre, des trois centimètres d'os qui manquaient au tibia, ce qui rend le fait substanciellement identique à la reproduction d'un membre entier.

N'y eût-il d'ailleurs qu'un élément exceptionnel dans cette gué-

____

(1) Charcot avait déjà fait cette objection (*Foi qui guérit*, p. 5).

rison, sa rapidité, que cet élément suffirait à lui seul, comme nous le démontrerons plus loin, pour nous autoriser à conclure au miracle.

Le Dr Sigurta est d'un avis contraire, et il essaie, dans la suite de son discours, d'expliquer le fait par la suggestion religieuse et par les forces naturelles encore inconnues de la science.

Et après avoir rappelé que, pour la philosophie du Dr Gemelli, ces causes resteront toujours ignorées de la science, parce qu'elles ne peuvent être et ne sont pas des causes terrestres, il termine par cette apostrophe à celui qu'il nomme son collègue et ami :

« Pour moi, tout en respectant hautement les convictions que vous professez avec une sympathique franchise, l'idéal que vous poursuivez avec toute l'ardeur de votre âme enthousiaste, je me tiens modestement en face du mystère, et tandis qu'avec vous je murmure : *Nous ignorons*, je pense, avec une foi différente de la vôtre, mais ardente et radieuse comme elle, à cette science qui a arraché tant de secrets à la nature, qui a révélé à l'homme étonné tant de forces ignorées et mystérieuses ; j'imagine, et mieux que d'espérer, j'ai le pressentiment de la victoire nouvelle ! »

4. *Le Chevalier Italo Tonta,*

médecin spécialiste pour les maladies nerveuses.

Il parle longuement du radium et de la radio-activité induite des eaux minérales ; puis il demande au P. Gemelli si l'on a étudié la radio-activité de l'eau de Lourdes, quels furent les résultats des recherches, et si l'on ne pourrait pas attribuer les qualités thérapeutiques de cette eau à une action de ce genre.

Le Dr Tonta n'avait évidemment pas entendu la conférence du Dr Gemelli, car, le soir précédent, celui-ci avait dit en propres termes :

« Nous devons noter que la radio-activité de l'eau de Lourdes n'est pas très élevée, surtout si on la compare à celles d'autres eaux minérales assez connues en hydrothérapie : l'eau de Carlsbad, l'eau de Levico, les boues d'Albano, etc... »

Du reste, et cela coupe court à tout, P. De Rudder a été guéri loin de Lourdes.

5. *Le docteur Bonardi.*

Les rumeurs qui s'élevèrent peu à peu pendant que le Dr Sigurta lisait son travail, rumeurs qui allèrent en augmentant avec la communication du Dr Tonta, dénotaient qu'une attente impatiente remuait l'assemblée.

Ce qui le prouva d'une façon plus claire encore, c'est le mouvement d'attention qui se produisit quand se leva le Dr Bonardi, médecin en chef du Grand Hôpital de Milan, docteur en sciences naturelles, professeur d'anatomie comparée à l'Université de Florence, etc., etc..., et conseiller municipal socialiste de Milan.

« Je pourrais renoncer à la parole, commença-t-il, après le discours si complet et si convainquant du collègue Ferrari.

» Je souscris pour la plus grande part aux considérations qu'il a émises...

» Cependant, il a dit qu'il serait puéril de discuter des faits affirmés d'une manière précise et rigoureuse. Sur ce point j'ai l'intention de m'arrêter un moment.

» Nous vivons dans un temps où, il faut l'avouer, peu de chose reste certain : il ne s'agit pas de démolition et de ruine, comme on le prétend, mais d'un souffle puissant de rénovation de la science, qui n'a pas fait banqueroute, mais élimine des scories et assimile des éléments nouveaux : c'est le progrès...

» La critique nominaliste vient nous dire : prenez garde à vos faits, car nous les contestons... l'esprit humain est un instrument qui altère les faits objectifs, les prétendus faits objectifs, en tant qu'elle les manie, les mesure, les analyse, les défigure et projette sur le monde extérieur pensé une condition qui n'est pas réelle.

» Or, je me le demande : en face de ces conditions de notre esprit pour tout ce qui est connaissable, les certificats des trois médecins concernant le fameux tibia atteint de pseudarthrose ont-ils une grande valeur? Fussent-ils les trois hommes les plus honorables de cette époque, ce ne sont pourtant pas des illustrations de la science médicale; ils n'ont pas, du reste, suivi le malade jour par jour, heure par heure, comme il est nécessaire de le faire pour des phénomènes rapides (1).

» Je me demande donc si leurs observations doivent réellement être prises pour argent comptant...

____

(1) Le Dr Christel, de Metz, émet les mêmes prétentions dans ses articles de la *Metzer Zeitung*, auxquels a répliqué le chanoine Bertrin.

» Mais laissons de côté pour le moment ce que j'ai dit sur la possibilité d'erreur. Si la guérison a réellement eu la rapidité qu'on lui attribue, cela ne signifie pas qu'elle dépende d'une cause non seulement inconnue, mais située en dehors du champ d'investigation de la science.

» Récemment encore j'ai insisté sur le parallèle qui existe entre les modifications d'ordre matériel produites dans les névroses hystériques et celles qui se réalisent dans les prétendus miracles par baisement de reliques, etc... Nous connaissons même des régénérations d'ordre hystérique qui ont précisément ce caractère de la rapidité et de se soustraire aux conditions ordinaires des phénomènes pathologiques... (1).

» Cela se passe dans une névrose, l'hystérie, qui a son siège dans l'écorce cérébrale, laquelle est indiscutablement l'instrument de l'âme; quelle merveille donc qu'un acte de foi, qu'on ne peut engendrer sans l'écorce cérébrale, puisse produire, non par les voies ordinaires, mais par des voies organiques investigables, des faits analogues — pour ne pas dire équivalents — aux deux guérisons soumises à la discussion? »

Le Dr Bonardi termine son discours par un vibrant acte de foi au Positivisme. « Cette doctrine, s'écrie-t-il, qui a ses racines dans la glorieuse école ionique avec Thalès,... qui constitue pour ainsi dire tout le système de Spinosa, et qui, à notre époque, a pour pontifes des hommes comme Comte, comme Spencer, comme Huxley, et comme parmi nous un Lombroso et un Ardigo; cette doctrine millénaire qui ne sera pas détruite par vos efforts.

---

(1) Le Dr Bonardi ne paraît pas connaître les publications de Babinski sur l'hystérie; voici les conclusions qu'en tire le Dr Vourch : « Beaucoup de cliniciens et d'expérimentateurs croyaient encore, avant les publications de Babinski, que l'hystérie était capable de produire des troubles ou des lésions organiques.

Depuis les communications de Babinski, la clinique et l'expérience sont d'accord pour rejeter cette théorie, et les faits observés sont attribués à la simulation ou à des erreurs de technique et d'observation... Il paraît donc, aujourd'hui, plus que téméraire d'attribuer à la suggestion le pouvoir de provoquer des plaies et des infections.

Incapable de créer des lésions, la suggestion est également incapable de les guérir quand elles existent... elle est incapable d'agir sur une lésion organique; elle peut la mettre tout au plus dans de meilleures conditions pour obtenir une guérison suivant les règles ordinaires, » *La Foi qui guérit*, p. 67 et p. 72. — Nous sommes loin, vous le voyez, des prétendues régénérations d'ordre hystérique présentant le caractère de rapidité qu'on rencontre dans les miracles. Sans pousser jusqu'à la critique nominaliste, un peu plus de critique médicale ne nuirait pas au Dr Bonardi.

» Dans le Positivisme scientifique, il y a quelque chose de l'esprit géant qui ne peut pas être vaincu: quand il est abattu, le dos contre terre, c'est alors précisément qu'il reprend de nouvelles forces et qu'il se relève plus glorieux et plus lumineux qu'auparavant. »

Cette péroraison est accueillie par des applaudissements répétés. Les plus ardents à applaudir, la presse en fit la remarque, étaient des gens n'appartenant pas au corps médical.

6. *Le docteur G. Petrini,*

spécialiste en médecine légale et en traumatologie.

« Après un hymne, j'ose le dire, je viens apporter ici la parole modeste d'un praticien, extrêmement déçu par la conférence d'hier, et je ne le cacherai pas, par la tournure qu'a prise la discussion ce soir...

» Je m'étais demandé: quel peut être le fait qui sorte de l'orbite de l'interprétation scientifique normale? — Celui-là seulement dans lequel j'aurai une création nouvelle. C'était là le miracle que je m'attendais à voir démontrer. Or, il n'en fut rien.

» Le P. Gemelli a simplement parlé de deux guérisons survenues, si vous le voulez, dans un espace de temps assez bref, et cela il nous l'a montré au moyen d'une histoire clinique qui présente quelque lacune; mais il n'a pas mis en face de nous un cas de création nouvelle.

» Et je me suis dit alors à moi-même: N'est-il jamais arrivé au médecin de constater dans sa propre pratique des miracles semblables à ceux racontés par le P. Gemelli?

» Dans nos courses modestes au milieu des victimes du travail, tous les jours nous constatons des éliminations de séquestres osseux auxquelles succède une cicatrisation des plus rapides, sans qu'il soit nécessaire de recourir à l'amputation...

» Si, au lieu de secouer les épaules avec dédain, comme nous le faisons souvent, nous cherchions à expliquer comment un malade abandonné par nous s'est guéri de lui-même, nous ne serions pas portés, comme le P. Gemelli, à trouver du merveilleux là où il il n'y a qu'un peu moins d'exactitude.

» Pour conclure, je vous engage à étudier ces deux miracles de près : vous vous convaincrez alors que ce sont des faits naturels, des hypermanifestations (ipermanifestazioni *(sic)*, rires et commentaires dans l'auditoire) et nous nous épargnerons un genre de séance comme la séance de ce soir. »

Cette conclusion soulève des mouvements variés : les uns applaudissent, les autres désapprouvent.

7. *Le Dr Vandone,*

ex-assesseur d'hygiène au municipe de Turin (1).

Quand le silence est un peu rétabli, le Dr Vandone prend la parole. Mais l'élément turbulent de l'assemblée comprend vite que l'on a affaire à un partisan du P. Gemelli, et bientôt des rumeurs assourdissantes couvrent la voix de l'orateur.

Le président essaie de rétablir le silence, il n'y parvient pas, et en fin de compte le Dr Vandone est prié de céder la parole à un autre.

8. *Le Docteur Bayla,*

de l'Office municipal d'hygiène de Milan.

« Les deux cas que le P. Gemelli a rapportés se prêtent facilement à la critique, parce qu'il nous en a donné des descriptions absolument imprécises... Qui a vu ces cas? Des médecins peu connus, aucune illustration médicale. Cela ne suffit pas... Aucun médecin n'a suivi scrupuleusement le malade jusqu'au moment où il fut plongé dans la piscine... Il n'existe pas de radiographies prises avant la guérison.

» Quand une affirmation sort de l'orbite du croyable pour entrer dans la sphère du merveilleux, je ne me contente pas de quelque certificat d'un médecin quelconque, qui peut se tromper, comme se trompent tous les médecins de Lourdes. Sinon, combien de réclames de la quatrième page des journaux, vantant des remèdes propres à tout guérir, ne mériteraient pas également notre créance...?

» De la conférence du P. Gemelli nous pouvons tirer cette double conclusion :

» Les deux faits présentés ne peuvent pas être acceptés pour

---

(1) Il a écrit la préface de la traduction italienne de notre brochure : *Guérison subite d'une fracture.*

le moment, parce qu'un contrôle suffisant n'en a pas été fait jusqu'ici.

» En second lieu, ces cas ne sont pas explicables.

» Mais, tout en me ralliant à cette dernière conclusion agnostique, qu'il me soit permis de dire, à moi, le plus modeste de tous, que je persévère dans ma foi absolue et complète au système positiviste qui nous a guidés jusqu'à ce jour et nous a permis de sonder les secrets de la nature. »

Applaudissements, spécialement dans un groupe où se trouvent des gens qui ne sont pas médecins.

9. *Le docteur Louis Necchi*, conseiller municipal de Milan.

« Les honorables collègues qui m'ont précédé ont déclaré que la soirée d'hier avait été pour eux une déception; j'ai eu, moi aussi, de la déception, mais ce ne fut pas hier comme eux, mais ce soir...

» Les adversaires du Dr Gemelli ne sont pas tombés d'accord : il ne m'est donc pas difficile de renverser leur édifice. Le dernier orateur, par exemple, reconnaît que ces faits sortent du champ des lois naturelles, mais il juge bon de ne pas les étudier, parce que, d'après lui, une documentation sérieuse manque. Et, d'autre part, le premier orateur, après examen des documents, a reconnu qu'ils étaient suffisants pour admettre les faits; mais, par contre, il a prétendu que ces guérisons ne dépassaient pas les forces de l'ordre naturel. Et ainsi les adversaires du P. Gemelli ont détruit mutuellement leur argumentation. »

Nous répondrons plus loin aux diverses objections, nous ne suivrons donc pas le Dr Necchi dans sa discussion serrée. Citons pourtant cette réponse topique au Dr Bayla. Ce dernier eût voulu qu'avant la guérison, c'est-à-dire en 1875, alors que personne au monde ne pouvait prévoir la découverte des Rayons X, on eût radiographié la jambe de P. De Rudder : « A ce compte-là, observe le Dr Necchi, on serait en droit d'exiger la photographie de Jules César. »

« Quelle est la raison, se demande l'orateur en terminant, de cet acharnement passionné autour des faits de Lourdes? Elle réside en ceci : vous avez peur, si vous en acceptiez ne fût-ce qu'un seul, de devoir renoncer à votre foi, la foi positiviste; vous avez peur de devenir cléricaux. Nous, au contraire, en face de ces mêmes faits, nous restons calmes et nous pouvons dire tranquillement, comme médecins, que nous ne savons pas en donner d'explication. Et nous ne nous troublons pas, voici pourquoi : à supposer même que l'on démontrât que tous ces miracles ne sont pas des miracles, notre foi n'aurait rien à y perdre, car pas un seul d'entre eux n'est posé à la base de notre foi. »

Un groupe de l'assemblée, qui s'était déjà montré bruyant pendant tout le discours, accueillit par de violentes clameurs les dernières paroles du D\u02b3 Necchi. Le reste de l'auditoire protesta contre ce tapage, que l'orateur parvint à dominer jusqu'au bout, et sa péroraison, dite avec une grande fougue oratoire, fut saluée par de nombreux applaudissements.

10. *Le docteur Paolo Pini,*

spécialiste pour les maladies du système nerveux.

« Les deux guérisons furent, au dire du P. Gemelli, contrôlées par les tribunaux canoniques et par le tribunal scientifique qu'est le Bureau des Constatations de Lourdes (1).

» Je ne puis parler des tribunaux canoniques, parce que je ne m'y entends guère ; je crois qu'ils connaissent autant de médecine que je ne sais, moi, d'astronomie (2).

» Mais ce que je conteste, c'est que le Bureau des Constatations ait la capacité requise pour constater les miracles.

» Après le procès de Munich, il n'est plus possible d'ajouter foi aux examens de cet Office médical (3). »

---

(1) Le P. Gemelli, pour le cas De Rudder, n'avait aucunement parlé du Bureau des Constatations médicales de Lourdes, qui n'eût jamais à s'en occuper.

(2) Puisque le D\u02b3 Pini avoue ne rien entendre aux tribunaux canoniques, pourquoi se mêle-t-il de les juger ? On verra plus loin tout le sérieux avec lequel Mgr l'Evêque de Bruges a procédé dans le procès canonique de la guérison de P. De Rudder, et de quelles garanties médicales en particulier il a pris soin de s'entourer.

(3) Le procès de Munich fut plaidé le 20 décembre 1909. Le D\u02b3 Aigner avait porté plainte contre le D\u02b3 Fiege, rédacteur de la *Lothringer Volkstimme*. Le juge Mayer posa la question en ces termes : « Il ne s'agit pas de faire le procès des miracles tels qu'ils sont admis par l'Eglise catholique ni de juger de quelle manière la constatation des guérisons est effectuée ; mais il s'agit uniquement de voir si le D\u02b3 Fiege a réellement nui au D\u02b3 Aigner par ses articles. » Tout se réduisait donc à une question personnelle entre les deux adversaires.

Le défenseur du D\u02b3 Fiege argumenta de la façon suivante :

« Le D\u02b3 Aigner se vante de connaître les faits de Lourdes ; or, dans

Le Dr Pini lit alors la traduction qu'il a publiée récemment dans l'*Italia Sanitaria* d'un article de la *Münchener Medizinische Wochenschrift* concernant le procès de Munich.

« Le témoignage de cette Revue médicale me suffit », ajoute-t-il. Or, savez-vous quel est l'auteur de cet article? Le Dr Marcuse, dont nous connaissons les procédés de discussion. Rien d'étonnant donc d'y lire, contrairement à toute vérité, que *tous les médecins* dans ce procès ont parlé contre Lourdes.

Le Dr Pini, nous apprend le P. Gemelli, a même renchéri sur les mensonges du texte allemand qu'il est censé traduire, et il présente le Dr Aigner, l'un des plus fougueux libres penseurs d'Allemagne, le secrétaire du Cercle Moniste de Munich (1), comme un médecin néo-catholique, écrivant contre Lourdes dans une revue catholique!!

En terminant, il reproche au Dr Gemelli de n'avoir pas eu le courage de répéter devant ses collègues, sur les miracles de

---

sa polémique, il a défiguré ces miracles afin de pouvoir montrer qu'ils sont parfaitement d'ordre naturel. Ainsi il a affirmé, contre toute vérité, que les malades guéris à Lourdes sont exclusivement des malades du système nerveux, que le cas De Rudder fut seulement étudié 10 à 12 ans après la guérison, etc...

» C'est pourquoi le Dr Fiege avait plein droit d'affirmer que le Dr Aigner avait parlé de Lourdes avec légèreté et sans connaissance de cause. »

Le procès vit défiler comme témoins de nombreux médecins, les uns favorables, les autres opposés à l'explication surnaturelle des faits de Lourdes. Ce ne fut pas une discussion scientifique, mais chacun se borna simplement à exposer sa propre opinion. Parmi les partisans de Lourdes, citons le Dr Westphalen, le Dr Schröhe, le Dr Ernst, le Dr Lochbrunner, le Dr Gueniot. Furent absolument hostiles, d'autre part, le Dr Christel, l'adversaire du chanoine Bertrin, le Dr Müller, un juif, les docteurs Specht et Rehm, protestants tous deux, et enfin le Dr Marcuse dont nous connaissons déjà le genre d'argumentation.

Le Dr Fiege fut condamné pour injures. Le juge Mayer ne voulut en aucune façon entrer dans la question des miracles de Lourdes; dans sa sentence, il affirma ouvertement qu'il lui manquait absolument la documentation nécessaire pour formuler un jugement sur ce point.

Néanmoins, comme des médecins de valeur avaient déposé en faveur de l'interprétation surnaturelle des faits de Lourdes, et que d'autres, également capables, étaient d'un avis absolument contraire, le juge en conclut qu'il était parfaitement légitime de tenir la seconde opinion, celle qui déclare naturelles les guérisons de Lourdes; que par conséquent le Dr Fiege avait injustement accusé le Dr Aigner de légèreté et qu'en cela il s'était rendu coupable d'injure.

(1) Qu'on se rappelle le défi van der Bom-Aigner.

Lourdes, ce qu'il va prêchant partout dans les chaires d'Italie (1).

« Songe, cher Gemelli, lui dit-il, que nous nous sommes trouvés ensemble sur les bancs de l'école, qu'ensemble nous avons fait partie du cercle socialiste ; et alors tu étais un ultra-positiviste et moi, un modeste positiviste. Aujourd'hui tu es un ultra-réactionnaire, tandis que je suis resté à mon poste de combat.

» Mais ce que nous voulions de toi, c'est la sincérité. Et parce que tu as manqué de sincérité envers nous, parce qu'il y a contraste entre ce que tu te montres ici et ce que tu es au dehors, nous avons dû te démasquer. »

Ces paroles soulèvent une véritable tempête. Le groupe hostile au P. Gemelli applaudit à tout rompre ; un autre groupe proteste vivement contre les attaques personnelles du Dr Pini.

11. *Le professeur Ernest Crisafulli,*

de l'hôpital de Côme.

« C'est beau le spectacle d'un *frate* qui laisse le cloître pour quelque moment et descend parmi nous pour discuter : c'est beau, c'est moderne, suprêmement moderne... Nous t'admirerions plus encore, ô frate très intègre, si tu avais réussi dans ton dessein ; si comme par un miracle tu nous avais rendus croyants. Mais nous en doutons beaucoup.

» Les cas que tu as apportés ici, ô frate, ne sont pas complets...

» Devons-nous pour cela nier ces faits sans pouvoir leur opposer d'autres documents ? Devons-nous les rejeter par des bavardages inutiles ou des suspicions odieuses ? Je ne le pense pas. Nous n'avons pas eu, il est vrai, la possibilité de tenir en mains tous les documents pour les confronter, les étudier à fond, en faire l'analyse nécessaire et la présenter à l'assemblée (2).

» Il ne suit pas de là cependant que nous puissions faire abstraction de tous les signes cliniques que présentent ces cas ;

---

(1) Il est bon de noter ici que, d'après les conventions stipulées entre le Président de l'*Association sanitaire milanaise* et le P. Gemelli, on devait dans la discussion s'en tenir strictement au point de vue médical.

(2) Ce travail préliminaire, le Dr Gemelli l'avait fait en partie et d'autres l'avait fait complètement avant lui. Le Dr Crisafulli aurait pu du moins, comme ses collègues Ferrari et De Castro, se rendre chez le P. Gemelli et examiner tous les documents dont le Père s'était lui-même servi.

il est un phénomène important dont il faut tenir compte... le phénomène de la suggestionnabilité, par lequel tout le diagnostic arrive à être entièrement modifié. »

Après des phrases un peu alambiquées sur la suggestion, le Dr Crisafulli conclut : « Non seulement des gardes-malades, mais même des médecins ont été victimes d'une illusion, et je ne voudrais pas que cette illusion fut tellement contagieuse qu'elle arrive jusqu'à nous atteindre nous-mêmes. »

Ces variations exécutées sur le thème de la suggestionnabilité universelle glissent sans le remuer sur un auditoire qui donne des signes évidents de lassitude.

Il est près de minuit. Aussi beaucoup de médecins encore inscrits renoncent à la parole.

12. *Le docteur Angelo Filipetti*

se lève alors : c'est un médecin de Milan, bien connu pour ses opinions socialistes.

« Nous nous trouvons en face de faits qui ont besoin d'explications, explications que pour l'heure nous sommes incapables de fournir.

» Mais que de fois dans notre carrière médicale nous rencontrons des phénomènes semblables devant lesquels nous sommes forcés d'avouer : Nous ne savons pas !

» Seulement personne d'entre nous, précisément parce que notre *Je ne sais pas* repose sur des fondements scientifiques, personne de nous, dis-je, ne bâtit sur l'obscur de ces faits des hypothèses absurdes ; car c'est un raisonnement absurde de conclure au miracle quand il n'y a autre chose qu'ignorance.

» Sans doute dans cette enceinte le collègue Gemelli s'est limité au point de vue scientifique et s'est arrêté à *Je ne sais pas;* mais hors d'ici il a procédé autrement et il a conclu au miracle. Nous avons donc devant nous la personne de Gemelli réduite, diminuée, déclarée par lui-même en faillite...

» Les faits ont été étudiés par des médecins, non en tant que médecins, mais en tant que croyants, et quand la foi et non la science est apportée dans ces questions, alors la science est en faillite.

» Pour conclure, je constate que nous avons eu dans ces deux soirées les arguments les plus solides pour rester de plus en plus attachés à notre vieille foi positiviste et naturaliste ; nous possédons la religion de la raison et nous repoussons loin de nous la religion de la foi. »

13. *La Réplique du Dr Gemelli.*

Minuit a sonné quand le P. Gemelli se lève pour répondre aux objections de ses adversaires. Ses premiers mots sont un peu étouffés par les rumeurs : les éléments sectaires de l'assemblée voudraient l'empêcher de continuer. Mais le Père poursuit avec calme et fermeté, et bientôt il réussit à conquérir le silence et l'attention de son auditoire.

« En face de ces deux faits que j'ai présentés comme inexplicables naturellement, dit-il, l'opposition ne pouvait prendre que deux voies : ou nier la réalité des faits, ou admettre la possibilité d'une explication naturelle. Et ces deux courants se sont manifestés dans la discussion de ce soir.

» Dans le but d'infirmer les faits, ajoute-t-il, les uns ont soutenu que les documents que je vous ai apportés n'ont aucune valeur ; d'autres, que les cas ne furent pas suffisamment étudiés ou qu'il y eut erreur de diagnostic. »

Le Dr Gemelli reprend ensuite un à un les arguments de ses contradicteurs. Nous aurons à faire la même critique pour le cas De Rudder dans la deuxième partie de ce livre : nous ne nous attarderons donc pas à suivre le puissant orateur qui, plus de deux heures durant, démolit l'une après l'autre les attaques dirigées contre sa conférence de la veille.

La fin du discours fut saluée par des applaudissements prolongés ; de toutes parts on vint serrer la main du Père, et parmi ceux qui lui donnèrent cette marque de sympathie, beaucoup ne se rangeaient pas au nombre de ses amis.

III. Appréciation de cette discussion.

Le *Corrière della Sera* et la *Perseveranza* sont deux journaux peu cléricaux l'un et l'autre.

Et cependant le *Corriere della Sera* écrivait le 12 janvier 1910 : « On fut d'accord pour reconnaître la solidité de la préparation scientifique dont le P. Gemelli donna des preuves continuelles pendant son long discours. »

La *Perseveranza* fut plus explicite encore ; dans un article du

13 janvier, intitulé : « Daniel dans la Fosse aux lions », nous lisons :

« A ma grande surprise, les rôles furent intervertis.

» Je croyais voir un Gemelli dogmatiseur, et je me trouvai en présence d'un exposé calme, logique, conséquent, qui se tint constamment aux faits, aux données, aux certificats médicaux.

» Je croyais entendre chez les médecins la parole pondérée et efficace du savant naturaliste, et je les trouvai presque tous dogmatisant...

» Aucun (sauf le Dr Ferrari) ne prit la peine d'examiner les attestations présentées par le P. Gemelli. Après cette préparation négative, plusieurs médecins de marque sont partis en guerre avec le drapeau de la Science contre... contre quoi? contre la foi? Elle n'était pas en discussion. Mais alors, contre quelle chose tonnait la science des médecins de l'*Associazione Sanitaria?*

» Je confesse que je n'ai jamais vu brandir avec tant d'héroïsme l'arme de la science. Le pauvre *frate* désarmé venait à leur rencontre sur le chemin des phénomènes de la nature; au lieu de l'affronter dans cette voie, de le combattre sur les faits, on le prit violemment aux épaules: qui parla de Marx et du matérialisme historique, qui rappela au *frate* ses antécédents positivistes, qui lui reprocha âprement ses prédications, qui enfin l'accusa d'avoir abusé de la bonne foi d'autrui : en somme, un déchaînement d'attaques ou philosophiques ou personnelles qui bondissaient autour de la tunique du franciscain. C'est alors qu'il me fit songer à Daniel au milieu des lions. »

Et plus loin :

« J'ai pourtant appris une chose : c'est que les médecins attribuent peu ou point d'importance aux certificats médicaux, et une importance considérable à la science médicale... Bonardi et Pini, les plus compétents peut-être, après avoir fait leur charge à fond, s'en sont allés sans attendre la réplique du collègue Gemelli.

» Le P. Gemelli a bien tenu son poste comme médecin et comme biologiste; il ne s'est pas écarté de la position prise d'homme de science. Après l'examen des faits, lui, médecin parlant en qualité de médecin, il a conclu: *Je ne sais pas les expliquer.* Et il termina en recommandant à ses collègues de s'en tenir à la méthode rigoureusement scientifique dans l'exploration des faits.

» Son attitude a été et est digne du plus haut respect. »

IV. La Revanche des médecins socialistes à la Sanitaria.

Les Journaux et les Revues avaient constaté que la discussion de la *Sanitaria* démontrait le manque de préparation des adversaires du P. Gemelli et la faiblesse de leurs arguments où apparaissaient d'une manière trop évidente leurs préjugés positivistes.

Le groupe de médecins socialistes qui avait provoqué la première discussion ne voulut pas resté sous la flétrissure de ce jugement ; ils envoyèrent au Président de la Société Médicale une nouvelle demande d'interpellation, mais il attendirent pour la développer l'apparition du livre : *La Lotta contro Lourdes*, où le P. Gemelli reproduit en entier le compte-rendu sténographique de la mémorable discussion de janvier 1910.

Après plusieurs retards, la séance d'interpellation fut définitivement fixée au 25 janvier 1911.

Le P. Gemelli jugea de sa dignité de ne pas se rendre à cette réunion. Des amis l'avaient averti que le Dr Pini, un des chefs socialistes de Milan et l'un de ses plus fougueux adversaires lors de la discussion de 1910, avait organisé contre lui une sorte de complot.

Aussi avait-il écrit au Président une lettre où il déclarait :

« Je ne vous cacherai pas que le fait même de l'interpellation me paraît avant tout une manœuvre destinée à atteindre, par voie détournée, ce que dans le débat mes contradicteurs n'ont pas réussi à obtenir, c'est-à-dire ma disqualification professionnelle en haine de mon habit et de mes convictions religeuses. »

Un compte rendu rapide de la séance démontrera que le P. Gemelli avait raison de s'exprimer ainsi.

A. Les accusations contre le Dr Gemelli.

Deux médecins socialistes s'étaient chargés du rôle d'accusateurs : le Dr. Baruffaldi et le Dr. Filippetti.

« Ce n'est pas la haine de la religion qui nous pousse, commença par dire ce dernier, mais la haine de tout ce qui est truc et tromperie, de tout ce qui est fiction ou mensonge, que cela se nomme l'eau de Lourdes ou la chaîne électrogène, les granules homœopathiques ou les divers élixirs de longue vie des trop nombreux Dulcamara de notre profession (1). »

1. *Le Dr Baruffaldi*

reprit l'examen des guérisons de Pierre De Rudder et de Jeanne Tulasne, et fit siennes les objections du français Fourestié et des allemands Aigner et Christel.

Enfin il osa prétendre que le P. Gemelli avait falsifié les documents.

Nous ne nous attarderons pas à cette accusation ; aucune des falsifications supposées ne résiste à la critique d'un contrôle exact: ou mauvaise foi ou ignorance, conclut le P. Gemelli après avoir détruit l'une après l'autre les affirmations mensongères du Dr Baruffaldi (2).

2. *Le Dr Filippetti.*

Dans sa conférence du 10 janvier 1910, le Dr Gemelli avait également considéré les faits de Lourdes à un point de vue général.

C'est le Dr Filippetti qui entreprit de mettre en pleine lumière (avec projections lumineuses à l'appui, s'il vous plaît !) les *mensonges et les faux* (sic) de son collègue Gemelli dans cette partie de sa conférence.

Ce fut l'accusation principale. « Elle fut habilement préparée par le Dr Pini, écrit Gemelli, qui provoqua, de la part des docteurs Bernheim, Richet et Dubois, des lettres contre moi. Ces lettres, photographiées, ont constitué le clou *cinématographique* de la comédie mise en scène à l'*Association sanitaire milanaise*, et constituent aujourd'hui l'ornement du volume illustré : *Les Miracles de Lourdes et le P. Gemelli.* »

Au début de sa conférence, le Dr Gemelli avait parlé du *Bureau des constatations médicales* de Lourdes, et, pour montrer le sérieux des recherches qui s'y font, il avait cité des témoi-

----

(1) *l'Miracoli di Lourdes ed il Dott. Gemelli* discussi all'Associazione Sanitaria Milanese, p. 13. (Compte rendu sténographique de l'assemblée tenue à l'Association Sanitaire de Milan le soir du 25 janvier 1911). — *Milano*, Tipografia dell'Unione Cooperativa, 1911.

(2) Voir *Cio che rispondono gli avversarî di Lourdes*, etc., p. 18 à p. 97.

nages d'adversaires du miracle : Bernheim, de Nancy, Charles
Richet, de Paris, et Dubois, de Berne.

On ne se figure pas tout ce que les ennemis du P. Gemelli sont
parvenus à tirer de ces citations destinées à prouver qu'actuellement on admet la réalité des faits de Lourdes.

Nous n'exposerons pas la question en détail. Constatons simplement ici que la citation attribuée à Bernheim est d'une exactitude scrupuleuse; et cependant, le Dr Pini a reçu du professeur
de Nancy une lettre où nous trouvons cette affirmation plus
qu'étrange : « C'est à tort que le P. Gemelli me cite en faveur
de sa cause. »

Le professeur Richet est Directeur des *Annales des Sciences
psychiques*. Un fascicule plus volumineux que d'habitude a été
consacré tout entier à l'étude des faits de Lourdes, sur lesquels
dans d'autres occasions la Revue a donné plusieurs fois son avis.
L'auteur de cet article, M. Mangin, admet pleinement la réalité
des guérisons miraculeuses (1).

Comme aucune déclaration de la Direction de la *Revue des
Sciences psychiques* ne sépare la responsabilité des directeurs
de celle des collaborateurs, le P. Gemelli en a conclu que le professeur Richet partageait sur la réalité des faits de Lourdes les
idées de M. Marcel Mangin.

Le Dr Richet proteste dans une lettre où nous lisons : « Dans
le journal que je dirige, *très vaguement*, un des collaborateurs
a écrit, sous sa responsabilité, *une phrase quelconque*, mais celle-
ci ne m'engage en rien. Et vous pouvez déclarer clairement et formellement que je n'ai jamais dit : les faits sont vrais, et que je
ne me suis jamais occupé des faits de Lourdes. »

Une phrase quelconque? Très vaguement? Ces expressions ne
répondent guère à la réalité.

Quoi qu'il en soit, le P. Gemelli s'est simplement trompé en
rendant le Directeur de la Revue responsable des opinions de son
collaborateur attitré; mais son erreur, il faut l'avouer, est fort
compréhensible. Ajoutons, toutefois, que sa phrase prête à l'am-
phibologie et permettrait de supposer que la citation est empruntée
à Richet lui-même.

Il n'y a vraiment pas là de cas pendable.

Plus conséquente est l'erreur commise par le P. Gemelli quand

---

(1) Article de Mangin, déjà cité : *Les Guérisons de Lourdes et les
Phénomènes métapsychiques*, pp. 815 à 866.

il a mis dans la bouche du Dr Dubois, de Berne, des paroles prononcées par le Dr Bérillon, de Paris.

Il nous explique au long dans son livre les circonstances atténuantes qui l'ont amené à commettre cette erreur. « Je dois avouer loyalement, écrit-il, être tombé dans une erreur involontaire, erreur que j'ai déjà reconnue quand les médecins socialistes ont fait courir le bruit que j'avais falsifié les documents. Il s'agit donc d'une erreur et non d'une falsification, et cela apparaîtra clairement à qui voudra un peu me suivre. » (1)

Ecoutez avec quelle courtoisie le Dr Dubois traite ce confrère qui a été le premier à reconnaître qu'il s'était trompé : « Je savais qu'il y a des personnes capables de mentir effrontément, mais franchement c'est le Père Gemelli qui détient le *record mondial*... Il faut faire connaître au public l'arme du mensonge dont se servent nos adversaires ; il faut dire qu'une cause est tout à fait perdue pour qu'on doive recourir à de pareils moyens. »

B. — La condamnation du Dr Gemelli.

Nous avons réduit à leurs justes proportions les réquisitoires des docteurs Baruffaldi et Filippetti.

Pour accuser leur confrère de mensonge et de faux, le premier lui a fait dire ce qu'il n'avait pas dit, et l'autre a transformé deux erreurs involontaires en falsifications conscientes et voulues de la vérité.

L'assemblée réunie à la *Sanitaria* le soir du 25 janvier 1911, accepta ces accusations pour argent comptant ; et toute la discussion roula sur les mesures à prendre contre le Dr Gemelli : « Cette discussion, dit ce dernier, est un document psychologique sur l'état d'âme de ceux que j'ai combattus. »

---

(1) *Cio che respondono*, etc., p. 109. Voici en deux mots de quoi il s'agit : Le P. Gemelli avait lu dans l'ouvrage de Bertrin les déclarations formelles qu'avait faites à Lourdes un médecin s'occupant de psychothérapie ; son nom n'était pas indiqué. S'étant rendu à Lourdes, Gemelli demande quel est ce médecin. On lui parle en même temps d'un autre partisan de la psychothérapie, venu, lui aussi, précédemment à Lourdes. « Est-ce une association fautive qui s'établit dans mon esprit ? écrit Gemelli, je ne saurais le dire. Le fait est que j'attribuai à Dubois de Berne ce qui au contraire devait être attribué à Bérillon, directeur de la *Revue de l'Hypnotisme*. Cela, je l'ai déclaré dès le principe aux journaux politiques. »

J'en ai cité ailleurs (1) des fragments caractéristiques, d'après le compte rendu sténographique publié par les ennemis du Père Gemelli.

Je me contenterai de donner ici l'ordre du jour qui fut voté à la fin de la séance.

« L'assemblée des membres de la société médico-biologique, réunie dans la soirée du 25 janvier 1911, entendu les relations des docteurs Filippetti et Baruffaldi, analysant la publication du membre le Dr Gemelli — *La Lutte contre Lourdes* —, constaté les importantes et nombreuses contrefaçons de la vérité qui furent commises dans le livre en question, juge ce fait particulièrement grave et intolérable pour la dignité de l'Association et le dénonce au tribunal de l'opinion publique comme un exemple déplorable d'asservissement à l'esprit de parti. »

** **

Des commentaires? demande le Père Gemelli après avoir reproduit la discussion et le vote de blâme. Il me semble, répond-il, qu'ils ne pourraient que nuire.

Nous partageons son avis, et nous n'ajouterons avec lui que l'une ou l'autre observation de fait.

Ce n'était pas le désir de découvrir la vérité qui animait les adversaires du savant franciscain; ils le considéraient comme un accusé obligé de répondre à ce tribunal de la *Sanitaria*, tribunal arbitrairement constitué.

On ne tint aucun compte de l'engagement que le Dr Gemelli avait pris, dans la lettre lue par le Président au début de la séance, de répondre à ses accusateurs point par point, avec calme et documentation (2).

Si vraiment l'amour de la vérité les eût poussés, ils n'auraient

____

(1) Dans la *Tribune Apologétique*, directeur : Abbé A. Brohée, numéro d'octobre 1912, pp. 459-460 (*Action Catholique*, Bruxelles.)

(2) « Je n'ai pas la prétention antiscientifique, écrivait-il, d'avoir avec mon livre fait une œuvre exempte d'erreurs. Si on me démontre que j'en ai commises, je les reconnaîtrai et les corrigerai bien volontiers; mais, d'autre part, je ne suis pas d'avis que je doive admettre ces erreurs sinon après un examen attentif des cas.

» Vous trouverez donc équitable que pour la réplique — que je ferai sous la forme qui me paraîtra la plus opportune — je puisse disposer d'un certain temps d'étude, vu que tant de mois ont été accordés aux accusateurs pour recueillir leurs matériaux... »

pas condamné l'accusé sans attendre sa réponse; ils n'auraient pas émis des phrases comme celles-ci : « Les choses ne peuvent pas être autrement que nous ne les présentons; il est impossible que l'accusé puisse se défendre. »

Non! ce qu'on cherchait, c'est le tintamarre de la rue et le bruit dans les journaux, afin de pouvoir dire à la foule : Voyez! une assemblée scientifique a disqualifié le Père Gemelli, a démontré que ce n'est qu'un faussaire. Ne le croyez donc plus quand il prêche la foi du Christ.

Mais le bruit n'est pas venu, et les organisateurs de la comédie de la *Sanitaria* ont été piteusement déçus (1).

Le vote de l'assemblée, il est vrai, a été obtenu, mais ce fut le vote de 47 membres d'une société qui en compte environ 500; de 47 membres qui, par une procédure inouïe, ont jugé sur la parole d'une seule des deux parties en cause, la parole des accusateurs, malgré les protestations du Dr *Clerici*, qui eut le courage de rappeler à l'assemblée « qu'avant de rendre un jugement de caractère moral on a l'habitude de donner à l'accusé le moyen de se défendre. »

---

(1) Le Dr Pini, dans le périodique qu'il dirige : *La Critique Médicale*, observe avec mélancolie que, tandis qu'après la première discussion, victorieuse pour le Père Gemelli, tous les journaux s'étaient longuement occupés du fait; après la seconde, au contraire, qui aboutit à l'excommunication du P. Gemelli, les journaux se sont tout au plus bornés à une simple mention; les plus importants (les conservateurs) ont même blâmé la décision du petit Comité de la *Sanitaria*.

DEUXIÈME PARTIE

Réponse aux Objections

CHAPITRE PREMIER

Questions préliminaires.

Avec un souci constant d'impartialité, en cédant même souvent la parole à nos contradicteurs, nous avons détaillé les objections accumulées depuis plus de douze ans contre le cas De Rudder.

Avant d'aborder notre tâche principale et de répondre à ces difficultés aussi nombreuses que variées, — tout l'arsenal des objections habituelles contre Lourdes et contre le miracle y a passé, — il convient de mettre un peu d'ordre dans ce fouillis et de faire l'une ou l'autre observation générale.

I. CLASSEMENT DES OBJECTIONS.

Ce classement n'est pas chose difficile, au moins dans ses grandes lignes. Nos adversaires se partagent en deux groupes bien délimités : ceux qui s'attaquent à la réalité du fait et ceux qui prétendent fournir de cette guérison subite une explication naturelle.

Le premier groupe présente une division nouvelle de ses membres :

Pour les uns, — et parmi eux se rangent Marcuse, Verhas, Saintyves, etc...— il est absolument faux que Pierre De Rudder ait été guéri subitement à Oostakker; on se trouve simplement, d'après eux, en face d'une supercherie, ou raffinée ou grossière : ils ne sont pas d'accord sur l'épithète.

D'autres — et ce sont les plus sérieux, les seuls sérieux pourrait-on dire — ne vont pas aussi loin : ils se contentent d'affirmer que les preuves alléguées en faveur de la réalité de cette guérison ne sont pas suffisantes; le fait, affirment-ils, demeure donc douteux. Les raisons qu'ils apportent pour défendre leur opinion les classent encore en plusieurs catégories. Quoi qu'il en soit, voici la marche habituelle de leur raisonnement :

Les témoignages des derniers jours avant le pèlerinage émanent tous de gens étrangers à la médecine; nous ne pouvons à aucun prix les accepter comme preuve de la persistance de la fracture, pas même la déclaration de Pierre De Rudder; car, dans les questions de médecine, les profanes se trompent si souvent qu'on doit récuser leur témoignage pour cause d'incompétence.

Restent les attestations médicales. Mais, sans compter que là aussi l'erreur est possible, le dernier médecin a examiné le malade pour la dernière fois plus de trois mois avant la guérison; or trois mois suffisaient pour obtenir la guérison naturelle de cette fracture de jambe.

Conclusion : la réalité du fait n'est pas démontrée.

Le second groupe principal comprend tous ceux qui admettent la réalité de cette guérison subite, mais essaient de l'expliquer par l'action de simples forces naturelles : dans ce but ils font appel soit à l'influence nerveuse sous toutes ses formes, soit aux forces inconnues de la nature.

***

Dans notre réplique, nous nous efforcerons surtout de mettre en pleine lumière la vérité historique du fait De Rudder et l'impossibilité absolue où l'on est d'en découvrir une interprétation naturelle. Nous atteindrons ainsi dans leur fond même ces objections, si variées de forme qu'il serait interminable et fastidieux de les poursuivre une à une.

Nous nous sommes d'ailleurs, en cours de route, débarrassé

d'un certain nombre d'entre elles : telle la fable du second séquestre, imaginée par le Dr Rouby d'Alger et plagiée par M. Chide; tel encore le fameux rapport secret dont la découverte fait tant honneur à la sagacité de l'érudit Saintyves.

Il en est d'autres qu'un mot ou leur énoncé seul a suffi pour en faire justice.

Rappelez-vous le Dr Bayla se plaignant que la jambe n'eût pas été radiographiée avant la guérison, en 1875 par conséquent ! Ce qui lui attira cette riposte du Dr Louis Necchi : « A ce compte-là, on serait en droit d'exiger la photographie de Jules César (1) ! »

Rappelez-vous également les accusations de supercherie, où certains de nos adversaires, dont le type est Verhas, se sont livrés à une véritable débauche d'imagination calomniatrice. Nous serons bien obligés de relever quelques-unes de ces calomnies, les principales, celles qui ont l'air de s'appuyer sur un semblant de raison. Mais vous ne vous figurez pas sur quelles futilités, ou sur quels mensonges la plupart d'entre elles reposent.

P. Saintyves, par exemple, nous raconte qu'il fut « amené à douter de la sincérité du cas De Rudder parce qu'il n'avait trouvé aucun cas parallèle parmi les miracles jansénistes ni parmi les guérisons obtenues par les magnétiseurs »; et le Dr Aigner, de son côté, affirme que la « possibilité d'une supercherie est d'autant plus grande qu'une guérison semblable n'a plus jamais été constatée dans la suite ».

Et voici encore du Saintyves : « Au point de vue moral, le témoignage du Dr Van Hoestenberghe est irrecevable. Son fils, Joseph Van Hoestenberghe, fait partie de la Compagnie de

---

(1) M. Chide avait également regretté l'absence de radiographie avant la guérison : « On n'avait oublié qu'une seule chose, écrivait-il dans *La Raison*, c'était de faire radiographier cette extraordinaire fracture. Vous direz peut-être que les rayons X n'étaient pas découverts ? Je le sais bien, hélas ! »

M. l'abbé Duplessy lui répondit fort à propos: « A quoi sert la radiographie ? A nous renseigner sur les maux cachés à l'intérieur du corps, et non sur ceux qui paraissent au dehors; les rayons X vont là où ne peuvent aller les rayons visuels; mais quand la vue agit, le rayon X est inutile. Or, notez bien ceci, chez De Rudder, le mal était visible à l'œil nu... *A l'œil nu*, on voyait une plaie ouverte et répandant toujours des matières fétides; on pouvait ramener par cette plaie les extrémités des os brisés, de manière qu'à *l'œil nu* on les pût voir. Qu'aurait appris de plus la radiographie, si elle avait existé ?... C'est comme si vous demandiez à un homme ayant la vue parfaite, de se servir de lunettes pour y mieux voir ! »

Jésus qui, depuis mai 1875, a la direction du sanctuaire d'Oostakker (1). » Or, le témoignage du Dr Van Hoestenberghe date des premiers jours après la guérison; à cette époque, son fils Joseph n'avait pas même fait sa première communion, et les PP. Jésuites n'étaient pas encore en résidence à Oostakker !

La trouvaille de M. Chide est plus savoureuse encore :

« L'aventure de ce larbin... étant donnés le lieu, le temps et la nature des attestations, me semble bien louche...

» Pierre De Rudder avait la niche et la pâtée chez un certain vicomte du Bus de Gisignies, homme politique, — on devine de quel bord (2)!... Le fait s'est passé en pleine Flandre flamingante, en un temps où les ultramontains étaient au pouvoir et gouvernaient avec les procédés que l'on sait. Ils commençaient à être fortement battus en brèche par les libéraux, et Frère-Orban à leur tête. Ils avaient besoin d'un miracle pour relever leurs affaires, comme les Jansénistes au moment du miracle de la sainte Epine. Le miracle fut, n'en doutez pas! »

Après cela, qu'on me pardonne cette expression familière, on peut tirer l'échelle.

II. OBSERVATIONS GENERALES.

Le fait De Rudder, a-t-on dit, n'est pas prouvé *scientifiquement*. C'est la thèse soutenue par le Dr Baruffaldi dans sa réplique au P. Gemelli. C'est également la conclusion du rapport que le Dr Nelis envoya, en 1908, « à sa Grandeur Mgr l'évêque de Bruges et aux membres de la Commission diocésaine d'enquête sur le cas P. De Rudder ».

Mais qu'entendent-ils ici par le mot *scientifiquement?*

L'analyse du mémoire du Dr Nelis va nous l'apprendre.

« La relation clinique du cas, écrit-il, n'offre pas les garanties que d'habitude nous exigeons dans des cas de moindre importance (par ex. : *valeur d'un médicament*, d'une méthode thérapeutique, etc...) »

Telle est la proposition qu'il va développer et où nous découvrirons l'intime de sa pensée; car, au sujet des dépositions des

---

(1) *Op. cit.*, p. 346.

(2) Le vicomte du Bus, chez qui Pierre travaillait avant l'accident et qui lui fit une modeste pension, était sénateur *libéral*.

gens étrangers à la médecine, il se borne à ce jugement sommaire :

« Etant donné que nous ne pouvons admettre sans restriction l'infaillibilité médicale, à plus forte raison, et d'ailleurs l'expérience quotidienne nous y oblige, nous écartons tout témoignage profane *en matière d'observation scientifique*. »

Pourquoi, d'après le Dr Nelis, la relation clinique du cas n'offre-t-elle pas les garanties nécessaires?

Voici quelques-unes des raisons apportées :

« *L'observation est incomplète.* Elle présente d'immenses lacunes. Pourquoi la fracture ne se consolide-t-elle pas? Pas un mot sur l'état général de P. De Rudder, ses antécédents, son hérédité. Nulle indication sur l'état des muscles, des vaisseaux, des nerfs. Aucun renseignement sur le jeu des réflexes, sur l'état de la sensibilité générale et spéciale... Nous ne possédons même pas une analyse d'urine pour nous renseigner sur la nutrition générale, les échanges nutritifs, la déminéralisation, etc... Il faut croire que la solution de ces troublants problèmes n'a jamais embarrassé les praticiens qui ont traité De Rudder.

» Dans le domaine scientifique et surtout en matière d'observation, nous n'accordons notre confiance et n'ajoutons foi à la réalité d'un fait, que comme conséquence *d'expériences nombreuses et variables à volonté par de multiples expérimentateurs.* Quand il s'agit d'une observation unique, la bonne foi scientifique et la rigueur en pareille matière nous ordonnent une sage prudence et nous obligent à des réserves, l'infaillibilité médicale n'étant pas un dogme. »

Notez les expressions que j'ai soulignées : l'exclusion des témoignages profanes sous prétexte qu'il s'agit d'observation scientifique, le rapprochement entre le cas De Rudder et l'expérimentation de la valeur d'un médicament, et enfin cette phrase capitale : dans le domaine scientifique, nous n'ajoutons foi à à la réalité d'un fait que comme conséquence d'expériences nombreuses et variables à volonté par de multiples expérimentateurs.

Cette dernière condition a un air d'étroite parenté avec les prétentions de Renan, qui demandait un miracle qu'on put reproduire à volonté, comme une expérience de laboratoire, ou, en un mot, un *miracle expérimental :* étrange contradiction dans les termes, puisque, par définition même, le miracle est un fait en dehors du déterminisme des lois de la nature.

De telles exigences sont le fruit d'une véritable confusion, confusion où tombe facilement un esprit adonné à un genre de sciences déterminé : elle consiste à transporter sur des terrains où elles sont inapplicables la méthode et les règles de ses recherches habituelles.

Or, c'est une erreur profonde de traiter la guérison de Pierre De Rudder comme un fait de science expérimentale. Nous n'aurons aucune peine à le démontrer.

*
* *

Le cas De Rudder s'est produit il y a un certain nombre d'années; si nous voulons, aujourd'hui, discuter sa réalité, nous devons avant tout faire œuvre d'historien : historien qui doit, il est vrai, procéder avec une certaine connaissance médicale du sujet; qui doit, c'est vrai encore, poser à chaque pas des questions d'ordre médical; mais qui cependant doit, en tout premier lieu, instituer une recherche historique, parce qu'aujourd'hui nous n'avons plus autre chose à notre disposition que les documents rassemblés, que les témoins encore en vie et que les os de Pierre De Rudder.

Ce qu'il nous reste à faire par conséquent, c'est de reconstruire les événements au moyen des fragments que nous en possédons, comme un juge d'instruction reconstitue les circonstances d'un crime à l'aide des dépositions recueillies et des pièces à conviction.

Or, que faut-il pour que cette guérison subite soit prouvée *historiquement?* (on pourrait même dire : *scientifiquement*, en se rappelant, bien entendu, que la science en cause ici est l'histoire.) Il faut et il suffit d'établir la vérité des deux faits suivants : la veille, le matin du 7 avril 1875, jour du pèlerinage, la jambe de Pierre De Rudder était encore cassée; elle ne l'était plus au soir du même jour.

Pour nous aider à reconstituer ces faits dans leur réalité historique, deux sortes de matériaux nous sont offerts : des témoignages médicaux et des témoignages profanes.

Prenons l'*observation médicale*. Que nous dit-elle sur l'hérédité de P. De Rudder, sur le jeu de ses réflexes, sur la composition de ses urines? Rien, absolument rien. Mais qu'est-ce que cela importe à la *réalité* de la fracture? Les feuilles de clinique des hôpitaux universitaires mises à part — et encore? — ils sont rares les médecins dont les notes chirurgicales concernant les cas de fracture de leur clientèle nous renseigneraient sur ces questions. J'ai là devant moi la Thèse de Doctorat de M. Albert Heydenreich, sur les *Fractures de l'extrémité supérieure du Tibia*, thèse soutenue à Paris, le 7 février 1877, devant les professeurs Broca, Charcot, Hayem et Lannelongue (1). L'auteur, devenu dans suite professeur à l'Université de Nancy, détaille cinquante-quatre observations, dont six personnelles. Or, pas une seule de ces cinquante-quatre observations ne répond aux questions imaginées par le Dr Nelis. Le jury, se basant sur ces prétendues lacunes, a-t-il rejeté les faits qu'on lui présentait? Evidemment non. De même il est illégitime d'invoquer de pareils prétextes pour ne tenir aucun compte de la relation médicale du cas De Rudder, comme le Dr Baruffaldi, ou pour la suspecter et l'avoir en défiance, comme le Dr Nelis? Agir ainsi, c'est oublier comment le problème se pose.

Relisez les déclarations du Dr Van Hoestenberghe, ou bien les simples notes transcrites immédiatement après la guérison, et dites-moi s'il est permis après cela de mettre en doute la persistance, fin décembre 1874, d'une fracture, compliquée de forte suppuration, à la jambe gauche de Pierre De Rudder.

Oh! je suis le premier à le reconnaître avec le Dr Nelis, l'infaillibilité médicale n'est pas un dogme; mais quand un de nos confrères a examiné quatre fois une jambe brisée, dans des conditions où, comme ici, la fracture sautait aux yeux, il ne peut plus être question de faillibilité ou d'infaillibilité médicale : l'erreur était radicalement impossible, et la bonne foi scientifique, en pareille matière, ne nous ordonne plus qu'une chose, si nous ne voulons pas soupçonner notre confrère de mensonge, c'est d'ajouter foi à la réalité du fait qu'il affirme.

Passons aux témoignages *des gens étrangers à la médecine.*

Ceux qui raisonnent comme le Dr Nelis n'ont pas plus le droit d'écarter sans examen ces témoignages profanes qu'ils n'étaient autorisés à suspecter les témoignages médicaux parce qu'incomplets.

Nous sommes loin de donner à ces témoignages d'ordre profane la valeur d'un jugement médical. Nous les prenons sim

____

(1) Paris, Parent, 1877.

plement pour ce qu'ils sont, c'est-à-dire pour des attestations d'un fait ou des circonstances d'un fait. Nous ne demandons pas à nos témoins si Pierre De Rudder présentait une tracture comminutive, si elle avait entraîné une pseudarthose flottante, si les os étaient dépouillés de leur périoste, etc., etc. Il n'est pas question de tout cela. Nous demandons à ces témoins de nous dire ce qu'ils ont vu, et alors nous, comme médecins, en interprétant leurs expressions vulgaires, nous cherchons, au moyen des faits décrits par eux, de déterminer si réellement on peut croire que, le 6, le 7 avril 1875, Pierre De Rudder était encore affligé de cette fracture avec plaie suppurante, qu'un médecin avait constatée pour la dernière fois fin décembre 1874.

La valeur, pour nous médecins, de ces attestations de témoins étrangers à la médecine provient de leur concordance avec les témoignages médicaux.

Au point de vue historique, l'ensemble de ces témoignages profanes a une telle importance qu'un historien, le savant jésuite G. Fonck (1), pour montrer la crédibilité des témoignages *non*

---

(1) G. Fonck. *Il methodo del lavoro scientifico*, Roma, 1903, trad. di U. Mannucci.

Voici le passage de Fonck, que j'emprunte, avec un certain nombre des considérations précédentes, au P. Gemelli:

« A la réalité indéniable d'un fait, dans des cas très nombreux, n'appartient pas seulement la substance de ce fait, mais encore les circonstances dans lesquelles le processus s'est développé, circonstances qui sont attestées par des témoins également soigneux avec la même véracité critique incontestable.

Un exemple typique c'est, entre autres, la subite et parfaite guérison de l'ouvrier flamand Pierre De Rudder, survenue le 7 avril 1875 dans le village belge d'Oostakker: depuis le 16 février 1867 le tibia et le péroné étaient complètement brisés un peu en-dessous du genou, et à l'endroit de la fracture ainsi qu'au dos du pied deux plaies suppurantes et gangréneuses s'étaient formées.

De ce fait, des témoignages incontestables affirment non seulement l'essentiel, c'est-à-dire la guérison des os fracturés, mais encore les circonstances particulières dans lesquelles cette guérison survint : subitement et sans aucune application de moyens naturels d'aucune sorte.

Une distinction entre la crédibilité des témoignages relativement à la guérison *in se*, et des circonstances dans lesquelles cette guérison s'est produite, n'est certainement pas admissible au point de vue critique. De même, par rapport à ces circonstances, ne peut pas du tout intervenir la distinction entre la réalité du fait et la conception qu'en auraient eue les témoins ; car une guérison d'os brisés et de plaies gangréneuses dans de telles circonstances, concrètement établies et prouvées, ne peut s'expliquer ni par la psychologie, ni par la médecine, ni

techniques, alors qu'ils s'accordent sur les détails, a pris précisément comme type le cas de Pierre De Rudder.

*
* *

Après ces considérations préliminaires, nous allons aborder une à une les différentes catégories d'objections.

Nous répondrons en premier lieu à ceux qui ont prétendu découvrir dans ce miracle une supercherie à laquelle l'Eglise catholique ne serait pas étrangère. Nous verrons le parti pris et la mauvaise foi de ces accusations.

Un chapitre suivant nous mettra en présence d'adversaires plus sérieux: nous ne nions pas le fait, disent-ils, mais nous trouvons que les témoignages apportés en sa faveur ne sont pas suffisants.

Nous consacrerons un chapitre particulier au document d'ordre spécial que constituent les os de la jambe de Pierre De Rudder.

Nous examinerons enfin les arguments par lesquels on a voulu donner de cette guérison subite une explication naturelle.

---

par aucune autre science, comme un processus naturel de phénomènes nerveux.

Quant à l'objection que nous faisait un professeur de pathologie, à propos de ce cas typique précisément: « Mais si nous admettons un tel cas, quelles conséquences devrons-nous en tirer? » elle ne peut certes avoir aucune valeur comme motif scientifique pour nier la crédibilité et la vérité de la narration d'un prodige.

Donc, comme raison de cette négation, il ne reste finalement que la peur critique de la question du miracle, question — comme le note judicieusement Charles de Smedt (*Principes*, p. 35) — dont un très petit nombre de critiques seulement se sont occupés d'une façon sérieusement scientifique.

Mais ce n'est pas du côté de ceux qui croient au miracle, de ceux qui reconnaissent comme digne de foi un récit historiquement incontestable, même s'il atteste un miracle, que se rencontre le manque d'impartialité; c'est précisément, au contraire, du côté de ceux qui ont peur du miracle: cette peur introduit illicitement dans la recherche historique le préjugé philosophique de la présumée, mais jamais démontrée, impossibilité du miracle. »

CHAPITRE II.

Réplique à ceux
qui nient la réalité de cette guérison subite.

I. Accusation du Dr. Marcuse

On ne peut découvrir au cas De Rudder d'autre explication, a prétendu Marcuse, que celle d'une supercherie raffinée, machinée pour la *plus grande gloire de Dieu*.

Pourquoi cette accusation d'imposture?

« Pendant vingt-cinq ans, ose affirmer Marcuse, on a laissé dormir dans l'ombre ce fait d'une importance telle, qu'il ébranle la science jusque dans ses fondements, et on l'a mis sous les yeux du public alors seulement que la mort de P. De Rudder avait soustrait le cas à tout contrôle et à tout examen ultérieurs. »

« Je crois, conclut-il, que cette circonstance extérieure nous permet à elle seule, sans entrer dans l'analyse du sujet lui-même, de juger suffisamment ce miracle et ses metteurs en scène. »

L'énumération des documents nombreux et de source différente où nous avons puisé chacun des éléments de notre récit est la réponse la meilleure à tous ceux qui, comme le Dr Marcuse, nient *a priori* son authenticité (1).

------

(1) Pour les détails, voir la belle étude historique dont M. l'abbé De Meester, professeur au Grand Séminaire de Bruges, a commencé la publication: *La Guérison miraculeuse de Pierre De Rudder*. Relation des deux premières enquêtes faites en 1875 (Roulers, imprimerie De Meester, 1910). — Une édition flamande de ce travail vient de paraître dans la Bibliothèque: *Geloofsonderricht*. Bureau: Petit Séminaire, Roulers.

La guérison eut lieu le 7 avril 1875 (1).

I. Deux jours plus tard, *le 9 avril, De Godsdienstige Week van Vlaanderen*, Semaine religieuse éditée à Gand, publiait le premier récit succinct, mais renfermant les traits essentiels, de ce fait extraordinaire. Nous y lisons déjà les paroles par lesquelles, à la gare de Jabbeke, on voulut détourner De Rudder de son dessein.

II. Aussitôt après l'événement, l'abbé Scheerlinck, vicaire d'Oostakker et premier historien de ce sanctuaire, écrit au vicaire de Jabbeke, M. Rommelaere, et lui demande des détails sur l'accident, la marche de la maladie, les traitements suivis, les circonstances du pèlerinage.

Le 11 avril, M. Rommelaere envoie le résultat des recherches qu'il a faites avec son curé, M. Slock. Ce rapport (2) devient la source principale du récit de Scheerlinck.

III. *Le 12 avril, Mgr Faict*, évêque de Bruges, interroge et examine De Rudder à la cure de Jabbeke.

Le lendemain, *13 avril*, il écrit deux lettres : l'une au curé de Jabbeke, l'autre au Dr Van Hoestenberghe, l'un de mes collaborateurs dans l'étude parue en 1899 dans la *Revue des questions scientifiques* (3).

1° « Plus nous procédons prudemment, écrit Sa Grandeur au curé de Jabbeke, meilleurs seront les fruits de cet événement... »

2° Dans la lettre adressée au Dr Van Hoestenberghe, nous lisons :

« Vu que le sieur De Rudder m'a dit avoir été en traitement auprès de vous, je vous prie de bien vouloir me faire connaître, avec toute l'exactitude que l'objet comporte, la nature de la lésion que vous avez constatée chez votre client ainsi que votre opinion sur la possibilité du soudage spontané et lent des os du tibia, et de la cicatrisation des plaies de la jambe.

» Je vous serai très reconnaissant, M. le Docteur, de votre

___

(1) Le 7 avril est l'anniversaire de l'avant-dernière apparition de Notre-Dame de Lourdes à Bernadette.

(2) L'original se trouve aux Archives de la Résidence des P.P. Jésuites, à Oostakker.

(3) La minute de ces lettres est conservée au secrétariat de l'évêché de Bruges.

réponse la plus prompte possible, réponse que je considérerai comme confidentielle, si vous le désirez. »

IV. Avant de répondre à Mgr Faict, *le Dr Van Hoestenberghe fit une enquête* en vue de mieux connaître les circonstances historiques du cas, puis il envoya à Sa Grandeur une relation assez étendue; il y exprimait la conviction que cette guérison était impossible sans l'intervention d'une puissance supérieure aux forces de la nature (1).

Cette réponse fut-elle confidentielle? On pourrait le croire, car on n'a pas retrouvé le rapport dans les Archives de l'évêché.

Mais avant de le rédiger, le Dr Van Hoestenberghe avait pris des notes concises dans un cahier où il jetait des annotations au jour le jour, et cela depuis l'Université.

« Au point de vue historique, nous signalons avec insistance l'intérêt considérable de ces notes, écrit M. le professeur De Meester; elles ont toute la valeur d'un document contemporain; elles sont confirmées par les témoignages de Pierre De Rudder, de Colette Van de Walle, sa femme, et de sa fille Sylvie. »

Nous y apprenons que le Dr Verriest fit sa dernière visite en 1875, et qu'après la guérison il se contenta de dire à son confrère: C'est incompréhensible.

Ces annotations nous indiquent l'époque du quatrième et dernier examen du Dr Van Hoestenberghe : « A la fin de l'année 1874 »; et le résultat de cet examen : « toujours le même état, plaie et fracture complète six doigts sous le genou, plaie au pied, toutes deux forte suppuration. »

Nous y lisons encore : « Guéri subitement à Oostakker 7 avril 75; vu le 9 — consolidation réelle et surnaturelle. — Pierre déclare que sa fracture date du 16/2/67. »

V. *Le 15 avril*, huit jours après la guérison, *les notables* de la commune de Jabbeke rédigent le document dont voici la traduction : (2).

« Nous soussignés, paroissiens de Jabbeke, déclarons que l'os de la jambe de Pierre-Jacques De Rudder, né et domicilié ici, âgé de 52 ans, avait été brisé de telle sorte par la chute d'un arbre, le 16 février 1867, qu'après avoir usé pendant longtemps des ressources de la chirurgie, Pierre fut abandonné et déclaré incurable par tous les docteurs, et regardé comme tel par tous ceux qui

---

(1) Pour plus de détails voir De Meester, *Op. cit.*, pp. 26-28.
(2) Original conservé à Oostakker.

le connaissaient; il eut alors recours à N.-D. de Lourdes, vénérée à Oostakker et il est revenu chez lui complètement guéri et sans béquilles, de façon qu'il peut, comme avant l'accident, se livrer à tout genre de travail.

« Nous déclarons que cette guérison subite et merveilleuse a eu lieu le 7 avril 1875. » + *Sceau de la Commune.*

Suivent les signatures; nous les reproduisons dans l'ordre, et y ajoutons, entre parenthèses, quelques indications :

D'Hoedt (bourgmestre); A. Stubbe (échevin); P. Maene (échevin); C. Sanders, président du Conseil de fabrique; C. de Cloedt, membre du Conseil communal et du Conseil de fabrique; F. Demonie, trésorier de la fabrique d'église; J. Callewaert, sacristain; J. De Simpel, conseiller communal (était bourgmestre en 1893, lors de l'enquête Royer); vicomte Christian du Bus de Gisignies (il n'était pas sénateur, comme on l'a souvent imprimé, en le confondant avec son oncle. Ce dernier, qui avait donné une petite pension à De Rudder, était mort en juillet 1874; il était sénateur du parti libéral); P. De Lorge; L. Bouten-Peerloot; L. Slock, curé; R. Rommelaere (vicaire).

« Bien que ce document n'ait pas, remarque M. le professeur De Meester (1), pour tous ceux dont il émane, la valeur d'une attestation de témoins oculaires, il constitue cependant une preuve considérable d'autorité et un argument de poids en faveur de la croyance de tout le village au caractère surnaturel de la guérison. Il est le fait de personnes désintéressées, de tout rang et de toute culture, et dont la bonne foi est hors de conteste. Il est signé par des hommes dont les convictions religieuses s'alliaient mal avec une reconnaissance du miracle, tel Pierre De Lorge, négociant, qui pendant sa vie négligea ses devoirs de catholique pratiquant et fut enterré civilement; tel encore le vicomte Christian du Bus, neveu du sénateur. »

Le vicomte du Bus avait encore reçu De Rudder chez lui deux jours avant le pèlerinage. Il était à Bruxelles lorsqu'un télégramme lui annonça la guérison. Profondément ému, il dit alors: « Je n'ai jamais cru au miracle, mais si De Rudder est guéri, c'est un vrai miracle et j'y croirai (2). »

VI. Le lendemain, vendredi *16 avril*, l'abbé *Scheerlinck* vint à Jabbeke pour interroger lui-même De Rudder; interrogatoire

---

(1) *Op. cit.*, p. 17.
(2) Raconté par Mme la Vicomtesse, veuve du vicomte Christian (mon enquête de 1899 et *Journal de la Grotte*, 25 septembre 1904).

qu'il renouvela à Oostakker, lors des visites de De Rudder, principalement le 16 et le 17 mai de la même année.

VII. Dans son numéro du *24 avril* 1875, *le Franc de Bruges*, journal hebdomadaire, raconte le fait sous ce titre : Les miracles et le libéralisme (1).

VIII. *Le 27 avril, les voisins* de Pierre, Edouard et Jules Van Hooren, ainsi que Marie Wittezaele, signent l'importante déclaration que nous avons déjà reproduite plus haut, par fragments ; nous la reprenons ici en note (2).

IX. *Le 17 mai 1875*, lundi de la Pentecôte, rappelle ce pèlerinage mémorable (3) qui réunit à Oostakker 20,000 Xavériens, venus de tous les points de la Flandre. De Rudder était là. C'était son sixième pèlerinage d'action de grâces.

L'ouvrier fut présenté à Mgr Bracq, évêque de Gand. « Pierre, écrit Scheerlinck, raconta sa guérison avec la plus grande simplicité ; il avait sans cesse sur les lèvres le nom de Marie, et l'évêque ému lui dit en finissant : « Mon ami, vous pouvez publier partout les bontés de Marie à votre égard. »

X. *En juillet 1875*, parut à Gand, avec une approbation très élogieuse de Mgr Bracq, le livre de l'abbé *Scheerlinck*, intitulé *Het Vlaamsche Lourdes*. Nous y lisons un récit très détaillé du fait.

L'auteur rapporte les paroles prononcées par le Dr Affenaer quand, le 9 avril, il examina la jambe guérie.

---

(1) Un exemplaire de ce numéro est conservé à Oostakker.

(2) L'original est à Oostakker. En voici la traduction : « Les soussignés déclarent avoir vu, le 6 avril 1875, la jambe cassée de Pierre-Jacques De Rudder de Jabbeke, dans l'état suivant : le tibia était brisé au point que les deux parties de l'os faisaient saillie à travers la peau et étaient séparées, sur une longueur d'environ trois centimètres, par une plaie en suppuration. Nous déclarons également que le susdit De Rudder est revenu, le 7 de ce mois, de son pèlerinage à N.-D. de Lourdes vénérée à Oostakker, complètement guéri, de telle sorte que les os se sont rejoints, que la plaie a totalement disparu, et que cet homme peut marcher, se tenir debout et travailler, aussi bien qu'avant son accident. » *Signé* : Jules Van Hooren, Edouard Van Hooren, Marie Wittezaele, qui vit également la jambe le 5 avril.

(3) Mémorable surtout parce que les libéraux gantois attaquèrent le cortège. Schoepe, un des pèlerins, fut tué ; beaucoup d'autres furent blessés grièvement. La plupart des victimes étaient des vieillards.

Les importantes attestations des voisins de De Rudder et des notables de Jabbeke y sont également reproduites.

XI. *Le 21 septembre 1875*, Mgr Faict, évêque de Bruges, adresse à l'auteur de *Het Vlaamsche Lourdes*, une lettre publiée en 1876 dans la traduction française de cet ouvrage, qui parut sous ce titre : *Lourdes en Flandre* (1).

A cette époque, Monseigneur avait reçu les renseignements demandés au curé de 'Jabbeke ainsi que le rapport du Dr Van Hoestenberghe.

Or, nous relevons dans sa lettre la phrase suivante : « J'ai remarqué en particulier l'exactitude que vous mettez dans le récit des guérisons obtenues à la Grotte d'Oostakker par quatre de mes diocésains. » Pierre De Rudder était un de ces quatre privilégiés.

XII. M. le Chanoine Le Couvreur, curé de Saint-Laurent à Bayeux (Calvados), vint à Jabbeke le *23 septembre 1876;* il y vit Pierre De Rudder. A son retour, il lança dans le journal *L'Ordre et la Liberté*, de Caen, à la date du 13 octobre, le défi que nous avons rapporté plus haut.

Dans une brochure éditée en 1883, où il publie textuellement, lui-même nous en avertit, le récit de l'abbé Scheerlinck, il reproduit son défi et il ajoute :

« Personne ne se présenta, et aucun journal de Caen ni d'ailleurs ne fit la moindre réplique... Ah! c'est que peut-être la proposition de 500 francs était trop modeste; eh bien! sans rien changer d'ailleurs à nos conditions, s'il se présente un homme bien avide d'autre chose que la vérité, nous traiterons avec lui de gré à gré pour une somme supérieure (2). »

Relevons encore deux détails intéressants de cette brochure :

« 1° Nous avons en main, écrit l'auteur, la preuve que Mgr de Bruges voit dans la guérison de Pierre De Rudder un miracle de premier ordre (3). »

2° Parmi les signatures des notables de Jabbeke, ne figure pas celle du notaire de l'époque, M. De Langhe. Le Chanoine Le Couvreur le remarqua, et à son retour, il lui écrivit, le priant

---

(1) Par l'abbé Emile Scheerlinck. Gand, Société S. Charles Bonromée, 1876.
(2) *Oostakker lez-Gand...* Bayeux, imprimerie Payan, 1883, p. 19.
(3) *Op. cit.*, p. 20.

de lui dire son sentiment, quel qu'il fût. Le notaire répondit à la date du 12 octobre 1876. Dans cette lettre il certifie « que le récit fait dans l'ouvrage de M. l'abbé Emile Scheerlinck, de la guérison miraculeuse de Pierre De Rudder... est en tous points conforme à la vérité et qu'il n'y a rien d'exagéré là-dedans.

« Je suis prêt, ajoute-t-il, comme du reste presque tous les habitants de la commune, à attester cela partout où besoin sera. »

« Ce témoignage a son importance, note M. le professeur De Meester (op. cit. p. 18), surtout qu'il émane d'un homme qui, au point de vue politique, n'appartenait pas au parti catholique, mais à celui des libéraux modérés. »

XIII. *En novembre 1876*, le Père Victor Van Tricht. S. J. retrace, dans les *Précis historiques* (tome XXV, p. p. 656-662), les origines du pèlerinage d'Oostakker et raconte en détail, d'après Scheerlinck, la guérison de Pierre De Rudder.

XIV. *Le 9 mai 1879*, De Rudder est à Lourdes, avec le pèlerinage belge. A cette occasion, sa guérison est consignée dans les Archives du Sanctuaire et grâce à cela, prend une place d'honneur dans l'*Histoire médicale de Lourdes* que publie, *en 1891*, le D' Boissarie.

XV. *En 1892*, Zola se rend à Lourdes; il veut y recueillir des documents pour le roman qu'il prépare.

Ce roman relate en quelques lignes la guérison de Pierre De Rudder. Le récit est exact (1); aucun commentaire malveillant ne l'accompagne. Gardez-vous pourtant de croire à la bonne foi de l'auteur. A côté des miracles qu'il se contente de citer, comme

---

(1) « M. Sabatier se tourna vers M. de Guersaint.

— Sans doute, le cas de cet enfant est intéressant. Mais ce n'est rien, monsieur, il y a bien plus fort que cela... Connaissez-vous l'histoire de Pierre De Rudder, un ouvrier belge?

Tout le monde se remit à écouter.

— Cet homme avait eu la jambe cassée par la chute d'un arbre. Après huit ans, les deux fragments de l'os ne s'étaient pas soudés, on voyait les deux bouts, au fond d'une plaie en continuelle suppuration; et la jambe molle, pendait, allait dans tous les sens... Eh bien! il lui a suffi de boire un verre de l'eau miraculeuse, sa jambe a été refaite d'un coup; et il a pu marcher sans béquilles, et le médecin le lui a bien dit: « Votre jambe est comme celle d'un enfant qui vient de naître ». Parfaitement, une jambe toute neuve.

Personne ne parla, il n'y eut qu'un échange de regards extasiés. »

(*Lourdes*, par ZOLA. 70e mille. Bibliothèque Charpentier, 1894. Première journée, IV, p. 73).

elui de Pierre De Rudder, son livre en contient d'autres, ceux que le romancier analyse; et ceux-là il les falsifie, il les présente comme un produit menteur de l'illusion des uns et de la supercherie des autres; et le lecteur est ainsi amené à conclure qu'il en est de même pour *tous* les faits miraculeux racontés. D'ailleurs, pour mieux enlever toute valeur historique à la guérison de Pierre De Rudder, Zola met ce récit dans la bouche d'un pèlerin des plus crédule.

A l'époque où le romancier était à Lourdes, le Dr Van Hoestenberghe écrivit deux lettres au Dr Boissarie, l'une le 21 août et l'autre le 3 septembre 1892. Voici comment se terminait la dernière : « Cette lettre vous trouvera peut-être en entrevue avec M. Zola. Si cela était, je serais heureux qu'il lise ces quelques lignes et qu'il me permette de lui dire ces quelques mots : Monsieur, j'ai été un incroyant comme vous : le miracle de De Rudder m'a ouvert les yeux fermés jusque là à la lumière (1). »

A l'occasion du voyage de Zola à Lourdes, la *New Review* de Londres avait demandé à Charcot son opinion sur *la faithhealing* (foi qui guérit), selon l'expression consacrée en Angleterre. La réponse de Charcot fut reproduite dans une brochure française dont nous reparlerons. Je la signale ici parce qu'elle fut l'occasion d'une nouvelle enquête sur le cas De Rudder.

En effet, le 19 décembre 1892, le Dr Boissarie écrit au Dr Royer, à qui il avait demandé précédemment de reprendre l'étude de cette guérison : « Vous m'obligeriez beaucoup d'étudier le fait De Rudder au point de vue de l'instantanéité de la guérison et des témoins qui viennent donner toute la certitude voulue. Cet exemple sera la base de notre thèse, je le donne en réponse à Charcot, il faut qu'il n'y ait pas de doute possible. Reprenez cette observation dans son entier... »

XVI. *Les 18 et 19 janvier 1893, le Dr Royer* (alors à Lens-Saint-Rémy et aujourd'hui à Avennes, près de Liége) se rend à Jabbeke et y procède à l'enquête demandée.

---

(1) Le Dr Van Hoestenberghe était un médecin sorti de l'Université de Bruxelles.

Ses lettres n'étaient pas destinées à la publication; elles furent écrites à la hâte, sans que le Dr Van Hoestenberghe eût revu Pierre De Rudder, dont la guérison datait déjà de dix-sept ans.

On ne doit pas s'étonner d'y trouver plusieurs inexactitudes.

Ces deux lettres n'ont donc pas grande valeur historique, sauf pour certain détail inoubliable, comme celui de la conversion.

Ses résultats furent publiés dans les *Annales de Lourdes*, livraisons de mai, juin, juillet, août 1893. Il s'attache avant tout à vérifier les assertions et les certificats contenus dans le récit de Scheerlinck. Il y ajoute des interrogatoires détaillés de Pierre De Rudder, du Dr Van Hoestenberghe, de Jean Houtsaeger, de Pierre Blomme et d'autres encore. Enfin le Dr Royer examine minutieusement les jambes de De Rudder; il constate, à l'endroit de la fracture, une dépression de la crête du tibia et fournit ainsi le signalement de l'os guéri.

XVII. *Le 23 juillet 1894*, les docteurs Clément de Pirquet, autrichien, et William Van Isendijck, de Bruxelles, firent ensemble une enquête à Jabbeke. Dans une lettre adressée au Dr Royer, ils donnent, de la dépression du tibia gauche, une description analogue à la précédente.

XVIII. M. le Chanoine Callewaert, alors directeur du grand séminaire de Bruges dont il est aujourd'hui président, eut l'heureuse idée de faire *radiographier*, moins d'un an avant la mort de Pierre De Rudder, *le 16 juin 1897*, la portion supérieure des deux jambes du miraculé.

Nous ne connaissions pas ce document lors de la publication de notre étude dans la *Revue des questions scientifiques*, en 1899, mais le R. P. Van Hoestenberghe, fils du médecin de Stalhille, put la mentionner dans une brochure flamande parue quelques mois plus tard (1).

XIX. *En 1899*, désireux d'introduire cette guérison dans le domaine scientifique, je me mis en relation avec les docteurs Van Hoestenberghe et Royer. Je me rendis à Jabbeke *en mai et en août*. Le R. P. Van Hoestenberghe m'accompagna et m'aida dans cette enquête. Mon but était d'interroger à nouveau les témoins encore en vie, de faire légaliser certaines déclarations, et enfin d'obtenir de la veuve de Pierre De Rudder l'autorisation d'amputer sur le cadavre les jambes de son époux, décédé depuis un an. L'autorisation fut accordée et, le mercredi 24 mai 1899, le Dr Van Hoestenberghe pratiqua l'amputation des deux jambes devant trois témoins : MM. P. De Vaere, curé de Jabbeke; Edouard Duclos, charpentier, et Roels Albin, fossoyeur, tous

---

(1) *Petrus De Rudder. Schielijke Genezing eener Beenbreuk te Oostakker (bij Gent)*, door J. Van Hoestenberghe, S. J. Brugge, Em. Van Hoestenberghe-Houtteman, 1900.

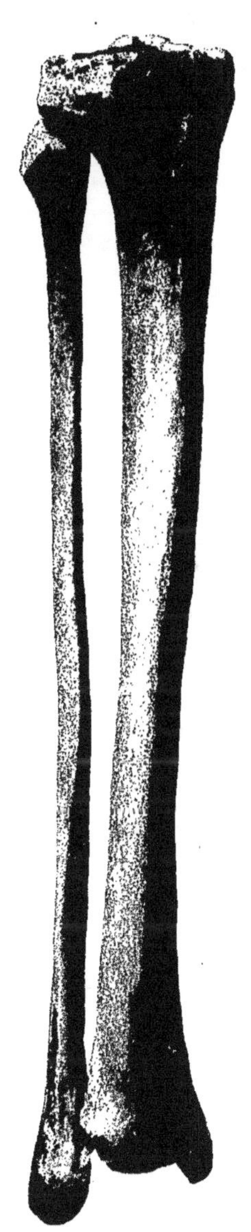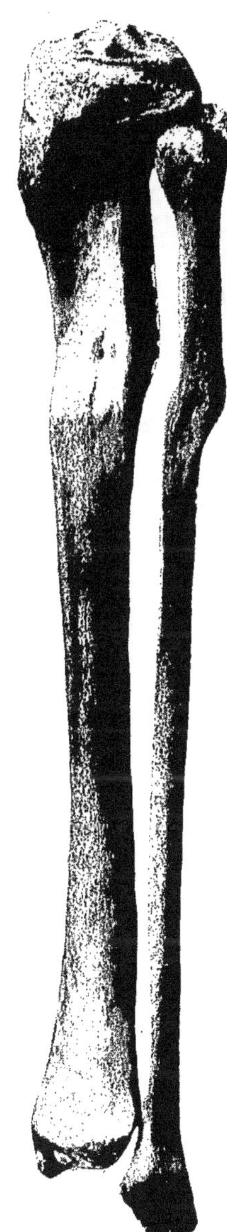
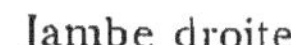

Jambe droite   Jambe gauche

Os réunis, photographiés après l'autopsie (vue antérieure).

deux domiciliés à Jabbeke. Il m'apporta les os à Louvain le 30 mai 1899. Je les conservai jusque fin décembre 1908, époque à laquelle j'en fis don à l'évêché de Bruges.

M. le Chanoine Armand Thiéry, professeur à l'Université catholique de Louvain, fit mouler ces os en bronze : il conserva un exemplaire, et en donna un autre à Lourdes, où on peut le voir au Bureau des Constatations. Plusieurs reproductions en plâtre existent; il y en a une à la Résidence des Pères Jésuites, à Oostakker; le D^r Le Bec, de Paris, et le R. P. Bolsius, à Oudenbosch (Hollande), en possèdent également.

XX. Dans le fascicule *d'octobre 1899* de la *Revue des Questions scientifiques*, de Bruxelles, je publiai le récit et l'étude scientifique de cette guérison subite d'une fracture. Pour donner plus d'autorité à ce travail, je demandai aux docteurs Royer et Van Hoestenberghe de joindre leurs signatures à la mienne.

XXI. Plusieurs enquêtes eurent encore lieu depuis la nôtre. Toutes confirmèrent l'exactitude de ce que nous avions écrit sur cette guérison.

1°) En avril 1905, l'enquête déjà citée des deux médecins de Londres, le Dr Jacques O' Donnell et le Dr John Sherry.

2°) En janvier 1907, le R. P. Bolsius, le savant jésuite hollandais, reçut à Jabbeke la confirmation légalisée des attestations déjà recueillies avant lui, et il en réunit de nouvelles spécialement le témoignage collectif de seize habitants de la commune.

3°) Par lettres authentiques du 15 novembre 1907, Mgr Waffelaert, évêque de Bruges, institua une Commission d'enquête chargée d'instruire le procès canonique de la guérison De Rudder. On peut voir, dans la brochure de M. De Meester (1), avec quel sérieux ce comité a procédé; les résultats de ses laborieuses recherches concordent pleinement avec les nôtres.

---

(1) Cette commission était ainsi composée :
Juge délégué : M. le Chanoine Vanden Berghe, J. C. D., Vicaire général;
Assesseurs : M. le Chanoine De Schrevel, S. Th. L., secrétaire de l'Evêché; M. le Chanoine Callewaert, J. C. L., Président du Grand Séminaire;
Promoteur fiscal : M. le Chanoine De Smet, S. Th. L., Professeur au Grand Séminaire;
Promoteur de la Cause : M. l'Abbé De Meester, J. C. L., Professeur au Grand Séminaire;
Secrétaire : M. l'Abbé De Schepper, J. C. B., Professeur au Grand Séminaire.

Après cet exposé sommaire des sources historiques où nous avons puisé chacun des éléments de notre récit, le lecteur peut juger si, pendant vingt-cinq ans, comme l'affirmait Marcuse, on a laissé dormir dans l'ombre le cas De Rudder, et si, pour l'arracher de cette soi-disant léthargie, nous avons dû mettre en œuvre les ressources de la supercherie la plus raffinée.

Depuis le surlendemain de la guérison, les enquêtes se succèdent, les documents se multiplient. Ces documents, Marcuse a prétendu qu'il les connaissait : on comprend d'autant mieux pourquoi notre calomniateur a trouvé prudent de les passer sous silence et, nous ne lui avons pas fait dire, « de juger ce miracle et ses metteurs en scène *sans entrer dans l'analyse du sujet lui-même* ».

II. Sensationnelle mystification de Verhas
ou Comment d'un miracle on fait une surpercherie

I. La thèse de F. Verhas
jugée par l'Editeur de la Bibliothèque de Propagande

> « Les faits révélés par M. Verhas sont tellement vraisemblables que d'aucuns seront tentés de croire à une *mystification*. » (Préface de l'Editeur, p. 4.)

S'il faut en croire Verhas, De Rudder est un imposteur : sa jambe gauche s'était consolidée longtemps avant le pèlerinage d'Oostakker ; néanmoins, il continuait à simuler la maladie par intérêt, pour ne pas perdre sa pension de fr. 7.50 par semaine. Mais en juillet 1874, le sénateur du Bus meurt, la pension cesse et l'intérêt, toujours l'intérêt, pousse De Rudder à faire une volte-face complète et à se déclarer guéri. Le rusé paysan imagine alors la comédie du pèlerinage. Et la preuve que mes suppositions sont vraies, dit F. Verhas, c'est que De Rudder, à son retour d'Oostakker, au lieu de la jambe gauche, qui avait été brisée, a exhibé la jambe droite qui n'avait jamais rien eu.

A. *Invraisemblance de la double substitution supposée*

1º Dès l'abord, une question s'offre d'elle-même à l'esprit :

Pourquoi, dix-huit ans après la guérison, présente-t-il au Dr Royer la jambe gauche comme celle qui a été favorisée du miracle, si, immédiatement après le pèlerinage et durant les années qui suivirent, c'est la jambe droite qu'il exhibait?

J'ai beau me creuser la tête, je ne découvre pas l'intérêt qui l'aurait guidé. Que dis-je? S'il était réellement le faussaire que l'on prétend, son intérêt devait au contraire l'engager à maintenir intacts tous les éléments d'une supercherie qui lui avait si bien réussi; car n'était-ce pas attirer l'attention sur cette supercherie que de risquer sans motif aucun une seconde substitution de jambe?

Et qu'on ne m'objecte pas que cette seconde substitution a été faite malgré lui, que le Dr Royer ayant voulu comparer les deux jambes, De Rudder s'est vu forcé de donner comme miraculeusement guérie celle qui portait les traces de fracture. Cette supposition ne tient pas debout; en effet, le chanoine Le Couvreur nous apprend qu'à la date du 23 septembre 1876, vingt et un médecins avaient déjà visité De Rudder : comment sur ce nombre ne s'en fût-il pas trouvé un seul qui eût songé à comparer les deux jambes? J'ajouterai, et cela détruit l'objection jusque dans sa racine, que P. De Rudder a présenté spontanément au Dr Royer la jambe gauche comme celle qui avait été guérie par miracle.

Il y a donc cent à parier contre un qu'il n'avait cessé de montrer cette jambe depuis le jour de la guérison.

2º Mais il est une chose plus invraisemblable encore que cette seconde substitution, c'est la première, celle de 1875, sur qui repose tout l'échafaudage des accusations de F. Verhas.

De Rudder, affirme-t-il, était guéri plusieurs années avant le pèlerinage. Soit! Concédons-le pour un instant. Il n'en reste pas moins prouvé, par de nombreux témoins, que jusqu'au dernier jour il a continué à se servir de béquilles : condition nécessaire d'ailleurs s'il voulait faire croire au miracle. Or, quand il sortait avec ses béquilles, il appuyait, dans la marche, la jambe droite sur le sol et tenait la jambe gauche pliée au genou. Tout le village de Jabbeke, peut-on dire, l'avait vu marcher ainsi depuis de longues années, de même qu'on était accoutumé, le dimanche et les jours de fête, à le trouver assis au fond de l'église, la jambe gauche étendue et reposant sur les béquilles : la veille du pèlerinage, fête transférée de l'Annonciation, il y était encore, à sa place habituelle.

Dans ces conditions, s'il désire qu'on ajoute foi à ses paroles, puisque sa jambe gauche est guérie depuis longtemps, quelle jambe doit-il montrer au retour d'Oostakker? — Mais la jambe gauche évidemment (1)! sans cela, trente-six ans avant Verhas, la fameuse supercherie eût été découverte; les concitoyens de De Rudder, à commencer par son cordonnier Jean Duclos, qui fut son compagnon de voyage jusque Bruges le matin du 7 avril 1875, se fussent levés par vingtaine pour lui dire : « Mais, mon ami, c'est votre jambe gauche qui était cassée, et vous avez le toupet de nous exhiber votre jambe droite! »

Or, au dire de Verhas, nous sommes en face d'un imposteur assez habile pour cacher à tous sa guérison, tant qu'il a intérêt à être impotent, et pour imaginer la mise en scène du miracle quand il a intérêt à être guéri. Serait-il donc possible que ce roublard eût poussé la stupidité — pardonnez-moi l'expression — jusqu'à risquer une substitution non seulemnt inutile, mais dangereuse, puisqu'elle l'exposait à voir le premier venu démasquer son imposture?

B. *Fausseté des accusations de Verhas.*

Il est absolument faux que De Rudder, immédiatement après le pèlerinage, ait montré non sa jambe gauche, mais sa jambe *droite* qui n'avait jamais été cassée.

Les preuves de la fausseté de cette accusation abondent :

1° Nous en trouvons déjà deux dans le *dossier* du Dr Royer. D'abord, une lettre de Mme Chicavet-De Cock, nièce de

---

(1) « Qui ne voit l'impossibilité de pareille supercherie? remarque le Dr Royer dans sa lettre à la *Chronique* (13 mars 1912). Et pourquoi découvrir la jambe droite aux médecins qui avaient tant de fois examiné la jambe gauche, puisque celle-ci était complètement guérie, sans déviation, sans raccourcissement et ne présentait aucune trace de cette vilaine fracture, qu'une légère dépression à la crête du tibia. Et comment sa guérison ne fût-elle pas connue des voisins? Comment ce membre qui n'avait plus appuyé sur le sol depuis *sept* ans (*La Chronique* imprime par erreur: depuis *dix-sept* ans) retrouve-t-il tout à coup la plénitude de sa fonction? Car, ceci est indéniable, jamais De Rudder n'appuya sur le membre fracturé pendant ce laps de temps. Or, dès le 7 avril au soir, De Rudder marche comme avant son accident. »

M. Slock, curé à Jabbeke en 1875. Elle écrit de Ruysselede, le 1ᵉʳ juillet 1893 :

« J'ai vu cet homme pendant les vacances ; mon oncle le faisait venir auprès de nous afin de nous raconter les détails de sa guérison. On voyait encore la *cicatrice* de la plaie qui s'était instantanément guérie... »

Or, cette cicatrice, qui persista jusqu'à la mort de De Rudder, désigne manifestement la jambe gauche.

— Une autre lettre du dossier Royer est plus intéressante encore, parce que son auteur donne l'impression de ne pas se ranger parmi les partisans du miracle.

En réponse à une demande de renseignements, M. De Cupper écrit au Dʳ Royer, le 23 mars 1893, de Gentbrugge lez-Gand, où il est chef de gare :

« J'étais, en effet, chef de station à Jabbeke, en 1875, lorsque j'ai vu partir un beau jour le nommé Pierre De Rudder, que je connaissais très bien, avec des béquilles pour Oostakker et revenir sans, se disant guéri...

» Je crois me rappeler aussi qu'un jour il m'a montré sa jambe ; il n'y avait pas de plaie, mais *une dépression assez forte au tibia, là où avait existé la fracture* (1).

» En résumé, la trace de cassure était restée et parfaitement apparente... »

Donc, au chef de gare de Jabbeke, Pierre De Rudder avait montré la jambe gauche.

2° *Le 13 avril 1875*, six jours après la guérison, Mgr Faict, évêque de Bruges, écrit au Dʳ Van Hoestenberghe une lettre dont voici le début :

« Etant de passage, hier soir, à Jabbeke, j'ai trouvé, à la cure, le nommé Pierre De Rudder... Cet ouvrier, que M. le curé affirme être un fort brave homme, raconte qu'il a été instantanément guéri à Oostakker, mercredi dernier, d'une fracture du *tibia gauche*, datant de huit ans et demi, et causée par la chute d'un arbre... »

Avant de répondre à Sa Grandeur qui lui demandait son avis sur cette guérison, le Dʳ Van Hoestenberghe prit quelques notes.

Or, dans ces notes, nous lisons : « Pierre De Rudder, fracture 1867, *jambe gauche*.....»

---

(1) C'est nous qui soulignons dans les différents documents qui vont suivre.

3° Le samedi *24 avril 1875*, un journal, intitulé *Le Franc de Bruges*, publiait le récit du miracle; nous y relevons le passage suivant :

« Le nommé Pierre De Rudder, de Jabbeke, pauvre ouvrier... avait depuis plus de huit ans, sous le genou de la *jambe gauche*, une fracture que les médecins, à différentes reprises, ont déclarée incurable...

» Nous pouvons attester, *pour l'avoir vu*, que le fait que nous venons de rapporter est extrêmement remarquable... »

4° F. Verhas alléguera peut-être comme excuse qu'il ignorait ces documents : il n'avait pas le droit de les ignorer. Quand on attaque la réputation d'autrui, c'est une faute grave de ne pas se documenter minutieusement avant d'écrire. Comment expliquer d'ailleurs qu'un homme, tel que nous le présente son Editeur, « qui s'est livré à la tâche ingrate de compulser tous les témoignages catholiques et de les contrôler les uns par les autres », n'eût pas même connaissance de la brochure du professeur De Meester, de Bruges, que renseignent déjà les livres du Dᵣ Vourch, de Bordeaux, et du Dᵣ Gemelli, de Milan? Or, dans cette brochure sont consignées tout au long les trois dernières attestations que je viens de citer.

Certaines allusions d'ailleurs, où Verhas devine trop bien ce que l'ouvrage de l'abbé De Meester aurait pu seul lui révéler, nous inclineraient à supposer qu'en rédigeant son pamphlet il avait cet ouvrage sous les yeux (1).

Si nous nous trompons, Verhas a un moyen très facile de le prouver : qu'il reconnaisse en toute loyauté s'être embarqué dans une thèse fausse, par ignorance des documents. Eût-il ce beau geste, il n'en resterait pas moins contre lui le reproche d'avoir attaqué à la légère la réputation du prochain. Ce qui aggrave encore cette légèreté, c'est qu'il imprime, à la page 20 de son libelle, une phrase qui aurait dû suffire à elle seule pour couper court à ses accusations. Dans la transcription du récit de Scheerlinck, nous lisons, en effet : « *Une petite marque bleue* montrait l'endroit de la jambe où l'os avait été fracturé. »

Cette petite marque bleue, qu'est-ce autre chose que la cicatrice dont parle la nièce du curé de Jabbeke?

---

(1) Le 15 septembre 1912, F. Verhas répond au Dᵣ Royer dans un nouvell opuscule de la *Bibliothèque de propagande*. Depuis un an, de tous côtés on lui renseigne l'ouvrage de M. De Meester; malgré cela, Verhas continue à feindre de l'ignorer.

5° M. Auguste Rommelaere, vicaire à Jabbeke en 1875, vit encore; il est rédemptoriste, en résidence à Jette-Saint-Pierre. Je lui ai communiqué l'accusation de Verhas. Il me répond: « En revenant d'Oostakker, Pierre De Rudder s'est présenté dans ma maison. En présence de trois étudiants (1), il m'a montré la jambe *gauche*. J'ai constaté qu'il y avait *une petite tache bleue* à l'endroit où avait été la fracture, la plaie béante. Ce n'était pas une croûte, qui devait se détacher plus tard, mais une simple tache noire-bleue. La peau était visible. Quelques jours plus tard cette tache a disparu et la jambe à cet endroit a repris la couleur ordinaire.

» L'abbé Scheerlinck a examiné la jambe en ma présence dans la maison de De Rudder. Pierre a présenté comme à moi la jambe *gauche*, la jambe guérie, où la tache bleue se voyait encore. »

Nous pouvons conclure en toute sécurité. A Monseigneur Faict, évêque de Bruges; au D<r> Van Hoestenberghe, au rédacteur du *Franc de Bruges*, au révérend curé de Jabbeke, M. Slock, ainsi qu'à sa nièce; au vicaire Rommelaere, au chef de gare de Jabbeke, à l'abbé Scheerlinck, Pierre De Rudder, dès le premier jour de sa guérison, a montré non sa jambe droite comme le prétend F. Verhas, mais sa jambe *gauche*, la jambe qu'il présenta au D<r> Royer dix-huit ans plus tard, le 18 janvier 1893.

La thèse où s'est embarqué Verhas, toutes voiles dehors, était construite de matériaux si fragiles qu'elle est venue se briser comme verre au premier choc contre le roc inébranlable des faits.

Quelques objections surnagent encore; il ne faudra pas grand effort pour les couler à fond.

* *
*

Pourquoi *l'abbé Scheerlinck* a-t-il imprimé jambe droite au lieu de jambe gauche? La réponse de Verhas caractérise admirablement la manière de cet historien-amateur, écoutez-la :

« On peut se demander quel intérêt avait l'abbé Scheerlinck à affirmer la réalité d'un fait aussi mal établi que la guérison subite de De Rudder.

____

(1) Un de ces étudiants était son ancien élève, M. Willaert, actuellement curé à Ichtegem; un autre était M. Jacques, médecin à Cortemarck. Ils se rappellent très bien le cas et en ont encore parlé au R. P. Rommelaere, il n'y a pas longtemps.

» Cet intérêt était celui du clergé en général, et en particulier de celui d'Oostakker...

» Le 15 avril, le clergé de Jabbeke attestait la guérison subite.

» Il était donc impossible à l'abbé Scheerlinck de venir déclarer le 16, que son enquête établissait qu'il n'y avait qu'une supercherie. Cela lui était d'autant plus impossible qu'attaché à la paroisse d'Oostakker, dont le sanctuaire relevait à ce moment, il l'aurait privé en ce faisant, du lustre qui ne pouvait manquer de s'y attacher au su d'une guérison aussi extraordinaire...

» Tout ceci explique pourquoi l'abbé Scheerlinck n'a fait aucun effort pour établir la vérité. S'il avait voulu, il pouvait, sans grande difficulté, la faire éclater. Il suffisait de procéder à l'interrogatoire isolé de De Rudder, de sa femme et des trois prétendus témoins oculaires, après que ceux-ci s'étaient fait connaître.

» Mais l'abbé Scheerlinck s'en est bien gardé! » (1)

N'en déplaise à Verhas, il ne peut plus être question de complicité dans une imposture que De Rudder n'a pas commise. Nous nous trouvons donc tout simplement en face d'une erreur de Scheerlinck, erreur dont l'explication ne semble pas bien difficile à imaginer.

Au dire de Verhas, le récit du vicaire d'Oostakker *ne serait que l'ensemble des affirmations non contrôlées de Pierre De Rudder.*

Hypothèse absolument fausse! Le principal enquêteur ne fut pas Scheerlinck, appartenant à un autre diocèse et que ses fonctions tenaient éloigné de Jabbeke, mais M. le vicaire Rommelaere. Outre l'attestation des notables et celle des voisins, il envoya à l'abbé Scheerlinck, à la date du 11 avril 1875, une relation circonstanciée du fait que l'historien de Lourdes en Flandre reproduisit presque textuellement; et cette relation se basait elle-même sur les renseignements qu'avaient fournis Pierre De Rudder, sa femme, sa fille, le R. curé Slock; D'Hoedt, bourgmestre de Jabbeke; De Langhe, notaire; De Simpel, Baltens et Perquy.

Or, dans ce rapport de M. Rommelaere, de même que dans les attestations des voisins et des notables, il est fait mention tout simplement de la jambe cassée sans spécifier si c'était la droite ou la gauche : manière de s'exprimer on ne peut plus naturelle.

D'autre part, Scheerlinck n'avait vu le miraculé que rarement, et seulement après la guérison, alors que rien, dans la marche

---

(1) *Op. cit.*, pp. 33-35.

de Pierre redevenue normale, n'attirait l'attention sur la jambe guérie. Une fracture du bras droit eût peut-être impressionné davantage la mémoire, à cause des services que rend la main droite; mais les deux jambes dans la marche jouent un rôle identique.

Le livre de Scheerlinck raconte en détail 25 guérisons obtenues à Oostakker; quand il le rédige, il n'a pas De Rudder à sa portée et les documents reçus se taisent sur la jambe lésée. Dans l'examen d'une personne placée en face de nous, sa jambe gauche se trouve à notre droite, et un effort de réflexion est nécessaire pour ne pas la considérer comme la jambe droite. On se trompe déjà quand on a la personne devant les yeux : que sera-ce donc si, comme l'abbé Scheerlinck, on écrit de souvenir?

Voici deux exemples qui nous montrent d'une manière saisissante avec quelle facilité on verse dans l'erreur où est tombé Scheerlinck. Je transcris textuellement le premier d'un cahier de notes du Dr Royer.

« Ce 25 août 1911. Reçu la visite de D... O... de Lens S' Remy. Blessé le 3 août. Je le visite le 7 août et incise à l'index gauche un phlegmon. J'avais encore revu une ou deux fois ce blessé.

» Le 24 août sa mère m'apporte une formule de certificat d'une Société d'assurance en m'apprenant que son fils guéri a repris son travail.

» Pour répondre à la question du certificat : quelle était la nature de la lésion? Je savais que c'était un phlegmon à l'index, mais j'avais oublié de quelle main; je questionnai la mère :

» Elle me répondit sans hésiter en me montrant *l'index de la main droite.*

» Je répétai ma question : Etes-vous bien certaine que c'était à la main droite?

» Elle m'affirma que c'était bien à la main droite que le mal s'était trouvé.

» J'insérai donc dans le certificat: Phlegmon de l'index droit.

» Or, ce matin, le fils blessé venait me trouver et me faire constater que *c'était l'index gauche* qui avait été blessé. »

Le second exemple est plus frappant encore.

M. Arthur Meyer, directeur du *Gaulois*, vient de publier un livre portant ce titre : « *Ce que je peux dire.* Avec un portrait de Mme la Comtesse de Loynes » (1). Ce portrait est reproduit

______

(1) Paris, Plon-Nourrit, 1912. Ce livre est le récit de la vie d'une dame du Second Empire qui réunissait dans son salon les sommités de la littérature.

en frontispice, et l'auteur le décrit à la page 6 : « Notre amie, il me plaira toujours de la revoir telle que, vers 1863, Amaury Duval a fixé son image dans une toile superbe qui a sa place marquée au Louvre. » Le portrait est la reproduction de ce tableau ; voici un des traits de la description : « Le menton qui repose sur la *main droite* aux doigts longs et diaphanes accuse seul l'énergique volonté du modèle... »

Or, si l'on regarde le portrait qu'Arthur Meyer avait sous les yeux quand il en décrivait les détails, que remarque-t-on ? Que la main sur laquelle s'appuie le menton de la Comtesse de Loynes n'est pas la main droite, mais la *main gauche!*

Jamais je n'ai mieux compris que devant cette page d'Arthur Meyer combien est juste l'épithète du Dr Le Bec qui, dans une lettre récente, appelle la thèse de Verhas une *thèse enfantine.*

*
* *

L'erreur du chanoine Le Couvreur est plus explicable encore que celle de Scheerlinck. Il n'avait vu De Rudder qu'une seule fois, et sa brochure, Verhas le constate lui-même, se contente de reproduire la narration du vicaire d'Oostakker. Quoi d'étonnant dans de telles conditions, que le chanoine ait imprimé, lui aussi, jambe droite au lieu de jambe gauche ?

*
* *

Mais que dire du Dr Van Hoestenberghe, qui, le 21 août 1892, dans une lettre à Boissarie, écrit que le tibia et le péroné *droits* avaient été fracturés ?

La méthode de Verhas vous est assez connue déjà pour prévoir tout le parti qu'il essaiera de tirer de cette erreur d'un médecin qui a vu la fracture.

Reproduisons le texte même de ses déductions :

« Le Dr Van Hoestenberghe déclare avoir vu la jambe brisée avant le pèlerinage. Ce ne peut être la droite. C'est donc *la gauche qu'il a dû voir en janvier ou février* 1875 (1), et *la droite en avril!*
Est-il croyable que le Dr Van Hoestenberghe, en une aussi courte période, ait oublié à tel point laquelle des deux jambes avait été brisée,

____

(1) Exactement à la fin de 1874.

ie De Rudder ait pu lui faire examiner, après le pèlerinage, sa jambe roite comme étant celle qui avait été fracturée?

Evidemment non, surtout si le Dr Van Hoestenberghe est doué de extraordinaire mémoire qui lui a permis, après dix-huit ans, d'arriver se rappeler parfaitement les moindres détails des examens auxquels il est livré! et nous arrivons à la conclusion, conforme au récit de cheerlinck, que l'examen minutieux auquel il a soumis la jambe fracrée de De Rudder *remonte à de longues années avant le pèlerinage.* Les affirmations du Dr Van Hoestenberghe deviennent donc très uspectes. »

Il n'y a de très suspectes ici que les déductions fantaisistes e Verhas.

En effet, j'ai prouvé plus haut, avec documents à l'appui, que e 9 avril 1875, deux jours après la guérison, De Rudder a présenté au Dr Van Hoestenberghe sa jambe gauche, la jambe dont e même docteur avait encore constaté la fracture moins de uatre mois auparavant.

Tout l'échafaudage de Verhas croule donc par la base.

Il reste cependant à la charge du Dr Van Hoestenberghe le assage de sa lettre à Boissarie, en 1892, où il parle de jambe lroite au lieu de jambe gauche. Toutefois cette erreur, commise lix-sept ans après l'examen de De Rudder guéri, ne lui est même as directement imputable, et on ne peut lui reprocher ici qu'un imple oubli.

— Un oubli? s'écrie Verhas scandalisé; un oubli chez ce méde-in « doué de l'extraordinaire mémoire qui lui a permis, après lix-huit ans, d'arriver à se rappeler parfaitement les moindres létails des examens auxquels il s'est livré! »

Cet étonnement suffirait seul à démontrer, si le choix de sa hèse principale n'était là pour le faire, que F. Verhas n'est as membre de notre docte corporation!

Qu'on me permette d'invoquer un souvenir personnel.

Il y a une vingtaine d'années, j'ai soigné un homme affligé d'une carie du tibia; j'ai encore devant les yeux les traits de ce mallheureux, je vois la lésion, l'étroite ouverture par où j'introduisais chaque matin avec un stylet une longue mèche de gaze iodoformée. Mais ne me demandez pas quelle jambe était malade. Etait-ce la droite? Etait-ce la gauche? Autant me demander si le nombre des étoiles est pair ou impair.

D'autres cas analogues surgissent en ce moment dans ma mémoire; votre docteur, j'en suis sûr, vous en citerait par douzaine.

Rappelez-vous le fait noté plus haut par le Dr Royer; il y ajoute cette remarque : Pareil oubli arrive fréquemment au médecin, s'il n'écrit son certificat immédiatement après l'examen du blessé ou sur le vu de notes prises au moment de l'examen. Son attention se porte sur la nature de la lésion, sa gravité, ses conséquences, bien plus que sur son siège à droite ou à gauche (1).

Qu'est-il besoin d'ailleurs de s'adresser aux médecins?

Une mère de famille me racontait récemment que, pendant plus de trois mois, elle avait, trois fois le jour, seringué avec une solution antiseptique l'oreille de son enfant, dans laquelle, suite de rougeole, un abcès s'était formé. L'enfant avait alors deux ans, il en a treize aujourd'hui. J'interrogeai la mère, avec intention : « Vous ne m'avez pas dit quelle oreille était malade? » Elle eût beau chercher, elle dut finalement avouer qu'elle ne le savait plus.

De même, en 1892, le Dr Van Hoestenberghe ne savait plus quelle jambe de De Rudder il avait examinée en 1874 et en 1875.

Mais alors pourquoi, à la demande de renseignements que lui envoie Boissarie pendant que Zola est à Lourdes, signale-t-il la jambe droite plutôt que la jambe gauche? Cette question, le Dr Royer la lui posa précisément en 1893, à son retour de Jabbeke.

« Revenu le 19 janvier, lisons-nous dans le manuscrit de son enquête, je fus frappé de ceci : c'est que dans les lettres de Van Hoestenberghe, le récit du chanoine Le Couvreur, et l'extrait des *Précis historiques* publié en brochure à Louvain, on indiquait la jambe droite de De Rudder comme ayant été brisée et guérie subitement à Oostakker, tandis que j'avais constaté que la fracture et la plaie du pied s'étaient réellement produites au membre gauche.

» J'écrivis au Dr Van Hoestenberghe: d'où provenait chez lui cette déclaration erronée?

» Voici sa réponse:

Stalhille, le 23 février 1893.

... » Quand j'ai répondu à la lettre du confrère Boissarie, j'ai tout simplement demandé à deux témoins de Jabbeke quelle jambe de De Rudder avait été fracturée, *car moi je l'avais complètement oublié* (2). Tous deux m'ont dit la droite et j'ai signalé la droite; aussi ai-je été étonné de voir à votre visite que c'était la gauche.

---

(1) Je trouve une remarque analogue dans une lettre du chirurgien Le Bec : « Nous savons tous, m'écrivait-il, que si l'on vient nous parler d'une jambe cassée, après dix ou quinze ans, il nous est souvent fort difficile de nous souvenir de quel côté était la fracture. »

(2) Nous soulignons.

En ayant reparlé depuis à ces hommes, ils m'ont répondu:
— Que voulez-vous? après tant d'années... et puis, *la droite ou la gauche, c'est tout comme...* »

Terminons, sur cette réflexion pleine de bon sens des deux paysans de Jabbeke, notre discussion de la thèse de Verhas, et jetons un coup d'œil sur les procédés qu'il a mis en œuvre pour transformer le miracle de Pierre De Rudder en une formidable supercherie.

2. L'historien F. Verhas jugé par ses procédés.

> Saint Grégoire de Nazianze dit, si je ne me trompe, que *nous sommes comme le miroir où nous voyons les autres;* parce qu'en effet, ne connaissant pas leur intérieur, nous ne pouvons en juger que par quelque chose de semblable que nous connaissons, qui est nous-mêmes (1).
> BOSSUET.

On sait déjà comment Verhas s'y est pris pour transformer en un vil imposteur l'ouvrier estimé de tous, l'honnête homme sans tache qu'était Pierre De Rudder.

Je ne m'attarderai pas aux procédés dont a usé Verhas pour faire de l'abbé Scheerlinck ainsi que du clergé de Jabbeke les complices de la prétendue supercherie : j'en ai cité d'ailleurs l'un ou l'autre échantillon.

Contentons-nous d'épingler ici quelques-unes des accusations dirigées contre les médecins catholiques qui, de près ou de loin, se sont occupés de ce miracle.

1°) Nous venons de montrer *le Dr Royer* écrivant au Dr Van Hoestenberghe pour lui demander la cause de son erreur.

Savourez après cela ce jugement de Verhas :

« Le Dr Royer possédait entre les mains, à la fois, le fascicule d'octobre 1892 des *Annales de Lourdes* reproduisant les lettres du Dr Van Hoestenberghe, et la brochure du chanoine Le Couvreur: il a pu ainsi se rendre compte qu'avant l'examen auquel il s'était livré, il n'avait été question que de la jambe droite comme étant celle qui avait été lésée. *Comment, dès lors, ne s'est-il pas aperçu* de cette supercherie, au point de ne pas hésiter à terminer son rapport en déclarant que

____

(1) *Sermons choisis de Bossuet*, p. 507. Garnier, Paris, 1869.

douter que la guérison fût miraculeuse « serait déraisonnable et, par conséquent, illégitime », et que « toute âme droite reconnaîtra qu'il y a eu dans cette guérison une intervention surnaturelle? »

Est-ce mauvaise foi? On pourrait le croire. Mais nous aimons mieux penser que, procédant avec la légèreté propre à un expérimentateur catholique, il aura perdu de vue que les rapports précédents parlaient de jambe droite, et aura rédigé tout son rapport sous l'empire de cette sainte étourderie (1). »

2°) *Le Dr Van Hoestenberghe* n'est pas mieux traité que le Dr Royer :

« Le Dr Van Hoestenberghe nous a apporté cette fois-ci (2) un témoignage qui fait honneur à sa brillante imagination.

» *Inconnu de De Rudder en 1875, ne jouant aucun rôle dans les événements de cette époque* (3), il arrive en 1899, après une courte apparition en 1892-1893, a être la cheville ouvrière du miracle.

« Mais son récit vient directement de Tarascon!... (4).

... » On peut se demander ce qui a amené le Dr Van Hoestenberghe à se lancer en 1892 dans cette aventure, et à sortir à ce moment de son long silence de 18 ans.

» Nous croyons que l'explication s'en trouve dans le fait que son fils, Joseph Van Hoestenberghe, fait partie de la Société de Jésus, qui, depuis mai 1875, a la direction du sanctuaire d'Oostakker. Sous la pression de cette société, le Dr Van Hoestenberghe a écrit ses deux lettres de 1892, et petit à petit, pour défendre la position qu'il avait prise, il a été amené à préciser ses premières déclarations, lesquelles étaient peu compromettantes (5). »

Avec cette pression des jésuites, tout s'explique à merveille. Mais comment Verhas a-t-il découvert le secret? Est-ce que par hasard le Dr Van Hoestenberghe serait revenu sur terre pour lui faire cette confidence?

La supposition n'est guère probable, car le Dr Van Hoestenberghe se fut rappelé que ses lettres de 1892 avaient été provoquées par le Dr Boissarie et ne faisaient que répondre à une

---

(1) *Op. cit.*, p. 72. Nous avons noté plus haut que le Dr Royer avait dans son dossier deux pièces prouvant que De Rudder, dès le jour de la guérison, avait montré sa jambe gauche.

(2) Dans *Guérison subite d'une fracture.*

(3) Nous soulignons ces passages si ouvertement contraires à la vérité. Il suffit de rappeler la lettre de Mgr l'évêque de Bruges au Dr Van Hoestenberghe, le 13 avril 1875, où nous lisons : « Vu que le sieur De Rudder m'a dit avoir été en traitement auprès de vous, etc... »

(4) *Op cit.*, p. 101.

(5) *Op. cit.*, p. 110.

demande de renseignements; et il n'eût certes pas oublié davantage que son fils Joseph n'était pas encore, à cette époque, membre de la Compagnie de Jésus et qu'il ne faisait même pas ses études dans un collège de Jésuites (1).

3°) *Condamnation des médecins catholiques* coupables d'avoir, « sur le vu de l'étude du Dr Deschamps..., accepté un fait aussi mal établi » (2).

Après avoir cité les docteurs Lefèvre et Masoin, de l'Académie de médecine de Belgique; le Dr Lavrand, professeur à l'Université libre de Lille; le chirurgien H. Duret, professeur à Lille également et membre de l'Académie de Médecine de Paris; les médecins du Comité parisien de la Société Saint-Luc et en particulier leur président, le D^r Le Bec, chirurgien de l'Hôpital Saint-Joseph, F. Verhas ajoute cette réflexion :

« Ne leur appliquerait-on pas à bon droit les paroles de Huxley: Il n'est pas de mensonge si grossier auquel ne se prêtent des hommes honnêtes, pour faire avancer une bonne cause, sans avoir clairement conscience de la portée morale de ce qu'ils font (3). »

Comment concilier ce jugement, porté contre des savants catholiques dont le seul crime est d'avoir cru à ma sincérité, avec ces autres passages de Verhas :

« Ne possédant que l'étude du Dr Deschamps, il est impossible, complètement impossible d'établir d'une façon définitive la supercherie, et il ne reste qu'à accepter le miracle, ou à traiter le Dr Van H'oestenberghe de menteur, sans avoir cependant aucune preuve précise de sa duplicité... (4) ».

Et ailleurs :

« Le Dr Deschamps donne à son enquête la forme d'un récit... d'où toutes les contradictions sont rigoureusement bannies...

---

(1) Le R. P. Joseph Van Hoestenberghe est décédé depuis longtemps; son vieux père lui survécut jusqu'au 10 février 1910.

(2) P. 104. Voici comment Verhas, au même endroit, juge ce qu'il appelle la *méthode de travail du Dr Deschamps:* « Tout son effort s'est porté sur l'amélioration du témoignage du Dr Van Hoestenberghe, et il faut reconnaître que cela a été fait supérieurement. Notamment, *l'invention* de l'enquête et du rapport du Dr Van Hoestenberghe est une trouvaille de premier ordre. » Est-il besoin d'affirmer que je n'ai inventé ni cette enquête, ni ce rapport, ni aucune des choses racontées dans mes écrits sur De Rudder?

(3) *Op. cit.,* p. 105.

(4) *It.,* p. 88.

» De plus, un habile système de correction appliqué aux témoignages un peu faibles, masque leurs lacunes, et lui permet ainsi d'appeler son récit *Etude scientifique.*

« Ainsi présenté, le récit fait illusion et amène les lecteurs, qui ne recourent pas aux récits parallèles antérieurs, à admettre l'historicité de la guérison instantanée de De Rudder (1). »

Les incrédules eux-mêmes, l'Editeur le constate dans la Préface, s'y sont laissé prendre, et il cite comme exemple le D<r> Rouby, qui n'en reste pas moins à ses yeux l'auteur « du remarquable ouvrage : *La Vérité sur Lourdes.* »

Comment justifier après cela la sévérité de Verhas envers les médecins catholiques? Pourquoi les traite-t-il avec moins d'indulgence que n'en a son Editeur pour le D<r> Rouby d'Alger?

Ne serait-ce pas dans l'intention de préparer cette conclusion de son opuscule :

« L'histoire de la guérison de De Rudder prouve que l'on ne peut se fier aux assertions des médecins catholiques, dans les questions où la foi semble être en jeu. Les uns, consciemment, les autres, inconsciemment, altèrent les faits les plus simples pour pouvoir arriver à leur donner une signification qu'ils n'ont pas par eux-mêmes (2). »

Si c'est là le but de Verhas, il n'a pas eu la main plus heureuse ici que dans le choix de sa thèse fondamentale.

Quel rapport y a-t-il entre la foi des médecins catholiques et le cas De Rudder? Aucun, sauf celui que Verhas essaie d'y introduire.

Pour dissiper sur ce point son ignorance — consciente ou inconsciente — qu'il me permette de lui redire la réplique que le savant et éloquent Père Paquet, de la Compagnie de Jésus, faisait récemment au libre penseur M. Daanson :

« L'incrédule, dans bien des cas, est moins libre que le croyant. S'il s'agit, par exemple, d'un fait miraculeux, le catholique peut l'admettre ou le récuser aussi longtemps qu'on ne lui fournit pas une preuve convaincante; le libre penseur, lui, est forcé de le rejeter, quelle que soit la preuve apportée, sous peine de voir s'écrouler ses théories matérialistes (3) ».

---

(1) *Op cit.,* p. 80.
(2) *Op. cit.,* p. 111.
(3) *Action catholique,* Bruxelles. *Les libres Penseurs.* Résumés des Conférences d'Apologétique populaire données à Bruxelles au local du cercle « Union et Travail » en 1911, avec une réponse à la brochure *Réplique aux Jésuites. (Causeries apologétiques,* février, mars, 1912).

Si le fait De Rudder est un miracle, tout le système des libres penseurs croule; et cela explique pourquoi les incroyants de tous pays se sont acharnés contre la guérison de ce pauvre ouvrier flamand.

Mais cela n'explique pas du tout pourquoi l'historien Verhas, entre les divers plans d'attaque qui se déroulaient devant lui, a jeté son dévolu sur la méthode que nous avons vue à l'œuvre et que deux mots résument : *altérer les faits* pour représenter comme de *pieux imposteurs* (1) Pierre De Rudder, sa femme, sa fille, ses voisins, le clergé de Jabbeke, l'abbé Scheerlinck et les médecins catholiques qui ont écrit sur cette guérison miraculeuse.

Comparez cette conduite à celle d'un autre Belge, le Dr Logie, ancien Inspecteur général du service de santé de l'armée.

Incroyant comme Verhas, il a voulu, lui aussi, donner son appréciation sur le cas De Rudder. Avant de le faire, — c'était un savant médecin et un homme consciencieux — il a considéré comme un devoir d'interroger les témoins encore en vie. Puis il a, comme Verhas, posé ce point de départ : Je ne crois pas au miracle; et comme Verhas encore, il a cherché du fait une explication naturelle.

Mais c'était un homme sincère; aussi ne mit-il pas en doute la sincérité des témoins qu'il avait interrogés très sérieusement; il se contenta de plaider contre nous l'incompétence et l'erreur de ces témoins profanes; et l'erreur également du Dr Van Hoestenberghe, en ajoutant ce correctif : Nous, médecins, nous nous trompons si facilement (2)!

Pourquoi, dans sa lutte contre le même miracle, F. Verhas a-t-il choisi des armes moins loyales que celles du Dr Logie?

Pourquoi, sans nous connaître, sans l'ombre d'une enquête préalable sur notre compte, chaque fois qu'il rencontre le nom du Dr Royer, du Dr Van Hoestenberghe ou le mien, a-t-il sans cesse au bout de la plume les insinuations de mauvaise foi, de déformation des faits, de falsification des témoignages, etc., etc... Tant et si bien qu'il en arrive à condenser tout son réquisitoire dans cette phrase qui en dit long par les sous-entendus : « Que reste-t-il de ce fameux miracle? Le souvenir d'une formidable supercherie, appuyée de témoignages non contrôlés, et que trois

____

(1) *Op. cit.*, p. 4.
(2) Nous prouverons plus loin l'impossibilité de cette erreur générale.

médecins catholiques, *dépourvus de tout esprit critique, pour ne pas dire plus,* ont authentiquée (1). »

Pourquoi?

Il m'est absolument impossible de découvrir à la conduite de Verhas une autre explication que celle qui se trouve dans la sentence de Saint-Grégoire de Nazianze, reprise par Bossuet : « *Nous sommes le miroir où nous voyons les autres.* »

F. Verhas pour nous dépeindre s'est contenté de regarder en lui-même.

3. Mais qui est donc ce Verhas?

Quand on m'interrogeait de la sorte, j'ai dû pendant longtemps confesser mon ignorance. Je m'étais occupé uniquement de la thèse de Verhas, et la personnalité de l'auteur m'importait peu.

— Mais qui est donc ce Verhas?

Une lettre de M. le professeur Bertrin vint me répéter l'obsédante question : car il a reçu, lui aussi, sa bordée d'injures : « falsification des documents, élimination des faits gênants, addition de faits nouveaux (2) »; rien n'y manque, comme vous le voyez!

Mortifié à la fin de toujours répondre : Je ne sais pas! j'ai voulu savoir; et j'ai prié un de mes amis de demander à M. Lucien Anspach lui-même, qu'on avait de sérieux motifs de croire l'auteur de la brochure, qui était ce Verhas.

Voici la réponse reçue :

« Ce n'est pas un pseudonyme. C'est le nom d'un ingénieur belge installé à Saint-Pétersbourg, et qui malgré l'éloignement s'intéresse vivement... à tout ce qui se passe ici.

» Son adresse est : Gorokovaïa, nº 13, log. 13 (3). »

Cette réponse, pourquoi ne l'avouerais-je pas? provoqua chez moi une grande surprise et suscita dans mon esprit un essaim bourdonnant de questions autour de cette révélation inattendue : *Verhas est un ingénieur belge installé à Saint-Pétersbourg.*

---

(1) *Op. cit.*, p. 103.

(2) *Op cit.*, p. 108.

(3) M. Anspach envoya sa réponse sur une carte postale illustrée, reproduisant l'*Adoration des Bergers*, par De Craeyer, avec une notice antireligieuse. Telle est, à la Bibliothèque de Propagande, la haine de l'Eglise catholique, qu'on se sert contre Elle des chefs-d'œuvre artistiques que nous ont légués les siècles de foi.

Pourquoi la Bibliothèque de Propagande n'a-t-elle pas confié à un *médecin* cette étude critique d'une *guérison* miraculeuse?

En 1899, quand parut notre travail de la *Revue des Questions scientifiques*, il alluma une grande colère dans les milieux de l'Université de Bruxelles, et on s'empressa de demander à un docteur des environs de Jabbeke, le docteur M... d'O..., de faire une enquête sur le cas De Rudder. Les résultats de cette enquête ne furent jamais publiés. Pourquoi?

Pourquoi, après ce premier essai infructueux, ne s'est-on plus adressé à un médecin?

Et que signifie ce choix d'un ingénieur, et d'un *ingénieur en résidence à Saint-Pétersbourg?*

Les historiens dignes de ce nom entreprennent de lointains voyages à la recherche des documents originaux. Ici le déplacement était d'autant plus indispensable que plusieurs des témoins principaux sont encore en vie. Cette nécessité, ils l'avaient bien comprise les deux médecins anglais — pour ne rappeler que cet exemple — qui vinrent de Londres en Belgique dans l'unique but d'interroger les témoins et d'examiner les os de Pierre De Rudder.

L'historien Verhas, lui, qui s'est livré, au dire de son éditeur, « à la tâche ingrate de compulser tous les témoignages catholiques », semble avoir eu à cœur de s'éloigner le plus possible de Jabbeke et de Bruges, où se trouvent les sources de ces témoignages : pourquoi? (1)

Tenter de résoudre ces questions serait s'engager dans des hypothèses qui, faute de base sérieuse, conduiraient vite à des jugements téméraires. Passons donc à un autre sujet plus intéressant.

----

(1) Il faut lire, dans l'Appendice, le chapitre intitulé : *L'Affaire Verhas*. On verra comment Verhas a reculé devant la discussion contradictoire de ses accusations contre De Rudder.

CHAPITRE III

Réplique à ceux qui prétendent que le caractère subit de cette guérison n'est pas suffisamment prouvé.

———

La veille, le matin même du 7 avril 1875, la jambe de Pierre De Rudder continuait à se plier en tous sens au niveau d'une plaie purulente et fétide; elle était parfaitement consolidée au soir de ce jour et la plaie n'existait plus.

Ces deux faits successifs, dont le rapprochement met en évidence le caractère subit de la guérison, possèdent toutes les conditions requises pour être admis comme vrais.

En effet, ils étaient l'un et l'autre de constatation facile; les témoins sont nombreux et leur sincérité ne peut pas être révoquée en doute; « il y a concordance entre plusieurs observations indépendantes, contenues dans des documents différents, issus d'auteurs différents, appartenant à des groupes différents, opérant dans des conditions différentes (1). »

Ce sont textuellement les caractères exigés par MM. Langlois et Seignobos, professeurs à la Sorbonne, pour admettre qu'un fait historique est scientifiquement établi. Je les emprunte à leur *Introduction aux Etudes historiques*, ouvrage estimé qu'ils ont publié en collaboration.

Je me considère donc en droit de conclure que le caractère subit

———

(1) *Introduction aux Etudes historiques*, par CH. V. LANGLOIS et CH. SEIGNOBOS. 2e édition. Hachette, Paris, 1900. Chap. VIII. *Détermination des faits particuliers*, pp. 163-179.

de la guérison de Pierre De Rudder est scientifiquement, c'est-à-dire historiquement démontré.

Les objections dirigées contre cette conclusion s'attaquent aux deux catégories de témoignages sur lesquelles repose le fait De Rudder : les témoignages profanes et les témoignages médicaux.

1. Témoignages profanes.

Comme les témoignages des derniers jours avant le pèlerinage proviennent exclusivement de personnes étrangères à la médecine, on s'est naturellement acharné à plaider l'incompétence et l'erreur de ces témoins profanes.

Ecoutez par exemple ce que disait le Dr Logie, lors de la discussion de Bruges : « Sans aucun doute les témoins que nous venons d'interroger sont sincères; mais ce sont des profanes, profondément ignorants des choses de médecine. Ils ont eu l'illusion que la jambe, autrefois cassée, était encore cassée au moment du pèlerinage. Or, en réalité, depuis la dernière visite du Dr Van Hoestenberghe, fin 74, les fragments s'étaient insensiblement soudés l'un à l'autre. Tous ces témoins se sont donc trompés. »

Sous une forme ou sous une autre, c'est peut-être l'objection la plus fréquente que l'on ait faite contre le cas De Rudder. « Dans un cas aussi extraordinaire, écrit le Dr Fourestié, on nous permettra de récuser le témoignage d'un tonnelier, de trois cultivateurs, d'un chef de gare, d'un garde-barrière, d'un cocher d'omnibus, qui ont constaté la fracture, disent-ils, *huit jours* avant la guérison (1). »

Ceux qui raisonnent de la sorte en ont-ils le droit? Peut-on, en bonne justice, rejeter en bloc tous ces témoignages concordants, sous prétexte qu'ils viennent de gens étrangers à la médecine? Mais que fallait-il donc constater? et, de la part des témoins, quelles qualités étaient requises pour que leur attestation fut recevable?

Il y avait à voir, au tiers supérieur du membre, une plaie ulcéreuse d'où s'écoulait un pus fétide; il y avait à voir que cette

---

(1) *Chronique médicale*, n° du 1er décembre 1907, p. 705. Le Dr Fourestié, en reculant la constatation à *huit jours*, a mal lu les documents qu'il avait entre les mains.

jambe n'était plus une tige rigide, mais qu'elle se composait de deux segments simplement rattachés l'un à l'autre par les tissus mous : si bien, qu'au moindre mouvement, les fragments formaient entre eux, au niveau de la plaie, un angle variant sans cesse, et que Pierre pouvait plier le segment inférieur en tous sens, prendre le pied dans une main et le retourner, le talon en avant et les orteils en arrière, comme les lavandières tordent un linge qu'elles viennent de rincer.

Pour voir cela, et pour ensuite en rendre témoignage, je le demande sincèrement au lecteur, était-il besoin d'autre chose que d'avoir de bons yeux et de la bonne foi ? Or ces deux qualités ne sont pas, que je sache, le privilège exclusif des médecins.

Sans doute, il est on ne peut plus commode de faire appel à l'expérience et de s'écrier avec le Dr Fourestié : « Que de fois on vient nous chercher pour un membre cassé, qui est simplement contus ; pour un pied luxé, qui est simplement atteint d'une entorse ! »

Mais comparaison n'est pas raison. Est-ce que sérieusement il est permis d'assimiler ces exemples, et autres semblables, au cas de P. De Rudder, chez qui plaie et fracture existaient depuis plus de huit ans ? A-t-on le droit de soutenir que ses voisins et amis, que sa fille, que sa femme, que le blessé lui-même, que tous se sont trompés, alors qu'il s'agissait tout simplement pour eux de continuer à voir ce qu'ils avaient vu tant de fois, ce qu'un médecin avait encore constaté moins de quatre mois auparavant ?

Quand je résolus d'étudier à fond un miracle de Lourdes, ce qui me décida à choisir cette guérison parmi tant d'autres, c'est précisément la facilité qu'avaient les profanes de fournir une attestation exacte et digne de foi sur les deux symptômes caractéristiques de la lésion : la mobilité anormale du membre et la plaie suppurante. Et les sceptiques l'ont bien compris ; c'est pourquoi ils se sont ingéniés par tous moyens à énerver la valeur de ces témoignages de profanes.

Deux médecins de Bruges, MM. Raphaël Rubbrecht et Nelis, ont même imaginé une expérience chirurgicale destinée, d'après eux, à démontrer combien l'erreur était facile pour les témoins qui n'étaient pas médecins. Ils invitèrent à cette expérience MM. De Smet et De Meester, tous deux professeurs au Grand Séminaire de Bruges : elle eut lieu le samedi 14 décembre 1907.

Une lettre du professeur De Meester nous la décrit de la manière suivante: « Ils ont opéré sur un cadavre d'octogénaire mort depuis le jeudi. Après avoir enlevé la peau, sur une surface de la grandeur d'un gros œuf de poule, à l'endroit de la fracture — ils avaient pris la mesure sur les os de De Rudder — ils ont attaqué le tibia à la gouge et au maillet.

» Sans nous avertir préalablement, ils ont d'abord cassé l'os tibial aux deux tiers, et ont enlevé un fragment de deux centimètres de hauteur à la partie antérieure du gros os, en laissant le péroné intact. Donc fracture incomplète.

» Les deux bouts du tibia fracturé aux deux tiers apparaissaient très nettement dans l'ouverture de la peau enlevée; de plus nous avons constaté un ballottement considérable d'avant en arrière de la partie inférieure du membre (1) ; le mouvement de torsion pouvait à peine atteindre le quart de la circonférence.

» Puis ils nous ont fait constater, palper que la fracture même du tibia n'était pas complète, nous faisant remarquer combien il était aisé pour les profanes de croire qu'avant le pèlerinage, la jambe de De Rudder était complètement fracturée, alors que depuis la dernière visite du médecin, les os s'étaient ressoudés, le péroné complètement, le tibia au tiers. »

Je suis le premier à le reconnaître, l'idée de ces médecins d'appuyer leur opinion sur une expérience chirurgicale a pour elle le mérite de l'ingéniosité; mais cette hypothèse d'un os soudé au tiers me déconcerte quelque peu; et puis, comment la concilier avec le résultat des examens du Dr Van Hoestenber et du Dr Affenaer, le surlendemain de la guérison? Ces examens ne suivirent que de deux ou trois jours les dernières constatations profanes, et cependant les deux docteurs palpèrent l'un et l'autre un tibia complètement soudé.

Admettons en effet pour un instant la réalité de cette supposition : tous les témoins, y compris Pierre De Rudder, auraient été victimes de la même illusion en s'imaginant que la fracture continuait à être complète au niveau de la plaie ; en fait, le péroné était consolidé, et il ne restait plus à combler qu'une brèche osseuse au tibia.

Soit ! Il n'en est pas moins vrai que le lendemain soir, Pierre

___

(1) N'oublions pas que ces mouvements passifs se faisaient sur un cadavre; pour la même lésion, la mobilité eût été beaucoup moins considérable chez un homme vivant.

marche sans béquilles, ce qu'il n'avait plus fait depuis huit ans ; que la suppuration est tarie et la blessure fermée. Et deux jours plus tard, le Dr Affenaer d'abord et le Dr Van Hoestenberghe ensuite ne trouvent plus qu'une cicatrice à l'endroit de la fracture, et y palpent un tibia dont l'épaisseur est normale et la face interne entièrement lisse. Donc, en moins de trois jours, un ulcère à suppuration ancienne s'est complètement cicatrisé, et il s'est formé un fragment osseux d'environ trois centimètres de haut et dont la profondeur prenait les deux tiers de l'épaisseur du tibia. Les docteurs Nelis et Rubbrecht prétendront-ils que cette guérison est naturelle ? Je ne le pense pas ; et ainsi leur expérience chirurgicale et l'hypothèse qu'ils en déduisent laissent debout le fait qu'ils avaient la prétention d'ébranler.

Je dirai plus : la fin de l'opération vint donner aux affirmations des témoins profanes la plus éclatante des confirmations. « Ils procédèrent ensuite, continue M. l'abbé De Meester, à la fracture complète des deux os; ce n'était plus alors un ballottement de la partie inférieure de la jambe, mais celle-ci, retenue seulement par les tissus mous, *pendait littéralement comme une loque.* »

Interrogés par la Commission d'enquête instituée par Monseigneur l'évêque de Bruges, les docteurs Rubbrecht et Nelis imaginèrent cette expérience pour confirmer une de leurs conclusions, celle que le Dr Nelis, dans son rapport, a rédigée comme suit : « Etant donné que nous ne pouvons admettre sans restriction l'infaillibilité médicale, à plus forte raison, et d'ailleurs l'expérience quotidienne nous y oblige, nous écartons tout témoignage profane en matière d'observation scientifique.»

Cette expérience chirurgicale sur le cadavre aboutit, nous venons de le voir, à un résultat diamétralement opposé. Loin d'affaiblir la valeur historique des témoignages profanes, elle a donné en quelque sorte une consécration expérimentale à la compétence de ces témoins ; car, pour nous certifier la persistance de la fracture, ils avaient simplement à nous décrire les mouvements anormaux si caractéristiques de cette partie inférieure de la jambe, qui se pliait en tous sens *comme une loque* au niveau de la lésion.

Les deux autres médecins consulteurs, dans leurs rapports à la Commission d'enquête, admirent tous deux l'autorité de ces témoins étrangers à la médecine.

Ainsi le D Depla, chirurgien distingué de Courtrai : « Doit-on, peut-on, dit-il (1), récuser tous ces témoignages comme de nulle valeur ?

» Doit-on les négliger comme des constatations défectueuses? Je ne le pense pas.

» Toutes ces descriptions sont si précises, les témoignages sont si concordants, les constatations faites sont si simples, si faciles à observer par tout homme qui a des yeux sains dans la tête, qu'on ne peut songer sérieusement à un défaut ou à une erreur d'observation....

» Si la jambe avait subi un travail de réparation pendant le laps de temps écoulé de décembre 1874 à avril 1875, De Rudder l'aurait remarqué, *il aurait dû* le remarquer et le sentir; il lui eût été *totalement impossible après quelques semaines* de plier la jambe dans la plaie et de lui imprimer un mouvement de torsion... En effet, tous les blessés de cette espèce — fractures non soudées du tibia et du péroné, réduites et guéries par le D Lauwers, à la Clinique St-Antoine, de Courtrai, et dont j'ai pris soin durant toute la maladie jusqu'à la guérison; — tous ces blessés (une dizaine de cas en tout, je pense) sentaient pour ainsi dire leur jambe se réparer ; ils pouvaient, presque semaine par semaine, lorsque le bandage était enlevé, me dire que la fracture n'était pas encore solidement, était déjà plus solidement, toujours plus solidement, enfin complètement réparée, etc... Toujours j'ai constaté la concordance entre leurs sensations et mes propres constatations. Leur jambe était-elle complètement consolidée, ils le sentaient et devenaient assez hardis pour réapprendre à marcher...

» Pour conclure, disait le D Depla, je considère personnellement la guérison de Pierre De Rudder, telle qu'elle m'est apparue après la lecture du dossier, comme absolument inexplicable par les moyens naturels et connus, et je n'hésite pas à l'attribuer à l'intervention de la Ste-Vierge d'Oostakker... »

Conclusion analogue de l'autre médecin consulteur, Ed. Van Coillie, de Bruxelles, qui s'attache surtout à tirer argument de la plaie.

« Faut-il, lisons-nous dans son rapport du 6 mai 1908, rejeter

____

(1) Rapport daté du 29 juin 1908. M. le professeur De Meester a eu l'obligeance de me le traduire du flamand.

Dans l'Appendice, nous reproduisons en entier ce rapport, ainsi que ceux du D Nelis et du D Van Coillie.

ces témoignages de profanes, parce que leurs auteurs ne sont pas porteurs de diplômes de médecins ?

» J'estime que le rejet brutal de ces nombreux témoignages est une grande faiblesse pour ceux qui nient le caractère extra-naturel de cette guérison... Et cependant, je veux être large à l'extrême dans cette critique, et je veux accorder que ces témoins non médecins n'étaient pas qualifiés pour juger de l'état des os; mais je ne puis admettre qu'on leur dénie la faculté de constater l'existence d'une plaie purulente et fétide, car une telle constatation s'impose avec tant d'évidence qu'elle tombe sous les sens des hommes les moins versés dans les sciences médicales : quel est l'individu sain d'esprit qui ne peut différencier une plaie profonde et suppurante d'avec une autre lésion, une affection eczémateuse, par exemple ?...

» Ils ont vu cette plaie non pas une fois, mais chaque jour, et leurs témoignages se reportant jusqu'à la date même de la guérison, doivent être tenus pour l'expression irrécusable de la vérité; sinon il faut rejeter la valeur du témoignage humain et biffer l'histoire du cadre des connaissances scientifiques. »

Déjà, le 5 novembre 1901, les médecins du *Comité parisien de la Société de St-Luc*, sur la proposition de leur Président, le D^r Le Bec, chirurgien de l'Hôpital Saint-Joseph, avaient voté cette conclusion « que les affirmations des nombreux témoins oculaires, qui ont visité le malade immédiatement avant la guérison, sont suffisantes pour attester la persistance de la fracture, même en l'absence de certificat médical, rédigé à ce moment précis. »

2. Témoignages médicaux.

Nos adversaires, nous l'avons démontré, n'ont pas le droit de rejeter, sous prétexte d'incompétence, les témoignages des gens étrangers à la médecine.

Cependant, pour mieux les confondre, acceptons la discussion sur le terrain où ils la confinent arbitrairement. Il leur faut un témoignage de médecin; nous avons celui du Dr Van Hoestenberghe : il examina le blessé pour la dernière fois à la fin de décembre 1874 et le revit complètement guéri le 9 avril 1875.

Affirmer, comme d'aucuns l'ont fait, que la parfaite guérison constatée ce jour-là a pu se réaliser naturellement pendant les trois mois et demi écoulés entre les deux examens, c'est bâtir sur le sable de l'invraisemblance un édifice d'impossibités.

Voyez l'invraisemblance : depuis huit ans, plusieurs médecins étaient intervenus, et malgré les traitements essayés à diverses reprises, aucune amélioration ne s'était produite : aussi abandonnent-ils définitivement le malade considéré comme incurable.

Comment supposer dès lors que, juste après la dernière visite médicale et coïncidant avec la suppression de tout traitement, aurait commencé la soudure de ces os nécrosés, dont le pus avait rongé le périoste?

Le vrai peut quelquefois n'être pas vraisemblable, a-t-on dit; soit ! mais en aucun cas, l'impossible ne peut être vrai.

Or :

1° *Il était impossible,* dans le cas d'une guérison naturelle, *que Pierre De Rudder marchât comme le Dr Van Hoestenberghe le vit marcher le 9 avril 1875.*

Dans la durée du traitement d'une fracture de jambe, on distingue deux étapes : le temps nécessaire à la consolidation osseuse, c'est-à-dire à la formation d'une soudure ou cal assez résistant pour porter le poids du corps et permettre les premiers mouvements; ensuite le temps parfois très long qui s'écoulera depuis la soudure osseuse jusqu'au jour où les fonctions du membre seront redevenues normales, et où la guérison par conséquent sera *complète.*

Chez De Rudder, le tibia et le péroné étaient brisés à leur tiers supérieur. Les fractures de l'extrémité supérieure du tibia, celles dont le trait passe, comme c'était le cas, au-dessus du trou nourricier de l'os sont très lentes à guérir. Avec le traitement classique de l'immobilisation, le seul connu en 1875, leur consolidation tardive requérait, en moyenne, de trois à quatre mois pour être menée à bien, selon Heydenreich, professeur à l'Université de Nancy (1).

« Le pronostic est sérieux, disent à leur tour Hennequin et Lœwy, en raison du temps qu'exige la consolidation : en moyenne six mois, et des troubles fonctionnels de l'articulation du genou qui souvent deviennent permanents à l'âge mûr (2). »

---

(1) *Des fractures de l'extrémité supérieure du tibia,* thèse de doctorat par ALBERT HEYDENREICH, Paris, 1877, pp. 32 et 125.
(2) HENNEQUIN et LŒWY, *Fractures des os longs,* p. 124. Paris, Masson, 1904.

Et le Dr Vourch (1) nous apprend que d'après Ricard et d'après Gross, ces fractures exigent six à huit mois pour arriver à la consolidation.

Les auteurs cités n'ont en vue que les fractures simples, fermées. La fracture de Pierre De Rudder était ouverte, fortement infectée depuis huit ans. Or, d'après Malgaigne, qui écrivait avant la découverte du pansement antiseptique, « une fracture affectée du suppuration, toutes choses égales d'ailleurs, demande au moins *trois fois* autant de temps qu'une fracture simple (2). »

D'après ces autorités donc, trois mois et demi n'étaient pas suffisants pour atteindre la première étape de la guérison ou la consolidation osseuse. Où trouver après cela les jours et les semaines nécessaires pour rétablir peu à peu le fonctionnement normal d'un membre si profondément lésé et depuis si longtemps sans usage?

Il est cependant des médecins qui contestent ces chiffres et qui prétendent qu'en trois mois et demi la guérison complète était possible. Faisons-leur encore cette concession, mais à la condition qu'ils nous accordent à leur tour que, jusqu'au 7 avril 1875, Pierre De Rudder fut obligé de se servir constamment de béquilles. Des témoignages nombreux et formels nous l'affirment; ils émanent, il est vrai, de témoins profanes; mais qui oserait être déraisonnable au point d'exiger un témoignage médical pour savoir si, oui ou non, Pierre De Rudder a marché sans béquilles avant le pèlerinage?

Or, voilà que cette jambe sur laquelle il ne s'est pas appuyé une seule fois depuis huit ans; ce pied, qui durant tant d'années n'a plus reposé sur le sol et que rongeait une large ulcération; ces muscles atrophiés ou détruits, dont les tendons sont rouillés dans leurs gaînes; ces articulations raidies ou déviées; tous ces rouages délicats, dont le concours harmonieux est absolument indispensable aux mouvements compliqués de la marche normale, se remettent tout à coup à fonctionner avec un ensemble parfait : l'impotent se dresse et s'avance sans soutien,

______

(1) Dr VOURCH. *La Foi qui guérit*, Bordeaux, Féret, 1911, p. 104. « Six à huit mois, nous dit Ricard dans le *Traité de chirurgie* de Duplay et Reclus; — six à huit mois, dit Gross dans son *Manuel de Pathologie externe.* »

(2) MALGAIGNE. *Traité des fractures et des luxations*, t. I, p. 166. Paris, 1847. Consultez également les *Traités* de FOLLIN (1869), DUPLAY et RECLUS (1890).

1l laisse à Oostakker des béquilles devenues désormais
inutiles, et il rentre à Jabbeke marchant comme tout le monde.
Ce fait est tellement contraire à l'expérience quotidienne qu'un
de nos adversaires n'a pas craint d'écrire que, s'il en était ainsi,
le miracle n'aurait pas, à son avis, « résidé surtout dans la soudure des fragments osseux et dans la disparition de la plaie
purulente, mais bien dans la création brusque de nouvelles
fibres musculaires bien saines, puisque De Rudder put tout à
coup marcher sans soutien (1). »

2° La marche normale constatée par le Dr Van Hoestenberghe
deux jours après la guérison n'était donc pas possible naturellement ; mais il y a plus : *la soudure osseuse elle-même était impossible*. Car, pour l'obtenir, une condition essentielle était requise:
l'immobilité des fragments. Or, nous le savons, Pierre De Rudder, loin de garder le membre immobile, marchait avec des béquilles et sans bandage rigide ; à chaque secousse imprimée au corps,
de grandes oscillations pendulaires balançaient donc le segment
inférieur de la jambe cassée. Dans ces conditions, à moins d'admettre, comme certain docteur, que la douleur a tenu lieu nuit et
jour d'appareil contentif, ce n'est ni en quatre mois ni en douze
qu'on pouvait espérer la consolidation : la consolidation était
radicalement impossible.

3° Et jugez néanmoins comme elle fut parfaite, perfection qui
est à son tour une *impossibilité nouvelle* venant s'ajouter aux
deux précédentes.

a) Trois centimètres d'os manquaient au tibia gauche ; et
cependant, sa longueur est exactement la même que celle du tibia
droit. Or, tous les auteurs que j'ai consultés sont unanimes sur
ce point, il était impossible, avec une guérison naturelle, d'échap-
per au raccourcissement ; c'était fatal : le tibia gauche fut resté
deux à trois centimètres plus court que le tibia droit.

b) Ce n'est pas tout. Dans son rapport, le Dr Sherry, de Londres, insiste sur l'état de la jambe guérie quand le Dr Van Hoestenberghe l'examina. « Ce médecin, dit-il, faisant glisser les
doigts le long de la face antérieure du tibia, ne sentit aucune
proéminence à l'endroit de la soudure. Le renflement ou cal
qui entoure comme d'une gaîne les parties d'os récemment sou-

---

(1) R. MARTIN. *Op. cit.*, p. 7.
tées d'un fragment à l'autre. (3)

dées faisait donc complètement défaut. Voilà un fait, conclut-il, qui, à mon humble avis, n'a jamais été observé jusqu'ici. »

« Un pareil désordre devrait, ce semble, se traduire au moins par un corps cicatriciel d'un volume proportionnel, écrit à son tour le Dr Henri Guinier, agrégé de la Faculté de Médecine de Montpellier (1)... Qu'y voit-on?... Ces os sont anormalement soudés les uns aux autres par une simple soudure, par *un cal linéaire sans épaisseur, un fantôme de cal*, sans analogue dans une fracture de cette espèce. »

« Cela constitue pour nous le grand prodige (2), » affirme le D^r De Baecker, de Paris, auteur d'un livre intitulé : *Lourdes et les Médecins.*

Et cette absence de saillie externe, ajouterai-je, est d'autant plus remarquable que, dans les cas de suppuration invétérée avec nécrose, comme ici, le cal est difforme, il est constitué par des productions irrégulières, volumineuses, formant des travées jetées d'un fragment à l'autre (3).

Je résume cette longue argumentation :
Le double examen médical du Dr Van Hoestenberghe, en décembre 1874 et avril 1875, nous autorise à conclure :

Premièrement : que cette vieille fracture suppurante ne pouvait pas être complètement guérie en trois mois et demi, avec restitution intégrale de la marche dès le premier instant où De Rudder posa le pied gauche à terre;

Deuxièmement : que, sans immobilisation des fragments, la soudure osseuse elle-même n'était pas possible; et il est prouvé que cette immobilisation nécessaire n'a pas eu lieu;

Troisièmement : enfin, que cette guérison a présenté deux caractères qui ne se rencontrent pas dans les guérisons naturelles : restitution au tibia gauche des trois centimètres d'os enlevés; absence de saillie extérieure ou cal immédiatement après la consolidation.

* * *

Un chirurgien de valeur, qui n'admet pas le caractère miraculeux de ce fait, et ne manque aucune occasion d'afficher publi-

---

(1) Dr HENRI GUINIER. *Le Surnaturel dans les Guérisons de Lourdes,* 2e édition, Paris. Éditions des « Questions actuelles », 5, rue Bayard, page 19.
(2) *Chronique Médicale*, 15 octobre 1907, p. 683.
(3) Voir le *Traité de Chirurgie* de DUPLAY et RECLUS, t. II, p. 328.

quement son opinion, me disait un jour, dans une conversation, qu'il y verrait un miracle sans hésiter, si un médecin avait constaté la fracture la veille de la guérison.

— Mais, répliquai-je, vous m'avez affirmé il y a un instant que, vu son siège et sa gravité, cette fracture exigeait un minimum de cinq à six mois de traitement. Le Dr Van Hoestenberghe a examiné une dernière fois la lésion moins de quatre mois avant le 7 avril, et il est avéré qu'aucun traitement approprié n'a été institué depuis. Par conséquent, de votre propre aveu, ce témoignage médical, sans dater de la veille du pèlerinage, conserve néanmoins toute son importance.

— « Le Dr Van Hoestenberghe est un vieux médecin (1), me répondit-il d'un ton méprisant. Et d'ailleurs, les plus habiles s'y trompent. » Et comme s'il eût oublié qu'il parlait à un médecin, à quelqu'un qui pouvait, par conséquent, saisir la différence radicale entre les deux cas, il se mit à raconter l'histoire récente d'une lésion interne de diagnostic difficile et qui avait induit en erreur deux docteurs distingués. Lui, naturellement, avait vu clair !

Ainsi, d'après ce chirurgien, pour reconnaître l'existence d'une fracture, au niveau de laquelle on pouvait tordre la jambe, la plier en deux et toucher les bouts osseux écartés l'un de l'autre dans une plaie béante, il ne suffisait même pas d'être médecin, il fallait être *jeune médecin*, et encore ! Les plus habiles s'y trompent !

On demandait à un autre docteur, dans une discussion où le Dr Van Hoestenberghe était présent, ce qu'il penserait du cas si les choses s'étaient réellement passées comme on les racontait. — « Je dirais, répondit-il, que c'est un fait aussi inexplicable naturellement que le redressement instantané d'un bossu, que les cheveux repoussant à vue d'œil sur une tête chauve, ou que la résurrection d'un mort. » Mais, se tournant aussitôt vers le Dr Van Hoestenberghe, il s'empressa d'ajouter : « Il n'est pas possible que vous ayez constaté un écart de trois centimètres entre les fragments. Vous aurez sans aucun doute plié la jambe au niveau de la fracture et introduit vos doigts entre

---

(1) Cette épithète signifiait dans sa bouche *un médecin de la génération précédente;* c'est en opposition à ce sens que nous employons plus loin le mot *jeune*. Prise au sens propre, la remarque tomberait à faux : en 1875, le Dr Van Hoestenberghe avait quarante-cinq ans.

les bouts osseux que vous écartiez ainsi vous-même. » Et pour corriger quelque peu ce qu'il y avait de choquant dans cette négation sans preuve, jetée publiquement à la face d'un confrère, il poursuivit : « Nous, médecins, nous nous trompons si facilement ! »

Toujours le même procédé : écarter *a priori* et sans examen tout témoignage gênant ! Pour se débarrasser des témoins profanes, il était si commode de les accuser d'erreur. Comment ne pas être tenté d'user de ce moyen contre les médecins eux-mêmes ? Ceux qui agissent de la sorte, feraient bien de songer à ce principe de déontologie médicale, que rappelait le professeur Rénon, lors des discussions autour de la guérison de Mlle Aurélie Huprelle (tuberculose pulmonaire à la période cavitaire, guérie instantanément à Lourdes, le 21 août 1895) : « Il n'est pas permis de discuter le diagnostic d'un de ses confrères, quand on n'a vu le malade ni avant, ni après sa guérison (1). »

Voici encore un exemple de cette conduite arbitraire à l'égard des témoignages médicaux :

Le Dr Fourestié commence par déclarer « qu'on ne peut s'en rapporter à des mains, à des yeux qui ne sont pas du métier »; mais bientôt, il ne se contente plus d'un homme du métier : « Il faut avouer, écrit-il alors, qu'un seul témoignage, même médical, est bien insuffisant dans un cas pathologique destiné à avoir un si grand retentissement (2). »

Pourquoi s'arrêter en si beau chemin et ne pas exiger avec Renan que la guérison se fût produite en présence d'une commission composée de physiologistes, de physiciens, de chimistes et de personnes exercées à la critique historique ?

« Déplorable méthode en vérité, conclut le professeur Bertrin dans sa réplique au Dr Christel, qui s'en est servi contre les médecins de Jeanne Tulasne, l'héroïne d'un *Miracle d'aujourd'hui* (3); déplorable méthode en vérité : ni scientifique, ni loyale; elle n'a pour elle que l'audace.

» Et pourtant ils y sont fidèles. C'est d'elle qu'ils usent encore dans le cas de Pierre De Rudder et de beaucoup d'autres. Ainsi, il faut voir avec quelle superbe suffisance mon honorable adversaire repousse le témoignage du docteur Affenaer et celui

---

(1) Cité par le Dr Vourch, *Op. cit.*, p. 88.
(2) *Op. cit.*, p. 794.
(3) *Op. cit.*, p. 91.

du docteur Van Hoestenberghe, médecins du célèbre miraculé !
Il va jusqu'à s'en prendre à toute la médecine belge de ce
temps-là. »

Que faudrait-il donc pour convaincre ces sceptiques? Je
m'imagine que plus d'un d'entre eux ferait volontiers sienne la
cynique prétention du Dʳ Tacaud, vivante incarnation des idées
de Félix Le Dantec, dans le livre que nous avons déjà cité,
Le Conflit (1). « J'irai à Lourdes, disait-il; mais je me défie
des cures prétendues miraculeuses et qui n'ont rien de plus
étonnant que celles de la Salpêtrière ou de l'hospice Sainte-
Anne. Voici un couteau que j'ai depuis longtemps et auquel
je tiens beaucoup; il ne me quitte jamais dans mes herborisa-
tions. Je le mettrai dans une bouteille que je souderai moi-même
au chalumeau. Je plongerai avec ferveur la bouteille dans la
piscine sacrée et, si le couteau en sort sans que la bouteille se
casse, je croirai en Dieu.

— Vous demandez à Dieu de faire un tour de prestidigi-
tation comme ceux de Robert Houdin, dit l'abbé en riant.

— Je lui demande la guérison de mon âme fermée à la
foi, dit Fabrice avec le plus grand sérieux; c'est bien là une
cure qui vaut l'allongement d'une jambe... Si mon couteau
disparaît, je ne croirai plus à la conservation de la matière et
je me ferai moine.

— Il est possible, dit le prêtre, que Dieu vous accorde ce
miracle; vous vous trompez avec une si entière bonne foi qu'Il
ne peut vous en vouloir; paix sur la terre aux hommes de bonne
volonté (1).

— Et si le couteau reste dans la bouteille, continua M. Tacaud, je n'en conclurai pas que Dieu n'existe pas, mais seulement
que tout se passe comme s'il n'existait pas.... (2). »

---

(1) *Op. cit.*, p. 205-206.

(1) Nous avons dans cette réponse un spécimen du rôle absurde que
l'auteur fait jouer à son abbé Jozon, afin de mieux ridiculiser une religion que ce prêtre ignorant et naïf est censé représenter.

(2) A ceux qui raisonnent aussi étrangement que Félix Le Dantec,
et osent affirmer, soi-disant au nom de la science, que tout se passe dans
l'Univers comme si Dieu n'existait pas, nous livrons à méditer cette
page de Sully Prudhomme (*Revue scientifique*, 1899, t. XII, p. 741).
« Supposons que, sur un billard, les billes aient été mises en mouvement
par un joueur, et que, parmi les microbes recélés par le duvet du
tapis, il y en aient qui soient doués d'intelligence et cherchent à explo-
rer et à s'expliquer leur milieu; supposons, en outre, que le coup de
queue ait précédé leur apparition et que la portée de leurs moyens

CHAPITRE IV

Les os des jambes de Pierre De Rudder.

———

Ces os constituent un document important. Le caractère spécial de ce document et le genre d'objections par lesquelles on a tenté d'énerver sa valeur, nous engagent à lui consacrer un chapitre particulier.

Malgré la mort de Pierre De Rudder, ces os continuent à nous faire toucher du doigt, comme de son vivant, la perfection de la guérison obtenue, perfection qui se manifeste, nous l'avons dit, par le manque de cal saillant au niveau de la soudure et par la reconstitution au tibia gauche d'un fragment osseux qui l'a rendu de même longueur que le tibia droit.

————

d'investigation ne dépasse pas le périmètre et le niveau des bandes. La vitesse et la direction imprimées aux billes, les rencontres de ces sphères énormes leur paraîtront soumises au déterminisme, et ils pourront étudier et formuler les lois du choc et de la déviation angulaire qui en résulte pour les trajectoires des billes, réserve faite toutefois du cas singulier de certains *effets* de recul et d'incurvation qu'ils se promettront d'expliquer quand la science sera plus avancée. En somme pour ces microbes intelligents, tout se passera comme si l'initiative du joueur, la préparation du coup par sa pensée, sa résolution enfin mise à exécution par son bras avec la queue de billard n'existaient pas; mais en réalité, tout ne se passe pas ainsi; ils auront fait la théorie purement mécanique, c'est-à-dire la science positive du carambolage. Il restera, pour l'expliquer intégralement, à en faire la métaphysique, à montrer qui a construit le billard, tissé le tapis, tourné les billes en vue des carambolages et, par une préméditation spéciale, institué aussi dans chacun de ceux-ci la finalité. L'œuvre scientifique de ces minuscules déterministes aura été à la fois *irréprochable* et *insuffisante*. »

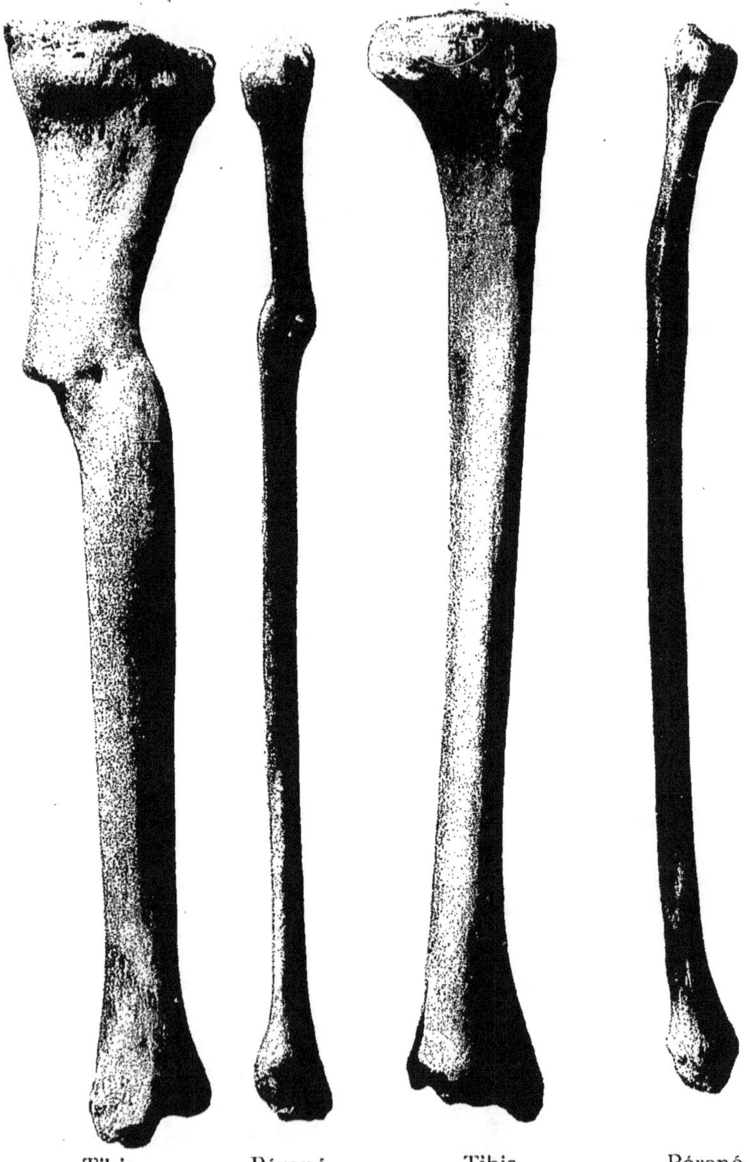

Tibia   Péroné   Tibia   Péroné

Jambe gauche   Jambe droite

Os séparés, photographie de leur face antérieure.

A propos d'une reproduction en bronze des deux tibias qu'il vit au Bureau des Constatations médicales de Lourdes, le D^r De Backer, de Paris, a écrit dans son livre : *Lourdes et les Médecins :* « Ils constituent des pièces à conviction d'une inexprimable valeur pour tout *esprit non prévenu.* Ces derniers mots qui me viennent sous la plume, me sont suggérés par ce fait inoui que j'ai vu un médecin refusant de croire à l'évidence de tels phénomènes, prétextant la supercherie, le parti-pris, la mauvaise foi de ceux qui ont fait l'autopsie, criant à la substitution, à la falsification des pièces, etc... (1).»

1. Authenticité de ces os.

I. *Tibia et Péroné de la jambe gauche.*

L'authenticité des os de la jambe gauche est attestée par des documents irréfutables, puisqu'ils contiennent le signalement exact de ces os, d'après des examens faits du vivant de Pierre De Rudder.

Ces documents sont au nombre de trois.

Le premier est la description que nous a laissée le Dr Royer. Voici ce que nous lisons dans le manuscrit de son enquête de 1893 : « Le tibia de cette jambe gauche présente une surface interne aussi lisse, aussi égale que celle du tibia droit. Quant à la crête du tibia, elle présente *une légère dépression* au niveau de la cicatrice. Elle est légère, mais on ne la constate pas à la crête du tibia droit. »

Le même signalement se retrouve dans une lettre, adressée au Dr Royer, où les docteurs de Pirquet et Van Isendijck font le récit d'une visite chez De Rudder, le 23 juillet 1894. Le Dr Van Isendijck décrit ainsi le tibia gauche : « Quand on suit la crête du tibia en remontant de bas en haut, on sent, au niveau où a existé la fracture, une dépression ronde de la grandeur d'une pièce de 50 centimes... dépression qui atteint une profondeur d'un centimètre. »

Enfin et surtout, grâce à l'heureuse initiative de M. le chanoine Callewaert, le Président actuel du Grand Séminaire de Bruges, nous possédons la *radiographie* de la portion supérieure

---

(1) Paris, Maloine, 1905, p. 64.

des deux jambes, prise quelques mois avant la mort de Pierre De Rudder.

Les clichés portent, avec le nom de De Rudder et la date de la radiographie : 16 juin 1897, la signature de leur auteur, M. Seligmann, professeur à cette époque à l'Athénée royal de Bruges et aujourd'hui à celui de Bruxelles.

Il est donc impossible, vous le voyez, de s'attaquer sérieusement à l'authenticité des tibia et péroné gauches qui sont conservés à l'évêché de Bruges et dont je donne dans ce livre la reproduction photographique, avec celle des os de la jambe droite.

II. *Tibia et Péroné de la jambe droite.*

Ce sont des os normaux : ils ne sont donc pas caractéristiques comme ceux de la jambe gauche, et il serait fort difficile de les authentiquer au moyen de la radiographie que nous en avons prise.

Par conséquent, pour croire qu'ils proviennent de Pierre De Rudder, il faut ajouter foi à ma parole qui l'affirme.

Un seul homme, à ma connaissance du moins — je ne tiens pas compte de la négation anonyme citée par le D^r De Backer — s'est permis d'énoncer des doutes à cet égard et de faire cette injure à ma loyauté; et, chose inattendue, cet homme est le Dr Lubin Lefèvre, un ancien compagnon de l'Université de Louvain et un ancien collègue : nous fûmes ensemble médecins militaires de la garnison de cette ville.

Rappelons, pour mieux stigmatiser sa méthode, comment il en est venu à des insinuations qui font planer sur moi le soupçon de supercherie : on verra que je ne suis pas le seul à être maltraité de la sorte par ce digne précurseur de Verhas.

Lors de la discussion du cas De Rudder dans la *Chronique Médicale* de Paris, le Dr Lefèvre se présenta comme le champion de la science : « La science, proclame-t-il dès le début de son article, n'admet pas le miracle. Avec elle je pense qu'il ne peut rien y avoir dans la nature qui ne soit naturel, et au XX° siècle c'est une force que d'avoir la science de son côté et une faiblesse de l'avoir contre soi. »

Voilà certes le langage d'un homme qui doit s'entourer avant d'écrire de toutes les garanties requises. On croirait donc qu'il a, sur la question à résoudre, consulté les documents discutés, et en particulier mes deux brochures sur De Rudder, citées dans les articles précédents de la *Chronique Médicale* : elles furent l'une et l'autre éditées à Bruxelles, où le Dr Lefèvre habitait à cette époque : elles étaient par conséquent à la portée de sa main, il n'avait qu'à l'étendre.

Mais la science du Dr Lubin Lefèvre n'est pas la science ordinaire, qui a la passion du document original et du contrôle personnel ; il a pris la plume, en effet, pour nous communiquer, nous dit-il, « les réflexions que lui suggère l'étude des *seuls documents* parus dans la *Chronique Médicale* et tout spécialement des reproductions photographiques publiées dans son numéro du 15 juillet 1907. » Manière d'agir d'autant plus singulière qu'il ajoute aussitôt : « Celles-ci sont fort imparfaites, puisqu'elles ne font apparaître notamment que quatre orteils au pied gauche. »

Et cependant, de ces reproductions photographiques fort imparfaites, il va déduire ce jugement :

« On n'est pas convaincu que la jambe gauche ne soit pas raccourcie de plusieurs centimètres, quoi qu'en disent certains confrères. » Et il couronnera le tout par la conclusion suivante :

« Sans prendre la peine de discuter des témoignages humains, dont la valeur est toujours fort incertaine, quand on connaît l'ignorance des hommes, leur passion, leur suggestibilité, leur manque de caractère en présence de personnes auxquelles ils craignent de déplaire, on peut déjà conclure que le cas de Pierre De Rudder n'est pas fait pour entraîner la conviction du miracle. Il faut déjà être croyant convaincu pour croire à celui-là. »

Ces témoignages humains que le Dr Lefèvre ne prend pas la peine de discuter, ce sont les témoignages des docteurs Affenaer, Van Hoestenberghe, Royer, de Pirquet et Van Ysendijck, pour ne citer que des médecins, qui tous, du vivant de De Rudder, ont examiné la jambe guérie et l'ont trouvée aussi longue que la jambe droite ; c'est mon propre témoignage, basé sur un document indiscutable : les deux tibias de Pierre De Rudder, tous deux exactement de même longueur.

Mais hélas ! à quoi servent nos efforts pour ne pas nous écarter dans ces recherches de la méthode scientifique la plus rigoureuse ? Nous sommes atteints d'une irrémédiable faiblesse : nous avons la science contre nous ! Notre éminent contradicteur, lui, s'abrite sous l'égide de cette divinité moderne, et cela le dispense de tenir compte des règles de la saine critique, bonnes tout au plus pour le vulgaire. Il lui a suffi de s'installer commodément un soir dans son fauteuil, en face de la reproduction fort imparfaite d'une mauvaise photographie de De Rudder, et de se demander ce qu'il pourrait bien en tirer contre le surnaturel, auquel il a le malheur de ne plus croire.

Aussitôt la Science, qui a détrôné la Muse du poète, lui est apparue :

> Prends ta plume, savant ! C'est moi, ton immortelle...

Et docile à la voix de son inspiratrice, le Dr Lubin Lefèvre se mit à écrire : « On n'est pas convaincu que la jambe gauche ne soit pas raccourcie de plusieurs centimètres, quoi qu'en disent certains confrères, et que De Rudder ne dissimule inconsciemment cette infirmité, en reposant sur l'extrémité du pied gauche » ; dissimulation « inconsciente » qui est appelée plus loin dissimulation « maladroite ».

Quoi qu'en disent certains confrères ! A peine a-t-il jeté ainsi la suspicion sur les affirmations catégoriques des médecins qui ont examiné De Rudder vivant, qu'une réflexion l'arrête : il a publié, lui aussi, des observations médicales ; que dirait-il si on employait à son égard le procédé dont il use aujourd'hui envers ses confrères ? En outre, son esprit, plié à la forte discipline des sciences exactes, se souvient d'avoir lu dans l'article du Dr Boissarie « que les os de la jambe cassée ont la même longueur que ceux de la jambe saine » (1).

Comment, en face de cette confirmation anatomique du témoignage unanime des médecins, oser prétendre que la jambe guérie était raccourcie de plusieurs centimètres ?

La *Science* lit cette objection dans les yeux assombris de son fidèle adorateur ; d'un ton autoritaire, elle chasse bien vite de l'âme hésitante le scrupule à peine ébauché :

— Prends ta plume, savant !...

Et docile à la suggestion de son inspiratrice, le Dr Lefèvre écrit : « Il est entendu que l'on a le droit de se montrer très difficile dans la preuve du miracle, ce phénomène antinaturel. Eh bien ! je dirai alors qu'il n'apparaît pas de façon indiscutable que le tibia droit provienne de la jambe droite de De Rudder. Le texte ne le dit, du reste, pas non plus (2). Sauf dans la

---

(1) *Chronique Médicale*, 15 octobre 1907, p. 682.

(2) *La Chronique Médicale*, il est vrai, en dessous de la reproduction des deux tibias et des deux péronés, imprime simplement : jambe gauche de Pierre De Rudder ; mais le Dr Lefèvre a parfaitement compris que la phototypie représentait les deux jambes ; la preuve en est qu'il attaque l'authenticité du tibia droit reproduit. Du reste il avait lu dans

région malléolaire, cet os est moins gros que celui qui provient de la jambe qui a été si longtemps malade, qui est restée manifestement atrophiée et qui est normalement moins développée. En outre, il est très légèrement plus court, même en tenant compte de l'obliquité du plateau tibial gauche. Cette dernière différence est trop peu marquée pour qu'on y attache de l'importance. »

Quelle guigne tout de même de ne pas avoir la *Science* de son côté! Avant de publier mon étude sur ce miracle, j'ai recherché et compulsé tous les documents qui s'y rattachent, je me suis déplacé à différentes reprises pour interroger les témoins encore en vie. Pierre De Rudder était mort; grâce à mes démarches personnelles, j'obtins de sa veuve l'autorisation de faire l'exhumation du cadavre et le Dr Van Hoestenberghe, à ma demande, amputa les deux jambes, devant témoins. J'ai préparé moi-même les os que le Dr Van Hoestenberghe me remit incomplètement décharnés; moi-même j'ai été les faire photographier par M. Castelain chez M. Lagaert, rue Impériale, 20, Bruxelles : c'est une de ces photographies que reproduisit la *Chronique Médicale*.

Le Dr Lefèvre, lui, ne fait aucune enquête, aucun interrogatoire, aucun examen des documents; il ne lit même pas une seule des brochures que j'ai publiées sur le cas; non! il se contente d'étaler sur sa table de travail la mauvaise reproduction des os photographiés que donne la *Chronique Médicale;* il ne remarque seulement pas que les deux tibias n'ont pas été photographiés sous le même angle (1), et il insinue que j'aurais substitué au tibia droit du miraculé un tibia quelconque, pour faire

---

l'article de Boissarie la phrase que je viens de citer dans le texte; il avait lu dans une lettre du Dr Fourestié « que les deux os étaient régénérés en entier ». Mais il n'est pas besoin de chercher si loin: la notice qui accompagne la reproduction de la photographie des os, dans la *Chronique Médicale* du 1^e^r juillet 1907, dit clairement: " Les os rompus s'étaient subitement rejoints; il n'y avait pas de raccourcissement » (p. 476).

(1) Jugeant le même os, mais d'après la photographie de leur face postérieure, M. Marcel Mangin (*Op. cit.*, p. 832) disait: « Quant à la longueur des os mesurée sur la photographie, je la trouve plus petite pour la jambe reconstituée ». Le Dr Lefèvre, lui, la trouve plus grande. Son appréciation est donc absolument le contre-pied de celle de M. Mangin, et montre ce que valent les déductions basées sur une photographie. Pour expliquer cette différence entre les os photographiés, il suffit, et M. Mangin l'a bien compris, que ceux-ci n'aient pas été placés exactement à la même distance de l'objectif.

croire qu'après la guérison la jambe gauche avait la même longueur que la jambe droite.

Résumons en trois mots les insinuations du Dr Lubin Lefèvre : Pierre De Rudder est un dissimulateur maladroit ; les docteurs Van Hoestenberghe, Affenaer, Royer, de Pirquet et Van Ysendyck sont des menteurs et je suis, moi, un faussaire !

Je laisse le lecteur juge de l'épithète que méritent de pareils procédés, et, pour clore cette discussion, je me bornerai à prendre au Dr Lefèvre une de ses sentences et à y opérer une petite substitution (ce que c'est que l'habitude), la substitution d'un mot à un autre : « Les *incroyants*, dirai-je donc (le Dr Lefèvre a écrit : les croyants), ne sont pas aptes à juger les questions de religion. Sans le savoir, sans le vouloir, le plus innocemment du monde, ils mettent du parti-pris, en cherchant la vérité à travers le voile de leurs convictions. »

— Les incroyants... des convictions ?

— Parfaitement, et de solides encore ! N'avons-nous pas entendu, à la Société médicale de Milan, le Dr Angelo Filipetti proclamer que la discussion sur Lourdes, engagée contre le Père Gemelli, lui avait fourni les meilleurs arguments pour rester de plus en plus attaché à sa vieille foi positiviste ?

Et le Dr Lefèvre n'est-il pas convaincu, intimement convaincu, puisqu'il a senti la démangeaison de le crier bien haut, que ceux-là seuls qui, comme lui, n'admettent pas le miracle, ont au XXe siècle la science de leur côté : et non pas cette science vulgaire qui marche péniblement et pas à pas, et qui ne progresse qu'à la condition de s'appuyer sans cesse sur l'observation et l'expérience ; mais une science transcendante, planant de son vol d'aigle à cent coudées au-dessus du terre à terre des faits ; la *Science infuse* en un mot, qui, pour se prononcer sur un cas historique comme la guérison de Pierre De Rudder « n'a pas à prendre la peine de discuter les témoignages humains ! »

2. L'examen des os prouve à lui seul que la guérison n'a pas été miraculeuse.

C'est encore la Science qui a fait au Dr Lubin Lefèvre cette étonnante révélation.

« La photographie du tibia guéri, écrit-il (1), montre au

______

(1) *Chronique Médicale*, 1er mars 1908, p. 169.

moins deux déplacements, l'un suivant l'épaisseur, l'autre suivant la direction. Nous sommes donc, pour ce motif, en présence d'une guérison déplorable, dont aucun médecin ne se vanterait dans les circonstances habituelles, et l'on se demande comment on a pu songer à une intervention divine dans une consolidation aussi vicieuse. Quel eût été ce Dieu dont l'effort aurait été épuisé après ce résultat incomplet? Le dernier des hommes, armé de la toute-puissance, n'opérerait jamais qu'une restitution *ad integrum*, s'il lui prenait fantaisie de guérir un nouveau De Rudder.

» Que peuvent des témoignages humains en présence d'une objection de cette portée? »

*
* *

Les témoignages humains, pour lesquels le Dr Lefèvre manifeste ici encore un si profond mépris, constituent cependant la base de tout fait historique, quel qu'il soit.

Par eux nous sommes assurés que, depuis son pèlerinage, De Rudder marchait comme avant l'accident. Or, ce qu'il avait demandé dans son ardente prière à N.-D. de Lourdes, ce n'était nullement d'avoir un tibia gauche qui n'eût gardé aucune trace de fracture; c'était de recouvrer la marche afin d'être à même de travailler pour les siens.

Anatomiquement, après autopsie, quand on examine l'os, la consolidation paraît vicieuse, je le concède volontiers au Dr Lefèvre; en effet, le fragment supérieur de ce tibia gauche n'est pas vertical mais oblique assez fortement en arrière, et le fragment inférieur, au lieu de s'y ajuster, reste vertical et le déborde en avant.

Mais au point de vue *physiologique ou fonctionnel*, le seul qui intéressait le blessé, la guérison, loin d'être déplorable, fut parfaite, puisque la marche redevint normale.

Tout médecin, par conséquent, vu la gravité et l'ancienneté de la lésion, et même d'une façon absolue, n'aurait eu qu'à se féliciter d'un pareil résultat, sans se préoccuper de cette déviation du fragment supérieur, qui n'eût jamais pour De Rudder la moindre conséquence fâcheuse (1).

---

(1) Le déplacement entraînait nécessairement deux saillies du tibia au niveau de la soudure: l'une en avant, celle du fragment inférieur; l'autre en arrière, celle du fragment supérieur. La saillie *antérieure* est arrondie; anguleuse, elle eût été pour les téguments une cause perpé-

Mais je dirai plus : cette consolidation soi-disant vicieuse et qui scandalise si fort le Dr Lefèvre était nécessaire pour rendre à De Rudder une marche normale.

Vous comprendrez facilement pourquoi.

Pendant plus de sept ans, De Rudder a marché avec des béquilles, le genou gauche plié; pendant plus de sept ans, le fragment supérieur du tibia, détaché de l'inférieur, a été sans cesse tiré en arrière par les puissants muscles postérieurs de la cuisse, muscles fléchisseurs dont l'action n'était plus contrebalancée, comme dans le mécanisme de la marche, par l'action antagoniste des muscles antérieurs ou extenseurs. Des frottements anormaux ont lentement usé la surface articulaire du tibia au genou, surface rendue d'ailleurs moins résistante par la mauvaise circulation du fragment, séparé de la principale artère nourricière de l'os. Un examen comparatif des deux tibias prouve la justesse de ces considérations (1).

Les phénomènes d'usure ont produit fatalement à la longue une déviation permanente du fragment supérieur : au lieu d'avoir comme du côté droit une direction verticale, il obliquait assez fortement en arrière. Supposez dans de telles conditions une coaptation parfaite des deux fragments, l'idéal vers lequel tend le chirurgien moderne par son intervention opératoire dans les fractures. Qu'en serait-il résulté? Une déviation en arrière de la jambe gauche dans sa totalité, le fragment inférieur prolongeant la direction oblique du supérieur; les axes des deux jambes n'auraient plus été parallèles et Pierre De Rudder, avec un tibia parfaitement régulier, eût été condamné à boiter le reste de ses jours (2).

---

tuelle de blessures. La saillie *postérieure*, au contraire, forme un angle nettement marqué; mais, perdue dans les muscles du mollet, elle n'a présenté aucun inconvénient.

Ajoutons enfin que le tibia gauche offre une surface interne aussi lisse, aussi unie que celle du tibia droit. Aussi Pierre De Rudder n'a-t-il jamais éprouvé, jusqu'à la fin de sa vie, ni douleur ni gêne quelconque au niveau de la soudure osseuse.

(1) L'étude comparative des deux péronés complète ces renseignements. Contentons-nous de signaler une particularité importante: la surface d'articulation de la tête du péroné gauche avec le tibia, usée par les frottements anormaux, est devenue au moins une fois plus large que la surface correspondante du péroné droit.

(2) « Il faut noter qu'à la jambe, remarque le Dr Albin Lambotte, la moindre altération de la forme du tibia peut retentir fâcheusement sur les fonctions de l'articulation tibiotarsienne » : et sur la marche par conséquent. Or, dit-il, en règle générale, quand les deux os de la jambe

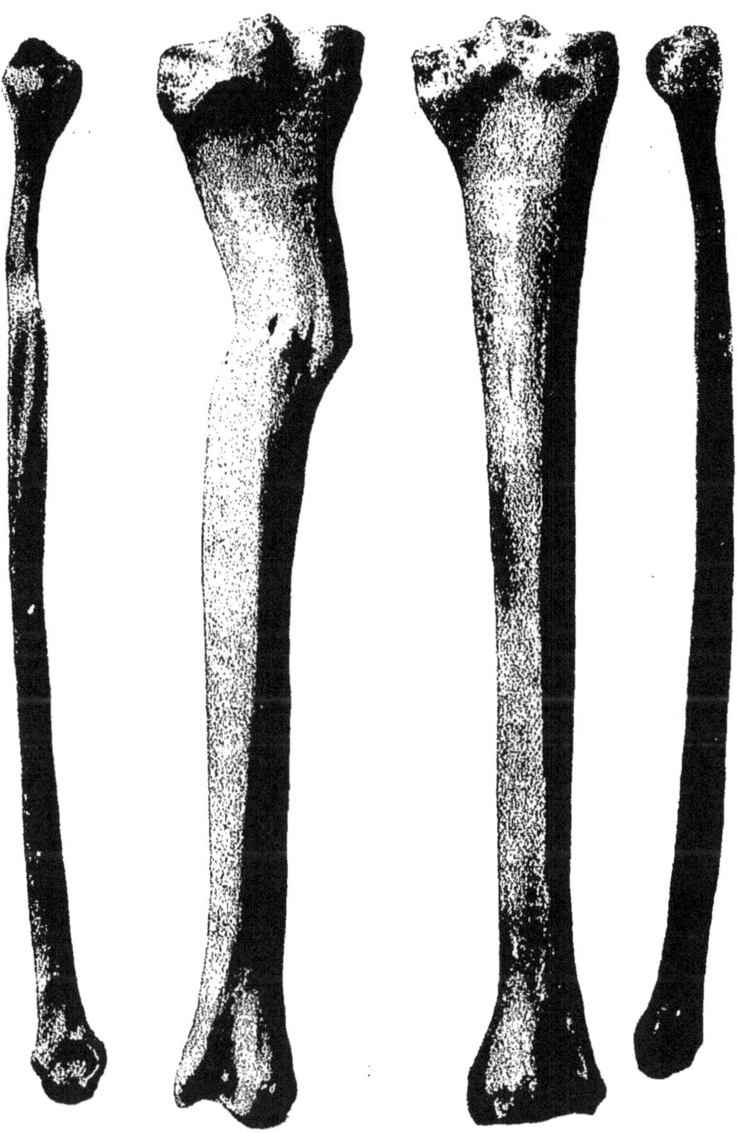

Os séparés, photographie de leur face postérieure.

Si, dès le soir de la guérison, on le vit marcher comme avant l'accident, la cause en est précisément dans le déplacement des fragments du tibia. Leur soudure s'est faite de telle sorte que le fragment inférieur a glissé au devant du supérieur, juste de la quantité nécessaire pour corriger la déviation de ce dernier. Et ainsi la jambe guérie, comme on peut le voir sur la photographie de De Rudder, a repris dans son ensemble une direction parallèle à la direction de la jambe saine. Une fois le parallélisme des axes rétabli, le poids du corps s'est transmis de la même façon au pied gauche qu'au pied droit, condition indispensable pour la marche normale.

*
* *

Ce mode de guérison joignait à sa grande simplicité le précieux avantage de laisser une marque ineffaçable de la lésion préexistante ; avantage si important qu'il suffirait à expliquer, me semble-t-il, pourquoi le Créateur n'a pas renouvelé intégralement les os de De Rudder, mais s'est contenté de rendre en un instant au pauvre estropié le parfait usage de la jambe brisée depuis si longtemps. Selon l'heureuse expression du Dr Van Hoestenberghe, dans une lettre qu'il m'écrivait au lendemain de l'autopsie, Il a voulu laisser sa signature sur son œuvre.

« Le dernier des hommes, prétend le Dr Lefèvre, armé de la toute-puissance, n'opérerait jamais moins qu'une restitution *ad integrum*, s'il lui prenait fantaisie de guérir un nouveau De Rudder. »

---

sont fracturés, il existe un déplacement assez notable. Il en conclut que dans ce cas, l'intervention opératoire est utile. (Dr Albin Lambotte, chirurgien de l'hôpital Stuivenberg d'Anvers: *L'intervention opératoire dans les fractures récentes et anciennes*, envisagée particulièrement au point de vue de l'ostéo-synthèse, avec la description de plusieurs techniques nouvelles. Bruxelles, Lamertin, 1907, p. 173).

Comme le montre cette citation, les grands progrès de la chirurgie permettent de corriger par une opération les déplacements fréquents dans les fractures des deux os de la jambe, et de restituer ainsi au membre ses fonctions normales.

Dans le cas de Pierre De Rudder, l'indication qui se présentait pour rendre au blessé une marche parfaite, était absolument contraire à l'indication habituelle ; et la perfection d'une opération chirurgicale eût consisté non plus dans une restauration anatomique intégrale, mais dans une soudure comme celle qui s'est produite, avec déplacement du fragment inférieur, corrigeant la déviation du fragment supérieur.

Voilà ce que n'a pas compris le Dr Lubin Lefèvre.

Et cette façon d'agir, répondrai-je à mon éminent contradicteur, prouverait par cela même que, la toute-puissance mise à part, il serait bel et bien resté le dernier des hommes, à l'esprit court et borné, sans aucune prévision de l'avenir.

En effet, de l'aveu de beaucoup, les os sont venus ajouter aux témoignages existants une éclatante confirmation ; les attaques du Dr Lefèvre sont à elles seules la meilleure preuve de l'importance de « cette autopsie d'un miracle » : on ne s'acharne pas, *per fas et nefas*, à détruire l'autorité d'un document insignifiant.

Or, d'où les os tiennent-ils cette valeur?

Uniquement des traces de fracture qu'ils ont gardées.

Grâce à elles, des documents authentiques, et en particulier la radiographie faite du vivant de Pierre De Rudder, nous ont transmis la description précise de la jambe gauche et nous démontrent ainsi sans nul conteste que les os dont j'ai reproduit la photographie dans mes ouvrages, sont réellement ceux du miraculé d'Oostakker.

Supposez au contraire un renouvellement complet des os de la jambe malade ainsi que des articulations du genou et du pied : nous n'aurions trouvé à l'autopsie qu'un tibia et un péroné gauches quelconques, et il ne resterait à ces os d'autre garantie d'authenticité que celle des os de la jambe droite, c'est-à-dire la loyauté de ma parole.

Or, le Dr Lefèvre nous a donné le triste exemple de ce que valent pour certains confrères libres penseurs les affirmations d'un médecin catholique.

Le signe caractéristique fourni par la déviation l'empêchait de révoquer en doute l'authenticité du tibia gauche. Qu'a-t-il fait? Il s'est rejeté, nous l'avons vu, sur le tibia droit, semblable à tout tibia droit normal, et il a eu l'audace d'insinuer que cet os ne provenait pas de la jambe droite de De Rudder: le désir de faire croire qu'après la guérison les deux jambes étaient de même longueur, m'aurait poussé à commettre cet acte malhonnête de substitution !

J'ai fait plus haut bonne justice de cette calomnie.

Si je la rappelle ici, à la fin de ce chapitre, c'est dans le but de montrer que, pour donner aux os miraculés un caractère indéniable d'authenticité, ma simple affirmation d'honnête homme ni ma probité ne suffisaient pas; il fallait plus; il fallait aux os guéris une marque indélébile qui permît d'en prendre le signalement avant la mort de Pierre De Rudder.

CHAPITRE V

Réplique à ceux qui prétendent donner de cette guérison subite une explication naturelle.

En octobre 1899, j'écrivais dans la *Revue des Questions scientifiques* de Bruxelles :

« On chercherait vainement de par le monde un médecin qui admît la possibilité de la guérison naturelle, complète, d'une fracture de la jambe, en moins de trois semaines, par exemple, pour nous arrêter à un chiffre certainement inférieur aux indications de la clinique chirurgicale. »

A ma profonde surprise, je m'étais totalement trompé dans ces prévisions.

Les Drs Geley, d'Annecy, et plusieurs des médecins italiens, adversaires du Dr Gemelli dans la discussion de Milan, ont été beaucoup plus loin que je me refusais de l'imaginer : ils ont prétendu que la soudure de la jambe cassée de De Rudder, avec cicatrisation de la plaie et restitution parfaite de la marche, a pu se produire naturellement en quelques heures, en quelques instants !

Où la Nature aurait-elle puisé les ressources nécessaires pour opérer cette cure rapide qui nous paraît si merveilleuse à nous?

— Dans deux sources plus ou moins mystérieuses encore, nous répondent-ils, la Suggestion et les Forces inconnues ; et ces deux sources, d'après eux, expliquent à la fois la guérison de Pierre De Rudder et tous les miracles authentiques de Lourdes ou d'ailleurs.

I. Suggestion. — Foi qui guérit.

J'apprends un jour qu'un médecin réputé, et à juste titre du reste, n'admet pas le caractère miraculeux de cette guérison. Désireux de connaître ses motifs, je le fais interroger par un autre médecin, discrètement, comme par hasard. Et savez-vous quelle a été la réponse ? « Il y avait *deux ans* que le dernier docteur avait examiné De Rudder pour la dernière fois. Immédiatement avant le pèlerinage, on ne constatait ni plaies ni fracture, mais simplement une mauvaise position du pied, position défectueuse qui pouvait très bien être due à une contracture hystérique ».

Deux ans au lieu de quatre mois ! Ni plaies ni fracture ! Peut-on imaginer plus grossière ignorance ?... Vous saisissez là sur le vif la déformation inconsciente qu'un fait peut subir sous la pression arbitraire d'idées *a priori :* ce médecin a été hypnotisé par l'objection favorite de la science moderne contre le miracle : la suggestion religieuse !

« Il était réservé à la période contemporaine, écrivait, il y a quelque temps déjà, le Dr Bernheim, de faire la lumière complète, de définir et de concevoir nettement la doctrine scientifique de la suggestion, à la faveur de laquelle s'évanouissent à jamais les chimères et les superstitions qui ont aveuglé jusqu'à nos jours la pauvre humanité (1)... Elles sont vraies les guérisons obtenues par les reliques des Saints..., par les hommes pieux... qui avaient reçu de Dieu la puissance de guérir, tels que... le curé d'Ars, le prince de Hohenlohe, les membres de la Rose-Croix ; par l'intervention de la divinité à Lourdes et ailleurs. Les guérisons dites miraculeuses ne sont pas toujours des inventions ; ce sont des guérisons par suggestion que l'ignorance des uns a transformées en miracles, le scepticisme des autres en impostures... C'est l'imagination humaine qui fait les miracles. »

« La très grande majorité des miracles connus, disait à son tour un disciple de Charcot, le Dr Maurice de Fleury, à l'écrivain Jules Bois qui l'a publié dans le *Matin* de Paris, à la date du 8 septembre 1901, la très grande majorité des miracles connus

---

(1) *Hypnotisme, Suggestion, Psychothérapie,* par le Dr BERNHEIM, professeur à la Faculté de médecine de Nancy, p. 23. O. Doin, Paris, 1891.

sont de tous points comparables aux cas de guérison subite que nous observâmes à la Salpêtrière. »

D'habitude on se contente d'affirmations catégoriques de ce genre, sans y joindre l'ombre d'une preuve; ou bien, comme le Dr Bernheim dans le livre cité, on rapporte deux ou trois cas de guérison par suggestion religieuse, et l'on s'empresse de conclure à l'aide du célèbre sophisme : *ab uno disce omnes*, apprenez par un seul à les connaître tous.

Pourtant, s'il faut en croire le Dr Bourneville, Charcot aurait fait œuvre autrement sérieuse dans sa brochure intitulée *La Foi qui guérit*.

A l'occasion du voyage de Zola à Lourdes, la *New Review* de Londres demanda à Charcot son opinion sur la *faith-healing* ou la *foi qui guérit* (1). Sa réponse fut reproduite plus tard dans la brochure que je viens de citer. Le Dr Bourneville se chargea de la présenter aux lecteurs français.

« Dans *La Foi qui guérit*, nous apprend la préface du Dr Bourneville, Charcot a fait en quelque sorte la synthèse de son enseignement au sujet des cas réputés miraculeux appartenant au domaine de l'hystérie. Son exposé rigoureux, basé sur une étude approfondie de faits irréfutables, est de nature à convaincre les plus difficiles. » Y trouverons-nous l'explication de la guérison de P. De Rudder? Vous allez en juger.

Les faits dits miraculeux ont, d'après Charcot, un double caractère :

1° « Ils sont engendrés par une disposition spéciale de l'esprit du malade : une confiance, une crédibilité, une suggestibilité, comme on dit aujourd'hui, constitutives de la *feath-healing*. »

Pierre De Rudder ne présentait pas la moindre trace de nervosisme; mais, nous en convenons, une grande confiance en la Vierge Immaculée l'animait lorsqu'il entreprit péniblement le voyage d'Oostakker. Admettons donc, si vous voulez, que le premier caractère, la confiance, trouve ici son application.

2° « D'autre part, continue Charcot, le domaine de la *faith-healing* est limité : pour produire ses effets, elle doit s'adresser à des cas dont la guérison n'exige aucune autre intervention que cette puissance que possède l'esprit sur le corps... Ces limites,

------

(1) CHARCOT. *La Foi qui guérit*. (Bibliothèque diabolique), Félix Alcan, Paris, 1897.

aucune intervention n'est susceptible de les lui faire franchir, *car nous ne pouvons rien contre les lois naturelles.* »

Pour définir plus nettement les bornes de la *foi qui guérit*, rappelons qu'au point de vue du pronostic, les affections morbides de l'organisme humain se partagent en deux grandes classes. Dans la première se rangent *les troubles fonctionnels sans lésion anatomique appréciable des tissus :* ce sont les névroses, et en particulier l'hystérie sous toutes ses formes. Une violente secousse morale, la conviction profonde que l'on va guérir peuvent supprimer en un instant et radicalement les symptômes de ces affections purement nerveuses : douleurs, paralysies, contractures, etc...

La seconde classe, de loin la plus nombreuse, renferme les maladies internes ou externes *avec altérations anatomiques manifestes.* Citons la tuberculose pulmonaire avancée; les tumeurs malignes auxquelles on donne le nom générique de cancers. Signalons aussi les ulcères, les caries, les fractures. La guérison de ces affections à lésion tissulaire incontestable, quand elle est possible (et elle ne l'est pas toujours, loin de là), demande naturellement un temps souvent très long; elle exige une autre intervention que la puissance de l'esprit sur le corps, car elle est soumise à des lois naturelles contre lesquelles nous ne pouvons rien (1).

De la distinction qui précède, il résulte que le second caractère de la *foi qui guérit* ne s'applique plus à la consolidation subite de la jambe cassée de Pierre De Rudder. Et Charcot eût été lui-même le premier à le reconnaître. Voici, en effet, ce qu'il écrit au sujet de la guérison d'un ulcère : « L'œdème (qui, par la gangrène, avait amené l'ulcération) n'existant plus, les conditions locales de la nutrition des tissus sont heureusement modifiées; la plaie va pouvoir se cicatriser, *en vertu de lois physiologiques aussi bien connues que celles qui précédemment avaient présidé à l'apparition de la gangrène. Mais la cicatrisation complète demande un temps normal, suffisant pour s'effectuer,* et ce n'est, en effet, que *quinze jours* plus tard, que la peau de l'organe est devenue lisse, indemne de toute ulcération en voie de cicatrisation (2).»

Peut-on affirmer plus clairement la nécessité absolue d'un

____

(1) Nous le prouverons plus loin en étudiant le mécanisme de la guérison des fractures.
(2) *Op. cit.*, p. 34.

temps déterminé très appréciable pour la restauration de tissus lésés ?

Donc, pour Charcot comme pour nous, la guérison subite d'une fracture, comme de *toute lésion tissulaire importante*, est impossible naturellement ; dès lors sa thèse, qui prétend circonscrire le champ miraculeux aux limites de la *faith-healing*, force purement naturelle, n'atteint en aucune façon le cas de Pierre De Rudder.

*
* *

Je pourrais par conséquent fermer ici la brochure et clore la discussion. Mais je ne résiste pas au désir de pousser plus avant l'analyse de la thèse de Charcot ; voici pourquoi :

Plusieurs médecins italiens, dans leur discussion avec le Père Gemelli, ont cherché dans la suggestion religieuse une explication naturelle de la guérison de P. De Rudder. Seulement ils se sont contentés d'affirmer la possibilité de cette explication, sans l'appuyer d'un bout de preuve.

Ainsi le Dr Ferrari a dit : « Beaucoup de médecins qui sont ici pourraient citer des cas de ce genre, guéris par auto-suggestion ». Et le Dr Bonardi, après avoir établi un parallèle entre les modifications organiques réalisées dans les névroses hystériques et celles qui s'effectuent dans les soi-disant miracles, s'est demandé pourquoi un acte de foi, qu'on ne peut engendrer sans l'écorce cérébrale, ne serait pas capable de produire naturellement une guérison comme celle de P. De Rudder.

Ce sont là des affirmations purement gratuites et que les faits contredisent. Mais, dans la question du miracle il en est qui, malgré une grande culture d'esprit, reculent devant un examen personnel des pièces du procès, et s'empressent d'abriter leur scepticisme derrière le jugement de médecins en renom. La meilleure façon, me semble-t-il, de leur ouvrir les yeux, c'est de disséquer l'œuvre d'un savant de marque, comme Charcot, et de montrer le tissu de sophismes et d'erreurs qui se cache sous le couvert de son autorité.

J'ajouterai que notre ambition est de donner à cette étude une portée générale et de répondre aux attaques habituelles dirigées contre les miracles de Lourdes, même quand l'objection, comme c'est ici le cas, n'atteint en aucune façon le fait De Rudder.

Or, selon la remarque du Dr Vourch, dans une étude médicale d'une grande netteté scientifique : « Maladies nerveuses guéries

par psychothérapie », telle a été la première explication scientifique des phénomènes qui se passent à Lourdes, telle est encore
aujourd'hui celle qui a cours dans le monde médical. C'est Charcot qui fit la fortune de cette interprétation (1) ». Second motif
pour nous d'étudier à fond la *Foi qui guérit* de Charcot.

Charcot veut prouver la thèse suivante: les miracles de Lourdes
et d'ailleurs sont des fruits naturels de l'influence de l'imagination sur le corps.

« En pareille matière, proclame-t-il dès le début, il ne faut
jamais se départir de la rigueur inhérente à la discussion scientifique... Ce n'est pas par des affirmations sans preuve ou par
des négations sans fondement qu'on peut espérer résoudre cette
question. »

On ne pourrait mieux dire. Et l'on s'attendrait, après une
déclaration de principes aussi catégorique, à voir Charcot examiner successivement les guérisons subites de cancers, de tubercu-
loses, de caries, de fractures, etc..., relatées dans les Archives
de Lourdes (2). Il n'en est rien: tout est passé sous silence.
Mais alors, il n'a même pas ouvert un seul fascicule des *Annales
de Lourdes*, ce savant qui veut émettre son opinion sur les phénomènes merveilleux de ce sanctuaire?

Comment, après cela, oser conclure qu'ils s'expliquent tous par
la foi qui guérit? Zola lui-même dans son roman est mieux
documenté!

L'objection est par trop évidente; aussi Charcot essaie-t-il de
la prévenir. « Je sais bien, écrit-il, qu'aujourd'hui les médecins

---

(1) Dr A. VOURCH. *La Foi qui guérit*. Etude médicale sur quelques cas de guérisons de Lourdes. Bordeaux, Feret et fils, 1911, p. 9.
« La théorie de Charcot eut un grand succès, dit encore le même
auteur (p. 18), et depuis l'apparition de sa brochure dans le public médical et extra-médical, les guérisons de Lourdes furent considérées le plus
souvent comme des guérisons d'hystériques opérées par suggestion. La
plupart des partisans de cette théorie sont frappés de l'extrême rapidité
des guérisons. Ils raisonnent ainsi: un syndrôme hystérique peut guérir
instantanément par suggestion; le cas que nous relatons a guéri instantanément, donc, c'est un cas d'hystérie; *naturam morborum ostendunt
curationes.* C'est un sophisme évident, car il n'est pas démontré que
l'instantanéité de la guérison soit le propre de l'hystérie.
» Le succès de cette interprétation est remarquable et démontre une
fois de plus le rôle de l'autorité en matière d'opinions scientifiques. »
(2) Dans son livre : *La Vérité sur Lourdes*, le Dr ROUBY, d'Alger a
prétendu faire cet examen successif: nous avons vu plus haut avec quelle
vérité!

préposés à la constatation des miracles, et dont la bonne foi n'est pas en cause, semblent portés à reconnaître que la guérison subite des paralysies ou des convulsions n'a rien qui sorte du domaine des lois naturelles. Ils s'appliquent à montrer que des tumeurs, des ulcères parmi les plus rebelles sont, par contre, monnaie courante dans le domaine de la thérapeutique miraculeuse. »

Et ailleurs, il se pose à lui-même l'objection d'une façon plus précise encore : « A ceux qui me reprocheraient, dit-il, de toujours parler d'hystérie, et avant de m'expliquer plus complètement à ce sujet, je répondrai par ce mot de Molière : Je dis la même chose, parce que c'est toujours la même chose.

» Mais, me répondra-t-on, les médecins qui aujourd'hui sont chargés de constater les miracles opérés dans les sanctuaires, prétendent que la guérison des convulsions, des contractures et des paralysies d'origine hystérique, est d'un ordre trop naturel pour justifier une intervention miraculeuse. Ils connaissent, eux aussi, l'influence de l'esprit sur le corps, et la disparition spontanée des paralysies hystériques ne vaut pas qu'on fasse appel à une force surnaturelle. C'est à des tumeurs, à des plaies, que s'adresse maintenant l'eau de la piscine ; elle guérit soudainement les ulcères les plus rebelles. » On ne peut pas, semble-t-il, exposer l'objection plus nettement et avec plus d'ampleur. Défions-nous pourtant. Ce n'est pas sans intention que Charcot, par deux fois, donne comme exemples les tumeurs et les ulcères. Mais voyons sa réponse.

Il veut, à tout prix, nous l'avons vu, amener le lecteur à conclure que *tous* les miracles sont des effets naturels de la foi qui guérit. Or, pour les caries, les nécroses, les fractures, la chose n'est pas possible. Que fait-il? Je le répète, il les laisse dans l'ombre; lui, pour qui « les faits bien et sincèrement étudiés, groupés en faisceau pour conclure, sont les seuls arguments que l'on puisse admettre », il a soin d'écarter en bloc tous les faits qui le gênent.

Mais, dira-t-on, les tumeurs et les ulcères sont des lésions de tissus : Charcot, en les citant par deux fois, prouve qu'il ne craint pas la discussion sur ce point. — Eh bien! examinons ce qu'il dit de ces tumeurs et de ces ulcères.

Tumeurs : Charcot admettait que *certaines tumeurs* pouvaient avoir une origine purement nerveuse. Pour démontrer que la *faith-healing* a le pouvoir de guérir *toutes* les tumeurs, il choisit précisément comme exemple *une de ces tumeurs d'origine nerveuse.*

Mais, choix étonnant pour un savant moderne, au lieu de prendre un cas récent, il emprunte le fait au livre de Carré de Montgeron : *La vérité des miracles opérés par M. de Pâris et autres appelants* (1). Il s'agit d'un miracle janséniste, publié en 1747, par un apologiste ardent du Jansénisme. Le voici en deux mots avec le commentaire que Charcot nous en donne :

Au mois de septembre 1716, la demoiselle Coirin, *manifestement hystérique*, fit coup sur coup deux chutes de cheval. La seconde fois, elle tombe « sur le côté gauche de l'estomac qui porte à plomb sur un tas de pierres, ce qui lui cause une douleur si vive qu'elle en reste évanouie ». Trois mois plus tard, on s'aperçut qu'elle avait le sein gauche extrêmement dur, renflé et tout violet. C'était, affirme Charcot, un de ces cas d' « œdème hystérique », mentionné pour la première fois par l'illustre Sydenham. La genèse de cette affection est, d'ailleurs, assez facile à poursuivre aujourd'hui. Dans la région atteinte, la douleur de la chute a entraîné la paralysie « purement fonctionnelle » des nerfs vaso-constricteurs, et, comme conséquence, une dilatation exagérée et permanente des vaisseaux due à la paralysie de leur tunique musculaire. De là, des troubles circulatoires amenant un œdème, c'est-à-dire une hydropisie localisée. Que l'on parvienne à susciter dans l'esprit de cette malade, éminemment impressionnable, la ferme conviction qu'elle va guérir, et la paralysie des vaisseaux pourra disparaître comme par enchantement. Du même coup, la circulation redeviendra normale, le liquide sanguin épanché rentrera dans le torrent circulatoire et la tumeur pourra se fondre en quelques heures.

---

(1) Tome I, septième démonstration, Cologne, 1747.

Le Dr Vourch, dans le livre déjà cité, explique le motif de ce choix. « Il n'existe, en effet, nous dit Gilles de la Tourette (*Traité de l'hystérie*, t. II, p. 496) que deux cas d'ulcération du sein d'origine hystérique; ce sont précisément les deux cas de la demoiselle Coirin et d'Anne Augier, rapportés par Carré de Montgeron, en 1731 ». « Il ne nous semble pas du tout scientifique, ajoute le Dr Vourch, de prendre, pour interpréter les guérisons qui surviennent dans le sanctuaire, des observations dans des auteurs anciens étrangers à la précision du langage et à la technique modernes, de les interpréter à l'aide d'hypothèses récentes et d'expliquer par les conclusions ainsi obtenues la généralité des faits passés et des faits contemporains ». (*Op. cit.*, p. 15.)

« On interpréterait aujourd'hui d'une tout autre façon le cas de la demoiselle Coirin, nous dit encore le Dr Vourch (p. 17). On en ferait un cas de pathomimie ou de simulation inconsciente. »

Tel fut, d'après Charcot, le cas de la demoiselle Coirin. Il lui suffit de mettre un vêtement qui a touché le tombeau du diacre Pâris, à Saint-Médard, pour que par auto-suggestion la paralysie musculaire des vaisseaux cesse, pour que l'œdème et par suite la tumeur s'évanouissent.

Nous supposerons le fait prouvé et nous concéderons à Charcot l'explication qu'il en apporte.

Mais, en bonne logique, que peut-on en conclure? Que la suggestion religieuse a le pouvoir de guérir certaines tumeurs d'origine purement nerveuse, et que, en dernière analyse, le fait si savamment étudié rentre dans le cadre des guérisons de « paralysies hystériques ». Charcot va-t-il, enfin, sortir de ce domaine? Nullement; il se borne à rappeler que, dans un mémoire médical fort intéressant du Dr Fowler, on trouve l'exposé de huit autres cas de « tumeurs nerveuses ». Pas un mot des guérisons de tumeurs malignes obtenues dans nos sanctuaires; il n'en discute, n'en cite même aucune; mais il se hâte de conclure : « Ce cas (celui de la demoiselle Coirin) et « aussi tous les autres » montrent bien que la guérison, dite ou non surnaturelle, survenue sous l'influence de la « faith-healing », obéit à des lois naturelles. »

Ne l'oublions pas, pour Charcot « faith-healing » et « miracle » sont choses absolument corrélatives; son raisonnement revient donc, en définitive, à celui-ci :

Il y a *dans les sanctuaires chrétiens* des guérisons manifestes de tumeurs; je ne veux ni ne puis le nier.

Or, *certaines guérisons de tumeurs, en dehors des sanctuaires chrétiens*, sont dues à l'action naturelle de la *foi qui guérit;* témoin le cas de la demoiselle Coirin.

Donc, *toutes les guérisons de tumeurs, dans les sanctuaires chrétiens*, sont dues à l'action naturelle de la *foi qui guérit*.

Le sophisme est par trop grossier.

Ulcères. — Après les tumeurs, Charcot entreprend *les ulcères*, et y trouve l'occasion de répéter son paralogisme. *Mais ici, une difficulté évidente lui barre le chemin.* Peu importe qu'un ulcère ait ou n'ait pas une origine nerveuse : contrairement au cas de tumeurs nerveuses, ici il y a lésion de tissus, et la perte de substance demandera toujours, pour se combler, un temps plus ou moins long, d'après l'étendue de la lésion. D'autre part, Charcot est, « sur la question de fait, entièrement de l'avis des médecins des sanctuaires », quand ils établissent qu'il s'y produit des guérisons soudaines d'ulcères les plus rebelles. Comment expliquer ces cicatrisations subites par la seule influence de « la foi qui guérit? » Charcot n'est pas embarrassé. « Dans tous les cas, affirme-t-il, la soudaineté de la guérison est beaucoup plus apparente que réelle. » « Tous les cas » se fondent bientôt en un seul, sous la plume de Charcot, et, pour les plaies comme pour les tumeurs, la demoiselle Coirin fait tous les frais de la preuve.

La tumeur qu'elle portait s'était ulcérée. Sous l'influence psychique de la « faith-healing », la paralysie de la tunique musculaire des vaisseaux cesse subitement, l'épanchement liquide constituant l'œdème est rapidement résorbé, et ainsi disparaît la tumeur. Une fois la nutrition normale rétablie, l'ulcère rebelle commence à se cicatriser en vertu des lois physiologiques bien connues. Mais la cicatrisation complète demande un temps suffisant pour s'effectuer; de fait, elle n'est terminée qu'après *une quinzaine de jours.*

La conclusion que poursuit Charcot se pressent : donc, *dans tous les cas de guérisons anormales* de plaies ou d'ulcères, la soudaineté est beaucoup plus apparente que réelle. Va-t-il la formuler en toutes lettres? Nullement. Ce serait heurter trop violemment la logique et le bon sens; il se contente de l'insinuer : « Quand on entendra désormais parler d'une guérison soudaine, dans un sanctuaire, de cancer ulcéré du sein, écrit-il, qu'on se souvienne du cas de la demoiselle Coirin. » C'est tout. On l'avouera, c'est trop peu.

Charcot avait la prétention de prouver que les guérisons miraculeuses sont des effets naturels du pouvoir de l'esprit sur le corps; il s'est en réalité, même pour les tumeurs, confiné de parti pris sur le terrain des affections à troubles purement fonctionnels. Cela s'appelle enfoncer une porte ouverte. Ses arguments ne vont pas au delà. Si, du côté des ulcères, il essaie une agression, il l'appuie sur une fin de non-recevoir et la résume dans un sophisme : l'ulcère de la demoiselle Coirin mit quinze jours à se cicatriser; ainsi l'exigent les lois naturelles contre lesquelles nous ne pouvons rien. Donc toutes les guérisons subites d'ulcères, de plaies ou autres lésions de tissus, ne sont subites qu'en apparence. Il le faut ainsi, périssent les faits!

On se demande, en fermant la brochure de Charcot, où est *cet exposé rigoureux, basé sur une étude approfondie de faits irrécusables, et de nature à convaincre les plus difficiles,* que nous promettait la préface du Dr Bourneville. Et pourtant celui-ci nous présentait la « Foi qui guérit » comme la synthèse de l'enseignement de son illustre maître, relativement aux cas réputés miraculeux !

II. Forces naturelles inconnues.

Le 22 mars 1905, je fis une conférence sur la guérison de P. De Rudder à la Société générale des Etudiants catholiques de l'Université de Gand. Cinq jours plus tard, le 27 mars, un de mes auditeurs, étudiant en médecine, président du Cercle des Etudiants rationalistes de la même Université, m'adressa une lettre ouverte : dans cette publication il rejette *a priori* et sans l'ombre d'examen les nombreux témoignages qui prouvent le fait ; puis il ajoute : « Même en supposant que les faits soient exacts, serait-il permis pour cela de déclarer la guérison miraculeuse ? — Vous me répondrez : oui ! Mais ici je vous conteste le droit d'une telle affirmation, et je m'étonne que les personnalités scientifiques aient soulevé quelques objections au point de vue médical seul, et n'aient pas amené les objections de la critique rationaliste qui réfutent toutes les prétentions de déterminations d'un miracle quel qu'il soit. » « Où se renseigne l'Eglise, continue-t-il, pour établir qu'il y a eu dérogation aux lois de la nature ? L'Eglise, me répondrez-vous, s'appuie sur les déclarations de la science. Mais ces déclarations de la science ne sont nullement absolues. La science d'hier n'est pas celle d'aujourd'hui... Le relatif dans lequel la science nous laisse est la condamnation même de tout dogme... (1). »

Raisonner comme mon jeune contradicteur, ce n'est pas invoquer la science, c'est invoquer l'ignorance. Je m'étais imaginé que l'achèvement de ses études et la pratique médicale apporteraient à notre médecin de demain le complément et le correctif nécessaires. Car je ne pensais pas rencontrer un seul médecin qui osât soutenir que la guérison subite d'une fracture pût être naturelle. Depuis lors, j'ai été désabusé. Rappelez-vous l'article du Dr Geley, dans la *Chronique Médicale*. Mais ce sont surtout les médecins italiens qui, pour expliquer le miracle, appelèrent à la rescousse les forces inconnues de la nature. « Si hier, disait le Dr Ferrari, pour ne citer que celui-là, quelqu'un fut venu nous dire que la parole pouvait être transmise en peu de minutes d'Europe en Amérique, cet individu, déféré aux tribunaux ecclésias-

____

(1) *Op. cit.*, p. 10.

tiques, aurait été brûlé vif... Demain peut-être nous connaîtrons les lois de ces forces collectives qui peuvent déterminer une aussi rapide réfection de la substance organique, et peut-être même la création de formes véritablement nouvelles. »

A. Malgré ces exemples, je persiste à croire qu'ils sont rares les docteurs en médecine qui nieront la nécessité d'un temps relativement long pour la guérison complète d'une fracture de jambe; ils sentent trop bien que rejeter cette nécessité, c'est s'engager dans une voie qui mène droit à la ruine de ce patrimoine de lois et de principes péniblement acquis par d'infatigables labeurs; et ils laissent ce procédé aux romanciers genre Zola et aux philosophes genre Anatole France. Oh! ceux-là n'ont pas de ces scrupules, et rien n'est utile comme leur inconsciente audace pour mettre en pleine lumière la fausseté d'une objection qui, pour mieux détruire le miracle, en est réduite à faire sauter avec lui la science tout entière. Ecoutez Anatole France:

« Il ne faut pas dire, écrit-il : Le miracle n'est pas, parce qu'il
» n'est pas démontré. Les orthodoxes pourraient toujours en
» appeler à une instruction plus complète. La vérité, c'est que
» le miracle ne saurait être constaté ni aujourd'hui, ni demain,
» parce que constater le miracle, ce sera toujours apporter une
» conclusion prématurée. Un instinct profond nous dit que tout
» ce que la nature renferme dans son sein est conforme à ses
» lois ou connues ou mystérieuses. Mais quand bien même il
» ferait taire son pressentiment, l'homme ne pourra jamais dire :
» — Tel fait est au delà des frontières de la nature. — Nos
» explorations ne pousseront jamais jusque-là (1).»

Pour mieux préciser sa pensée, le littérateur prend un exemple, celui d'une jambe coupée qui aurait repoussé subitement. Il est piquant de remarquer que le Dr Maurice de Fleury, à la suite de son maître Charcot, avoue qu'il y aurait dans cette guérison-là tous les caractères d'un « miracle vraiment miraculeux » : ce sont ses propres termes. Or, le Dr Maurice de Fleury est un grand admirateur d'Anatole France. Voyons donc ce que ce dernier pense de ce miracle vraiment miraculeux (2) : « Si un
» observateur d'un esprit vraiment scientifique, ajoute-t-il, était
» appelé à constater que la jambe coupée d'un homme s'est
» reconstituée subitement dans une piscine ou ailleurs, il ne

---

(1) Cité par Gondal (*op. cit.*, p. 172).
(2) *Idem*, p. 174.

» dirait point : Voilà un miracle ! Il dirait : — Une observa-
» tion, jusqu'à présent unique, tend à faire croire qu'en des cir-
» constances encore indéterminées les tissus d'une jambe hu-
» maine ont la propriété de se reconstituer comme les pinces des
» homards, les pattes des écrevisses et la queue des lézards, mais
» beaucoup plus rapidement. C'est là un fait de nature en con-
» tradiction apparente avec plusieurs autres faits de nature.
» Cette contradiction résulte de notre ignorance, et nous voyons
» clairement que la physiologie des animaux est à refaire ou,
» pour mieux dire, qu'elle n'a jamais été faite. Il n'y a guère
» plus de deux cents ans que nous avons une idée de la circula-
» tion du sang. Il y a un siècle à peine que nous savons ce que
» c'est que de respirer.

    » Il y aurait, j'en conviens, conclut Anatole France, de la fer-
» meté à parler de la sorte... Vît-on un mort ressusciter, le mira-
» cle ne serait prouvé que si nous savions ce que c'est que la vie
» et que la mort, et nous ne le saurons jamais. »

    Que pensez-vous d'une objection qui conduit logiquement à
d'aussi monstrueuses naïvetés ?

    B. Mais il est contre ce genre d'adversaires une réponse plus
décisive encore : c'est l'analyse scientifique d'un fait miraculeux.
— Bien des causes naturelles nous sont inconnues, peut-on leur
dire : soit! Il y a place pour elles à côté et au delà des forces
qui nous sont connues. Mais quant à leur tailler un domaine
dans le champ d'action des causes déjà explorées par la méthode
expérimentale et positive : non pas! — Et pour nous en tenir
toujours à notre fait, nous allons prouver que, d'après les données certaines des sciences médicales, la guérison de la jambe
cassée de P. De Rudder, telle qu'elle s'est produite, était impossible naturellement.

    Nous prétendons *d'abord* qu'un certain laps de temps très
appréciable, qui ne se chiffre pas en minutes mais en jours, est
absolument nécessaire pour la guérison complète d'une fracture
de jambe, comme de toute fracture.

    Interrogez les médecins sérieux : tous vous diront qu'il y a là
une vérité d'expérience qui a subi le contrôle des siècles.

    Nous affirmons, *en second lieu*, que les progrès de la biolo-
gie, en nous révélant le pourquoi de cette nécessité, l'ont élevée
définitivement au rang d'une loi naturelle. Par conséquent, cette
durée normale qu'exige la soudure parfaite d'une jambe brisée,
aucune force cachée de la nature n'est capable de la supprimer;

·car il est évident que ces forces inconnues ne peuvent *rien contre les lois naturelles.*

Prouvons rapidement chacune de ces deux affirmations.

I. *Une expérience séculaire,* ai-je dit, *nous apprend que dans la guérison d'une fracture il s'écoule toujours un temps très appréciable,* depuis le moment de l'accident jusqu'au jour où les fonctions du membre s'accomplissent comme auparavant. Ce temps, quel est-il dans le cas d'une fracture des deux os de la jambe, chez un homme d'âge mûr, comme Pierre De Rudder?

Pour simplifier le problème, supposons une fracture récente, sans complications, et qui n'a pas son siège au tiers supérieur de la jambe. Cette durée sera plus ou moins longue d'après le traitement employé.

1° Avec le traitement habituel : *l'immobilisation pure et simple dans un appareil,* on compte au minimum sept à huit semaines avant la guérison complète, c'est-à-dire avant que la marche ne soit redevenue normale ;

2° Mais depuis une vingtaine d'années, une méthode nouvelle a surgi ; elle a été préconisée par le Dr Lucas-Championnière, chirurgien de l'hôpital Saint-Louis à Paris : c'est la méthode du *massage et de la mobilisation.* Là où elle est appliquée, les résultats sont beaucoup plus rapides qu'avec l'immobilisation dans un appareil à demeure.

Pour les fractures du péroné, par exemple, le plus grêle des deux os de la jambe, la durée moyenne du séjour à l'hôpital Saint-Louis « a passé de six à trois semaines ; et tandis qu'autrefois, remarque le Dr Lucas-Championnière, ces sujets s'en allaient après six semaines... marchant péniblement... pour revenir souvent se plaindre de douleurs, de gonflement des pieds, ils partent marchant bien, sans douleurs, et nous ne les revoyons plus à la consultation (1). »

De six à trois semaines ! Cette diminution considérable, réalisée par la méthode nouvelle, fait naître aussitôt une objection : « Comment, après de tels progrès, oserait-on prétendre que, de découverte en découverte, la science ne parviendra pas à réduire à un minimum de quelques heures un traitement qu'elle a déjà raccourci de moitié ! Mais, ce que pourront les savants

____

(1) *Le massage et la mobilisation dans le traitement des fractures,* par le Dr LUCAS-CHAMPIONNIÈRE. *Journal de Médecine et de Chirurgie pratiques.* Paris, 1889, art. 14,333, p. 641-680.

de l'avenir, la nature ne le pourrait-elle pas dès aujourd'hui dans ces conditions exceptionnelles de surexcitation morale qui fouettent l'activité vitale des tissus et sont si favorables à l'éclosion des miracles. »

La réponse n'est pas bien difficile (1).

Le traitement classique des fractures, par l'immobilisation absolue, le seul encore employé dans beaucoup de cas, et souvent le seul applicable, surtout dans la pratique privée, met de nombreuses entraves à l'action normale de la nature.

L'immobilisation prolongée a pour première conséquence de retarder la consolidation osseuse, par suite du ralentissement marqué qu'elle produit dans la circulation du sang ; et cela n'est rien encore auprès des lésions positives qu'elle engendre : atrophie musculaire, raideurs articulaires et tendineuses, qui, une fois l'appareil enlevé, rendent la marche pénible, et nécessitent l'usage de béquilles ou d'une canne pendant plusieurs semaines. Or, la méthode nouvelle écarte toutes ces causes de retard dans la guérison.

En premier lieu, l'heureuse influence du massage sur la circulation accélère la formation du cal, c'est-à-dire de la soudure ou cicatrice osseuse ; et bientôt, peut-on affirmer avec le Dr Lucas-Championnière, « tout fonctionne à l'état normal dans l'intimité des tissus. » La consolidation se fait donc sans entrave qui paralyse la pleine action des forces naturelles de cicatrisation. Mais la méthode a pour principal avantage d'empêcher les conséquences funestes de l'immobilisation prolongée : elle conserve aux muscles leur vigueur, aux articulations leur souplesse, prévient la raideur des tendons. Par conséquent, dès que la tige osseuse, par l'ossification du cal, a repris sa solidité, le membre retrouve en quelque sorte ses fonctions intactes.

En résumé, par le massage et la mobilisation, on arrive à supprimer les obstacles qui, dans le traitement ordinaire, entravent le libre jeu des forces naturelles.

Aussi, n'est-il pas téméraire de conclure que, dans ces conditions, le temps normal, le minimum à la fois nécessaire et suffisant pour la guérison d'une fracture, est bien près d'être atteint.

De légers progrès demeurent toujours possibles, cependant ; et une méthode récente, le *traitement ambulatoire* des fractures de jambe, comme on l'a nommée, prétend raccourcir encore un peu la durée nécessaire à la consolidation.

---

(1) Pour de plus amples détails, voir notre étude sur cette guérison dans la *Revue des Questions scientifiques*.

Son avantage sur la méthode précédente serait de ne garder le malade au lit que cinq à six jours ; de là, des circonstances plus favorables à la conservation de la santé générale, et par le fait même une nutrition meilleure des tissus à cicatriser.

On est loin d'être d'accord sur la valeur de ce traitement (1).

Quoi qu'il en soit, nous sommes certain de rester manisfestement en deça des données de l'expérience en affirmant que la guérison complète d'une fracture des deux os de la jambe, chez un homme de cinquante ans, la lésion fût-elle récente, sans aucune complication, et soumise à un traitement idéal, requiert de toute nécessité *une durée de quinze jours au moins*.

II. Ce n'est pas tout : nous connaissons en outre, ai-je dit, *le pourquoi de la nécessité absolue de ce minimum de temps*. Prouvons cette seconde affirmation.

Il y eut une époque où les chirurgiens voyaient, dans la formation du cal, quelque chose d'analogue à la réunion de deux morceaux de bois que l'on soude à la colle forte. D'après eux, les fragments s'agglutinaient à l'aide d'un suc *inorganique*, « d'une lymphe, écrivait Jean-Louis Petit, en 1767, qui s'épaissit à mesure qu'elle est déposée dans le lieu de la fracture » *(Traité des maladies des os)*.

Si cette hypothèse était encore admissible, on pourrait peut-être l'invoquer ici et la compléter en faisant appel au *forces inconnues* de la nature. En face d'une guérison subite de fracture, « qui sait, dirait-on, si des dispositions exceptionnellement favorables n'ont pas provoqué l'accumulation et l'épaississement presque instantanés de la matière agglutinante préexistante ? » Quant à ces dispositions elles-mêmes, elles s'expliqueraient « a priori », grâce à l'influence de l'auto-suggestion, par exemple.

Mais la lymphe agglutinative a fait son temps. Il est démontré aujourd'hui que les fractures se cicatrisent au moyen de tissus nouveaux : leur guérison, comme celles des plaies, des ulcères,

---

(1) Voici l'appréciation des docteurs J. Hennequin et Robert Loewy, *(Les Fractures des os longs. Leur Traitement pratique.* Paris, Masson et Cie, 1904). « A quoi se réduit ce mode de traitement dont on escomptait déjà les bienfaits ? A permettre au blessé de faire quelques pas, soutenus par des béquilles ou des aides, en posant (mais légèrement) le pied sur le sol. Avec nos appareils plâtrés ordinaires... nous obtenons lles mêmes résultats, sans pousser nos malades à poser le pied par terre, sans risquer de favoriser ou de provoquer le déplacement des fragments (p. 63). »

et de toutes les pertes de substance, est le résultat d'un travail biologique compliqué.

Des millions de cellules microscopiques, grosses a peine de quelques microns ou millièmes de millimètre, se segmentent suivant une série nettement déterminée de phénomènes nombreux ; chaque cellule nouvelle grandit, et dès qu'elle est suffisamment développée, se divise à son tour ; les divisions se répètent ainsi des milliers et des milliers de fois.

Ce travail de multiplication successive terminé, le tissu jeune ou embryonnaire, qui vient d'être formé, subit peu à peu une différenciation spéciale et devient, selon les régions, de l'épithélium, du tissu conjonctif, du cartilage, de l'os. En même temps, des vaisseaux nouveaux apparaissent et pénètrent ces tissus pour les nourrir ; des terminaisons nerveuses nouvelles, s'y insinuant à leur tour, les relient aux centres et les remettent sous l'étroite dépendance de l'organisme.

Cette rapide esquisse du travail physiologique de restauration tissulaire démontre, à toute évidence, qu'il ne peut se faire sans un laps de temps appréciable dont l'observation nous fournit la mesure (1).

---

(1) Pour la réparation des tissus comme pour leur formation, il faut deux choses qui demandent du temps l'une et l'autre. *Il faut d'abord que le courant sanguin apporte les matériaux nécessaires; il faut ensuite que les cellules vivantes s'en emparent,* les transforment, qu'elles se dédoublent elles-mêmes en d'autres cellules, comme nous venons de l'esquisser. Rien de tout cela ne peut être instantané.

Nous n'avons examiné qu'une des deux phases de l'opération : le travail physiologique des cellules. Un lecteur peu initié à la méthode des sciences biologiques pourrait préférer l'autre aspect de la question. Nous nous contenterons de lui indiquer les principales données du problème. Il faut du temps pour le passage des matériaux, en dissolution dans le sang, à travers les parois des vaisseaux; il en faut pour leur arrivée, d'osmose en osmose, jusque dans les mailles du protoplasme des cellules qui doivent les utiliser. On connaît la quantité moyenne de sels calcaires en circulation dans le sang et la quantité de ces mêmes sels contenue dans l'os spongieux du cal; la première de ces quantités est à la seconde comme 1 est à 80. La vitesse de circulation du sang dans les capillaires est également connue, et l'on pourrait calculer approximativement combien de sang passe en une heure dans un poids déterminé de cet os spongieux, constitutif du cal. Le problème, on le voit, est très complexe, et nous ne nous chargeons pas d'en poursuivre la solution. Une conclusion ressort pourtant à toute évidence de ce simple exposé : c'est la nécessité absolue d'un temps appréciable pour que le sang puisse fournir aux cellules du cal les matériaux dont elles ont besoin pour la consolidation osseuse.

Ajoutons, enfin, que les altérations des os, toutes choses égales d'ailleurs, demandent un temps de réparation plus long que les lésions des parties molles : car il y a en réalité, dans l'ossification, formation consécutive de deux tissus avec substitution de l'un à l'autre. Le premier tissu, cartilagineux ou conjonctif, selon que la fracture est simple ou compliquée de plaie en suppuration, sert à diriger l'ossification ; l'os en l'envahissant le résorbe, se nourrit de sa substance, vit à ses dépens et finalement se substitue à lui. Ainsi s'explique la lenteur plus grande de la cicatrisation osseuse, si on la compare à celle des autres tissus de l'organisme.

Il est temps de conclure. Je suis persuadé que vous comprenez parfaitement pourquoi un certain laps de temps, que l'expérience chiffre en jours et en semaines, est absolument nécessaire à la guérison d'une fracture de jambe.

Nier cette nécessité c'est rejeter arbitrairement les données les plus sûres de la science.

Un enfant vient de naître, normalement développé. Qui poussera l'absurdité jusqu'à prétendre que cet enfant peut « naturellement » acquérir *en un jour* les dents, les membres, la taille, tout l'organisme enfin d'un enfant de trois ans ?

Ce serait une absurdité du même genre que d'admettre la possibilité de la guérison « naturelle » en quelques instants d'une fracture des deux os de la jambe.

*   *
*

Pour simplifier le problème, nous avons supposé une fracture récente, sans complications ; et nous aboutissons logiquement à cette conclusion, que la guérison *subite* de cette fracture est impossible naturellement.

Mais dans le cas de Pierre De Rudder : fracture compliquée avec perte de trois centimètres d'os, à cette première impossibilité venaient s'en ajouter d'autres, nous l'avons démontré plus haut, et celle-ci en particulier : l'impossibilité absolue de la reproduction, dans les conditions données, des fragments osseux éliminés.

CHAPITRE VI.

Considérations générales.

———

I. Caractère miraculeux de la guérison de P. De Rudder.

Avant de pouvoir conclure au miracle, trois questions successives étaient à résoudre au sujet du cas De Rudder.

Les faits sont-ils vrais? La médecine est-elle *absolument* incapable de fournir l'explication de cette guérison subite? Doit-on l'attribuer à une intervention spéciale de Dieu?

Dans ma réfutation des adversaires, j'ai, avec preuves à l'appui, répondu : *oui* aux deux premières questions.

Mgr l'Evêque de Bruges résolut la troisième quand, le 25 juillet 1908, il publia une *Ordonnance dont voici les conclusions :*

« Ayant pris l'avis des médecins consulteurs;

» Ouï les conclusions conformes du rapport de la Commission canonique d'enquête;

» Conformément au vote unanime des membres de cette Commission;

» Concluant que cette guérison présente tous les signes d'un fait surnaturel et miraculeux;

» Le saint Nom de Dieu invoqué;

» En vertu de l'autorité qui nous est dévolue en ces matières par le Saint Concile de Trente;

» Soumettant toutefois notre jugement au jugement du Saint Siège apostolique;

» Nous jugeons et déclarons que la guérison de Pierre De Rudder survenue à Oostakker le 7 avril 1875 est miraculeuse et doit être attribuée à une intervention spéciale de Dieu obtenue par l'intercession de la Très Sainte Vierge Marie. »

A l'occasion du cinquantième anniversaire des Apparitions de la Vierge Immaculée, d'autres évêques ont porté des jugements canoniques analogues sur d'autres guérisons de Lourdes : Mgr l'Evêque de Namur, en particulier, sur le cas de Joachime Dehant. Il ne sera pas inutile d'esquisser rapidement sur quoi se base l'Eglise pour conclure ainsi à une intervention spéciale de Dieu.

Le raisonnement que l'Eglise répète, chaque fois qu'elle se trouve en face de faits semblables à ceux de Lourdes, est à peu près le suivant (1) :

Les rapports médicaux ont conclu que tous les antécédents naturels, connus ou imaginables, d'un phénomène présenté comme miraculeux sont incapables de produire un résultat semblable au résultat obtenu.

Il est évident, en outre, même pour un observateur superficiel, que l'agent auquel sont dues les guérisons de Lourdes n'a pas les caractères d'une force naturelle. En effet, les forces naturelles qui sont restées le plus longtemps cachées, celles que la science humaine a mis des siècles à découvrir, si variées qu'elles nous apparaissent dans leurs manifestations, ont cependant ceci de commun : toutes présentent, à un degré différent, mais toujours, ce déterminisme bien fixe de produire des effets semblables dans les circonstances semblables ; déterminisme qui permet de les découvrir et de les étudier dès l'instant où pour une raison quelconque un observateur attentif a pu supposer leur existence. Leur influence mystérieuse n'étonne pas longtemps ; à peine s'est-elle laissée apercevoir, qu'elle est tout aussitôt poursuivie, enchaînée et plus ou moins asservie à la direction de l'homme. Il en a été ainsi, écrit Hugueny (*Critique et catholique*, Paris 1910) des explosifs, de la vapeur, de l'électricité, du magnétisme, et il en sera ainsi encore de toutes les forces naturelles inconnues que l'avenir peut découvrir.

----

(1) Je m'inspire surtout, dans ces considérations, de la conclusion du livre du P. Gemelli : *La Lotto contro Lourdes*. Le P. Gemelli n'est pas seulement un médecin et un homme de science, c'est encore un philosophe distingué et le directeur de la *Rivista di Filosofia néo-scolastica*. — J'ai emprunté également certaines de ces considérations à un autre philosophe, le P. Teilhard de Chardin.

A l'opposé de ce qui arrive dans ces cas où il apparaît clairement que la cause agissante n'est pas libre, l'agent des faits de Lourdes se révèle avec tous les caractères d'une cause libre de qui personne, même approximativement, ne peut déterminer les conditions d'activité, bien que les occasions de l'observer n'aient pas manqué depuis cinquante ans.

Que ce soit réellement une cause libre qui agisse à Lourdes, la preuve en est que, dans l'étude des guérisons qui s'y produisent, on ne trouve rien qui en soit une condition nécessaire. « Essayons, dit le P. Teilhard de Chardin, d'extraire de tous les faits authentiques quelque chose qui les annonce ou les conditionne. Nous ne trouvons que cela : Lourdes. Et c'est Lourdes, non pas conçu, espéré, possédé passionnément, Lourdes dans le délire des pèlerinages et avec l'immersion dans la piscine, Lourdes idée motrice dans le miraculé ou force physiquement irrésistible. Mais c'est Lourdes tout seul. Lourdes comme une réalité nue et objective, à laquelle est rattachée une vertu mystérieuse, indépendamment de tout ce que peuvent y apporter ou ressentir les malades et la foule en prière. Un élément purement conceptuel, avec une certaine bonne volonté, voilà ce qui reste quand on a éliminé tous les détails individuels propres à chaque miraculé (1). »

Et dans le cas de Pierre De Rudder, ajouterons-nous, c'est Notre-Dame de Lourdes invoquée loin de Lourdes, dans une reproduction de son sanctuaire à Oostakker en Flandre.

En outre, pour continuer le raisonnement du même auteur, les guérisons n'offrent aucun caractère de parenté, elles n'atteignent pas une seule catégorie de maux à l'exclusion des autres, elles n'apparaissent pas dans des circonstances déterminées de temps ni de lieu ; les effets se suivent sans règle apparente.

« En vérité, ce qui rend Lourdes à tout jamais extra-médical, c'est moins encore ce qui s'y passe que la manière dont les prodiges ont lieu. Si les faits étonnent le savant, leur allure le dépasse absolument. Il ne reconnaît plus la nature où son regard perspicace sait si bien, d'ordinaire, débrouiller la constance, la loi, dans le complexe des faits. Il ne se sent plus chez lui, dans son domaine. Voilà ce qui lui fait hocher la tête... (2). »

Si au moins les savants pouvaient constater une certaine régu-

---

(1) Pierre TEILHARD DE CHARDIN, *Les Miracles de Lourdes et les Enquêtes canoniques*, *Etudes*, Paris, 20 janvier 1909, p. 176.
(2) TEILHARD DE CHARDIN, *Op. cit.*, p. 177.

larité du phénomène, la cause précise leur échapperait sans doute, mais cette régularité les assurerait de l'existence de cette cause et leur donnerait le droit de l'imaginer. Or il n'en est rien...

Habitués à considérer le monde visible comme un filon sans limites, où ils pourront creuser leurs galeries, tracer leurs labyrinthes sans craindre d'en rencontrer les bords, voici que sous leurs coups il vient de sonner creux; la paroi s'est amincie; de l'autre côté, il y a quelque chose qui n'est plus notre monde; il y a même « un autre qui travaille » (1).

Enfin, dans les cas De Rudder, Tulasne, Joachime Dehant et autres cas analogues vérifiés à Lourdes, en même temps que l'absence d'une cause connue ou imaginable capable d'expliquer le fait, se trouve toujours l'inéluctable antécédent d'un appel à une cause libre, d'un appel à la puissance divine de la part du miraculé ou de ceux qui prient pour lui. Comment pourrait-on nier toute influence à cet appel si, en son absence, on ne rencontre plus cette stupéfiante disproportion entre les antécédents naturels et l'effet miraculeux; et si par contre dans les miracles les plus divers, obtenus au bénéfice de n'importe quel sujet, de n'importe quel malade, se retrouve toujours, inévitablement, l'antécédent invariable et constant de l'action divine affirmée?

Il suit de là, qu'après avoir fait une telle constatation, un esprit habitué aux procédés de l'induction scientifique ne peut se soustraire à la conclusion de l'efficacité de cet appel à Dieu, qui seul se retrouve toujours le même, accompagné de la même disproportion précitée, comme unique fait constant au milieu de l'indéfinie variabilité de tous les autres éléments qui précèdent ou accompagnent le phénomène miraculeux (2).

---

(1) TEILHARD DE CHARDIN, *Op. cit.*, p. 177.

Le Dr VOURCH constate la même chose, bien que sa conclusion ne soit pas la nôtre.

« Si nous examinons l'histoire des malades guéris à Lourdes, de façon à classer les faits antécédents à la guérison, nous voyons qu'ils sont tous inconstants ou variables. Quelques malades sont immergés dans la piscine, les autres sont simplement lotionnés, d'autres encore n'approchent même pas de la grotte. Les uns sont guéris au milieu de la foule, d'autres tout à fait en dehors d'elle; à l'hôtel comme Léonie Levêque, dans une petite chapelle comme Pierre De Rudder, etc. En dernière analyse, il ne reste qu'un fait qui soit constant dans tous les antécédents de tous les malades : c'est un état psychologique commun, la foi religieuse. Elle doit donc jouer un rôle important dans la causalité des phénomènes. » (*La Foi qui guérit*, p. 110).

(2) Voir à ce propos, dit le P. Gemelli, outre l'article du P. Teilhard de Chardin et l'ouvrage déjà cité du P. Hugueny : BROS, *Comment con-*

Et ainsi, un esprit exempt de préjugés est forcé de reconnaître que ce qui opère à Lourdes, « c'est une volonté, une volonté plus puissante que la nôtre, libre et indépendante comme elle » (1), écoutant la prière comme un maître qui accorde ce qui lui plaît, avec l'intention manifeste de limiter à de rares exceptions son action miraculeuse ; on doit donc reconnaître que ce qui agit à Lourdes, c'est une cause libre, intelligente, conservatrice des lois de la nature, mais pas à ce point qu'elle n'ait plus le droit de manifester par un mode d'agir extraordinaire l'empire absolu, l'action continue qu'elle exerce en tout temps sur la création.

Cet ouvrier mystérieux ne peut être que Dieu, l'Être infini et personnel que l'Eglise catholique adore. Et comme l'invocation à Dieu est faite par l'intercession de la Très Sainte Vierge Marie, les miracles de Lourdes ne sont pas seulement une démonstration de la vérité de la religion catholique, mais encore une démonstration de la bonté de la Vierge Immaculée (2).

---

stater le miracle : « Annales de Philosophie chrétienne », juin 1906; GAR-DEIL, *Crédibilité et Apologétique*, Paris, 1908; F. HÉBARD, *A propos de Lourdes*, Revue prat. d'Apologétique, t. VII, p. 208; J. GUIBERT, *Pour voir un miracle*, ibid. p. 440.

(1) TEILHARD DE CHARDIN, *Op Cit.*, p. 177.

(2) Envisageant la question au point de vue médical, le Dr Henri Guinier, dans son travail déjà cité : *Le Surnaturel dans les Guérisons de Lourdes*, énumère *sept signes caractéristiques* de ce surnaturel.

Ces étranges guérisons, dit-il, se produisent pour la plupart :

1º *Sans aucun agent curateur* appréciable ;

2º *Instantanément ;*

3º *Sans convalescence ;*

4º *Irrégulièrement*, avec la plus singulière *inconstance*, dans des cas identiques. Alors que dans toute action thérapeutique normale le médecin peut mesurer, à peu près à coup sûr, l'action de tel ou tel traitement curateur dans les mêmes maladies (et c'est là, en effet, la base solide de toute action médicamenteuse), à Lourdes aucun calcul n'est possible sur l'opération mystérieuse, imprévue, soudaine, qui transforme instantanément le malade le plus invétéré, le plus gravement compromis, en un individu désormais bien portant.

Rien, jamais, ne permet de prévoir quel sera l'heureux élu de la force mystérieuse qui va soudain le guérir.

Que de poumons tuberculeux, de tumeurs blanches, d'ulcères, etc..., non influencés à Lourdes, à côté de poumons tuberculeux, de tumeurs blanches, d'ulcères, etc..., subitement et exceptionnellement guéris !

5º Avec *sensation angoissante*, révélatrice de la transformation organique subitement opérée ; c'est le *signe révélateur* de l'anomalie de la guérison ;

6º Avec formation de cicatrices anormales — méritant le nom de *cicatrices fantômes* — dans les cas de destructions organiques ;

7º Enfin avec *rétablissement subit et définitif de la fonction abolie*,

II. **Le verdict de la Science**

J'ai exposé avec une égale loyauté les faits et les objections dirigées contre eux ; j'ai discuté un à un les arguments des contradicteurs ; enfin, pour le troisième caractère du miracle : l'intervention spéciale de Dieu, j'ai laissé la parole aux autorités philophiques et théologiques compétentes.

Le lecteur possède par conséquent tous les éléments du procès : à lui de juger où est la vérité.

Je pourrais me borner à cette simple conclusion ; cependant, pour jeter sur le débat plus de lumière encore, il me paraît utile de reprendre l'examen d'une affirmation que nous avons souvent rencontrée au cours de la discussion.

Vous vous rappelez la forme hautaine que lui a donnée le Dr Lubin Lefèvre : « La science n'admet pas le miracle. Avec elle je pense qu'il ne peut rien y avoir dans la nature qui ne soit naturel, et au XXe siècle c'est une force que d'avoir la science de son côté et une faiblesse de l'avoir contre soi. »

Mais de quelle science s'agit-il donc? Car la science en général n'est qu'une pure abstraction, et on ne peut parler ainsi qu'au nom d'une science ou du moins qu'au nom d'un groupe de sciences nettement défini.

Or, faut-il encore le répéter, pour qu'une guérison prenne rang parmi les miracles, elle doit passer successivement par trois régions scientifiques différentes.

Aux sciences historiques il appartient en tout premier lieu de contrôler la vérité du fait. S'il est faux ou s'il n'est pas suffisamment prouvé, le fait n'ira pas plus loin : on le jettera au rebut.

Mais s'il est vrai, il peut franchir les frontières et pénétrer sur le territoire des sciences naturelles. Là on les soumettra à un

---

alors même que persiste encore la lésion organique qui rend cette fonction impossible ou tout au moins fort imparfaite. C'est donc, en réalité, *une fonction sans organe.* (Exemple que cite le Dr Guinier, celui d'une aveugle (Mme Biré), par atrophie blanche du nerf optique. Le 5 août 1908, devant la Grotte, Mme Biré recouvre subitement la vue. On examine ses yeux, l'atrophie persiste. Voilà, dit-il, une aveugle guérie qui voit avec des yeux morts.

Ces caractères, à part le dernier et le quatrième, qui est une comparaison entre différents cas, se retrouvent dans la guérison de Pierre De Rudder.

nouvel examen qui portera sur le point suivant : Cette guérison est-elle, oui ou non, explicable par les seules forces de la nature?

Et dans le cas où la réponse serait négative, alors, mais *alors seulement* le fait entrera dans le domaine philosophique, où l'on recherchera la cause dernière de ce phénomène dont la science s'est reconnue absolument incapable de fournir une explication naturelle.

Avant d'entamer la discussion, définissons l'esprit scientifique.

« C'est essentiellement, dit M. Boutroux, le sens du fait comme source, règle, mesure et contrôle de toute connaissance (1). »

1. Ces préliminaires posés, demandons-nous si les *sciences historiques* donnent à nos adversaires le droit de rejeter la guérison subite de Pierre De Rudder?

1°) Est-il besoin de rappeler la méthode constamment suivie par les enquêtes qui se sont multipliées, depuis le 7 avril 1875, pour aboutir à cette enquête modèle de la Commission diocésaine de Bruges : interrogatoires répétés des témoins, examen comparatif des documents originaux, autopsie de Pierre De Rudder, rien n'a été négligé. Elles sont rares les recherches historiques qui répondent aussi pleinement à ce qu'exige la critique scientifique, même la plus sévère, comme par exemple celle de MM. Langlois et Seignobos. Et nous l'avons vu, les caractères requis par ces deux professeurs de la Sorbonne, pour admettre qu'un fait historique est prouvé scientifiquement, se trouvent réunis dans le cas de Pierre De Rudder.

2° A la méthode qui nous a conduit à cette conclusion, comparez les procédés de nos contradicteurs.

A part une honorable exception, celle du docteur Logie à qui je me plais à rendre hommage, aucun d'eux, même parmi les Belges (surtout parmi les Belges, devrais-je dire) ne prit la peine d'interroger les témoins, de consulter les documents originaux, de palper les os des deux jambes.

Et les docteurs Sherry et O'Donnel ont, dans ce but unique, fait le voyage de Londres à Anvers et à Jabbeke!

Dans sa conférence à la Société Médicale de Milan, le Dr Gemelli invite ses confrères à venir, avant de lui répondre, prendre

---

(1) ÉMILE BOUTROUX, membre de l'Institut : *Science et Religion dans la Philosophie contemporaine.* Bibliothèque de Philosophie scientifique, Flammarion, Paris, 1909, p. 348.

Un seul de ses adversaires se rend à cet appel; un autre avait étudié le cas dans les ouvrages de Boissarie; et le soir même tous deux déclarent publiquement que cet examen les a convaincus de la matérialité des faits. Par contre, de tous les médecins qui, à cette séance contradictoire, ont nié ou mis en doute la réalité de la guérison telle que le Père Gemelli l'avait racontée, pas un qui se fut dérangé!

connaissance des pièces justificatives qui sont entre ses mains.

Et dans la suite, cependant, quand ils virent que la discussion avait tourné à leur confusion, ils eurent encore le front de prétendre qu'ils n'avaient pas été suffisamment renseignés!

Mais que dire d'un Marcuse qui, de son propre aveu, juge les faits du dehors et sans pénétrer dans l'analyse des témoignages sur lesquels ils reposent?

Que dire d'un Lefèvre, médecin belge pourtant, ayant donc tous les documents à sa portée, et qui trouve plus *scientifique* de tirer toutes ses déductions — et quelles déductions! — d'une mauvaise reproduction de photographie mal faite?

Que dire enfin de l'ingénieur Verhas, un Belge, lui aussi, qui semble s'être réfugié le plus loin possible des documents originaux — à Saint-Pétersbourg! — comme pour mieux se donner le droit de les ignorer?

Et cependant, le Dr Lefèvre nous soupçonne de mauvaise foi, et l'ingénieur Verhas se rencontre avec le Dr Marcuse pour nous accuser ouvertement de supercherie!

Il est clair que ce ne sont pas les règles de la critique historique qui les ont amenés à ces conclusions-là!

Oh! je le sais bien, ceux qui repoussent le fait peuvent invoquer en leur faveur l'autorité de certains critiques d'histoire, comme MM. Langlois et Seignobos, que je citais tout à l'heure. Ces deux professeurs de la Sorbonne n'ont-ils pas écrit, en effet : « Que doit-on faire d'un fait miraculeux? Faut-il l'admettre après examen des documents ou le rejeter comme impossible par la question préalable?... La question du miracle a soulevé de telles passions qu'il peut être bon d'indiquer comment elle se pose pour les historiens... Historiquement, le diable est beaucoup plus solidement prouvé que Pisistrate... Pourtant nous n'hésitons plus à rejeter le diable et à admettre Pisistrate. C'est que l'existence du diable serait inconciliable avec les lois de toutes les sciences constituées. Pour l'historien, la solution du conflit est évidente. »

L'historien peut donc, selon MM. Langlois et Seignobos, dédaigner tout fait miraculeux après l'avoir marqué de ce stigmate de rebut : *impossible!* Seulement, ce n'est pas la science historique qui l'autorise à agir de la sorte ; c'est l'histoire au contraire qui s'annihile en face de ce que ces deux professeurs appellent « les lois de toutes les sciences constituées », formule qui masque en réalité l'arbitraire de leur philosophie libre penseuse.

La seule méthode rationnelle, celle que le regretté P. De Smet, le savant bollandiste, rappelait déjà aux historiens rationalistes défendant la même thèse, consiste à « établir d'abord la vérité ou la fausseté des faits par les méthodes de la critique historique, pour examiner ensuite ce qu'il faut penser de leur caractère (1). »

Cette méthode, nous nous flattons de l'avoir suivie, à l'inverse de nos contradicteurs ; elle nous a donné le droit de transporter le fait De Rudder du territoire des sciences historiques à celui des sciences naturelles, afin de l'y soumettre à un nouveau contrôle.

2. Dans cet examen, *les Sciences naturelles* n'avaient plus à se prononcer sur la matérialité d'une guérison dont l'histoire leur garantissait l'authenticité ; leur compétence se bornait à juger si, oui ou non, le fait présenté dépassait le pouvoir des forces de la nature.

La guérison subite de Pierre De Rudder dépasse le pouvoir des forces naturelles, connues ou inconnues : tel est le jugement qu'une analyse scientifique des plus rigoureuses nous a permis de porter : nous n'y reviendrons pas.

D'ailleurs, la plupart de nos adversaires — et beaucoup l'ont avoué — sont ici d'accord avec nous ; et leur acharnement contre la réalité du fait provenait précisément de l'impossibilité, s'ils l'admettaient comme vrai, de lui découvrir une explication naturelle.

Nous sommes même certain de rallier sur ce point la grande majorité du corps médical ; et cela se comprend :

Les médecins, en petit nombre, qui ont voulu trouver dans le fait De Rudder la simple intervention d'une force naturelle, se sont vus contraints, pour en arriver là, à fouler aux pieds les

---

(1) R. P. DE SMET, S. J. *Principes de Critique historique*, Paris, Palmé, 1883, p. 37.

lois fondamentales de la biologie et à saboter la science dont ils se disaient les fidèles représentants.

Voici un exemple à joindre à ceux que j'ai déjà signalés.

En 1909, dans les *Documents du Progrès*, le Dr Félix Regnault eut un échange de vues, sur les miracles de Lourdes, avec M. l'abbé Naudet. Ce dernier avait conclu que tout au moins en certains cas — et il mentionnait le cas De Rudder — nulle explication n'était plus raisonnable et plus légitime que le miracle.

Le Dr Regnault lui répondit : « Je crois... que l'ordre et la régularité avec lesquels s'accomplissent les phénomènes — ordre et régularité qui ont reçu le nom de lois — ne peuvent être interrompus par un miracle... M. l'abbé Naudet me prouverait qu'à Lourdes des plaies se cicatrisent subitement, que des fractures s'y consolident instantanément , que des membres amputés repoussent... Je serais obligé de me rendre à l'évidence des faits, *mais je ne croirais pas au miracle.* Je penserais qu'on s'est trompé jusqu'à ce jour, qu'*il y a des lois que nous ignorons;* que les phénomènes que nous admettions comme inéluctables peuvent être modifiés dans certaines conditions, et je me mettrais à l'œuvre pour découvrir ces conditions. »

« Il eût été difficile, remarque Yves de la Brière à qui j'emprunte cette citation, d'avouer avec plus de franchise le parti pris décidé, l'*Apriorisme philosophique* qui trop souvent rendent les rationalistes incapables d'admettre l'existence et la valeur démonstrative des miracles (1). »

3. Après avoir subi l'épreuve des Sciences naturelles, le fait De Rudder atteignit enfin le *territoire philosophique*, et une dernière question se posa :

Quelle est la cause de cette guérison subite que les forces de la nature étaient absolument incapables de produire?

En face de ce dernier problème, nous avons préféré nous récuser et nous avons laissé les autorités compétentes proclamer qu'il fallait attribuer cette guérison à une intervention spéciale de Dieu.

S'ils admettaient nos prémisses, c'est-à-dire la réalité du fait et l'impossibilité absolue d'en découvrir une explication naturelle, nos adversaires, j'en suis sûr, accepteraient sans difficulté une conclusion que le simple bon sens indique déjà ; ils ne

---

(1) *A travers les Revues* (Revues libres penseuses) par YVES DE LA BRIÈRE. *Etudes* de Paris, t. 122, 20 janvier 1910, p. 253.

seraient pas moins logiques que le matérialiste Le Dantec quand il disait par la bouche du Dr Tacaud : « J'irai à Lourdes... je mettrai mon couteau dans une bouteille que je souderai moi-même au chalumeau. Je plongerai avec ferveur la bouteille dans la piscine sacrée et, si le couteau en sort sans que la bouteille se casse, je croirai en Dieu. »

Au point de vue de l'impossibilité naturelle, le cas De Rudder vaut celui qui amènerait l'athée Le Dantec à croire en Dieu, et même « à se faire moine, » ce qui est mieux encore...

Parvenu au terme des étapes que nous avons fait parcourir à la guérison de Pierre De Rudder avant de conclure au miracle, jetons un regard en arrière :

Où était dans ce débat la soumission au fait comme source, règle, mesure et contrôle de toutes les déductions?

Qui, de nos contradicteurs ou de nous, s'est efforcé d'être constamment fidèle au véritable esprit scientifique?

J'attends avec confiance le jugement du lecteur.

Car je puis me rendre cette justice d'avoir exposé les faits soigneusement, scrupuleusement, sans rien ajouter ni retrancher : ce que j'ai entendu, ce que j'ai vu, ce que j'ai palpé. Je ne suis guère sorti de cet humble domaine où la plupart de mes contradicteurs n'ont pas voulu me suivre ; et si j'ai dû en sortir quelquefois, c'est pour discuter, sur le terrain presque aussi modeste de la biologie, les lois de la guérison des plaies et des fractures.

* * *

« Mais qui ne cède à ce que M. Rey appelle la tentation commune de faire un peu de métaphysique? » se demande le R. P. Vermeersch dans son beau livre sur la Tolérance (1): tentation d'autant plus naturelle pour moi que le cours de la discussion m'a conduit de lui-même sur le terrain philosophique.

Ne le quittons pas sans y faire quelques incursions; recherchons, *en premier lieu*, pourquoi le cas De Rudder a eu ce fâcheux privilège d'amener des savants — ou des gens qui se croient tels — à oublier les méthodes de la science positive par

---

(1) R. P. Vermeersch, S. J. *La Tolérance*, Bibliothèque de la Société d'Etudes morales et juridiques. Louvain, Uyspruyst, 1912, p. 322. — Sur les rapports de la Science et de la Foi, on lira avec intérêt la discussion lumineuse du savant jésuite, pp. 316 à 350.

crainte de la compromettre et à violer ses premiers principes sous couleur de la mieux défendre.

Cette conduite pour le moins étrange a pour cause une *fausse conception de la science,* conception qui règne encore dans certains milieux, mais dont M. Boutroux a finement noté la déchéance :

Il importe, écrit-il (1), de considérer le changement qui s'est, de nos jours, opéré dans l'idée de science. Naguère encore, la science était la connaissance absolue de la nature des choses. Elle était le savoir, certain et définitif, par opposition à la croyance, variable et individuelle; et, forte des conquêtes qu'elle devait à la découverte de ses vrais principes, elle ne voyait pas de limites à sa portée et à ses droits. *C'était, en somme, la métaphysique antique,* avec son ambition de connaissance parfaite, transportée dans le monde de l'expérience. Mais, à la différence des systèmes esthético-rationnels des Platon et des Aristote, c'était une métaphysique qui éliminait du principe des choses tout ce qui rappelle l'intelligence et la liberté humaines, pour n'y admettre que des éléments matériels et mécaniques...

Mais n'est-il pas juste de dire que cette conception de la science, comme savoir absolu et sans bornes, ne s'est pas maintenue, et que la science d'aujourd'hui se fait, de sa signification, une idée tout autre?...

Après de longs tâtonnements, la science a enfin déterminé sa méthode par une sorte de sélection naturelle. Elle a pris le parti de se fonder sur l'expérience seule. Sans doute, il s'agit, après avoir constaté les faits, de les résumer, de les classer, de les ramener les uns aux autres et de les systématiser. Mais ce travail logique lui-même doit avoir l'expérience pour guide et pour contrôle.

En adoptant ce mode d'investigation, la science s'est assuré des avantages infiniment précieux... Elle échappe à l'éternelle incertitude et à l'infinie variété des opinions; elle s'impose à toutes les intelligences, et toutes ses acquisitions, en un sens, sont définitives...

Mais ces bénéfices ont, comme contre-partie, une limitation de son étendue et de sa valeur philosophique... Si prolongée, en effet, qu'on la suppose, l'expérience ne peut atteindre ni les premières origines, ni les fins dernières...

Telle est la conception actuelle de la science, celle qui domine parmi les esprits les plus distingués, celle que les H. Poincaré et les G. Lawson exposaient dans leurs conférences au récent jubilé de l'Université de Bruxelles (2), et cette science-là, la science du XX⁰ siècle! n'accueille ni ne repousse le miracle en

---

(1) EMILE BOUTROUX, membre de l'Institut. — *Science et Religion dans la Philosophie contemporaine.* — Bibliothèque de Philosophie Scientifique, Ernest Flammarion, Paris 1909, pp. 229 et suivantes.

(2) Cités par le R. P. Vermeersch, dans *la Tolérance.*

tant que manifestation du surnaturel, elle l'ignore. Elle ne sait rien de la nature des choses, même physiques, et elle ne prétend rien en dire ; à plus forte raison ne sait-elle rien de ce qui échappe au monde de la nécessité, rien des réalités supra-sensibles.

Quand on déclare donc : « La science n'admet pas le miracle, » on cache sous le nom de science les déductions d'une philosophie, comme honteuse d'elle-même, et qui cherche à s'abriter sous un manteau d'emprunt.

Quand vous venez nous dire : « Notre force à nous, qui rejetons le miracle, est d'avoir la science de notre côté et votre faiblesse est de l'avoir contre vous, » ce n'est pas au nom de la science que vous nous condamnez, mais au nom d'une métaphysique vieille comme le monde, toujours renaissante et toujours réfutée ; ce que vous appelez science, c'est votre philosophie — positiviste, rationaliste, moniste, peu importe l'étiquette — qui n'a pas besoin des découvertes scientifiques pour se constituer et à laquelle ces découvertes n'ont apporté aucun argument nouveau depuis Epicure.

Voilà pourquoi, mis en face de la guérison de Pierre De Rudder, votre conduite a été en contradiction formelle avec cet esprit scientifique dont vous prétendiez détenir le monopole.

Si la guérison subite de Pierre De Rudder est vraie, et si elle est inexplicable par une force naturelle, ou connue ou cachée, toute votre philosophie croule comme un château de cartes sous la chiquenaude d'un enfant. Pour défendre cette philosophie dont la négation du surnaturel est un des principaux dogmes, vous avez donc simulé une discussion dont nous avons montré le parti pris, les faux-fuyants et, dans certains cas, l'insigne mauvaise foi et la grossière méchanceté. Dans ce semblant de combat, les projectiles importaient peu : le miracle pour vous étant chose impossible, vous aviez décrété d'avance, d'après votre tournure d'esprit ou votre état d'âme, ou que le fait De Rudder n'était pas vrai ou que vous parviendriez à lui découvrir une explication naturelle. Avec ce préjugé comme guide, vous avez ramassé et lancé au hasard les objections contre Lourdes, entassées pêle-mêle dans l'arsenal de l'incrédulité moderne : tout y a passé, tout, jusqu'au reproche de n'avoir pas fait avant la guérison, en 1875 par conséquent!! la radiographie de la jambe cassée ; jusqu'à la *scie* — l'expression est de M. Chide dans sa lettre ouverte à M. Duplessy — que ne manque jamais de reproduire un adversaire de Lourdes qui se respecte : « Nous croirons au miracle, quand on aura vu dans la piscine une jambe coupée repousser (1). »

Au fond de la plupart de ces attaques se découvre une manœuvre que je qualifierai d'enfantine : on examine rapidement le récit, on y remarque l'absence de telle ou telle circonstance déterminée, l'absence de certificat médical datant des derniers jours, par exemple, et alors on vient gravement déclarer : « Moi, pour croire à ce miracle, il me faudrait un certificat médical datant des derniers jours avant le pèlerinage. » Et le tour est joué !

Procédé bien peu scientifique que celui-là, aussi peu scientifique que la méthode dont il découle : est-il rien de plus contraire à la science, en effet, que de vouloir, comme bon nombre de nos contradicteurs, résoudre une question de fait tel que le cas De Rudder par cet argument *a priori* : « Le miracle est impossible ; donc le fait De Rudder n'est pas un miracle. »

Ce raisonnement n'est pas seulement en opposition avec l'esprit scientifique ; il n'est nullement d'accord avec la saine philosophie.

La proposition antécédente : « Le miracle est impossible, » n'est pas une vérité évidente par elle-même ; or, nos adversaires ont oublié chaque fois de démontrer cette affirmation, sur laquelle cependant toute leur argumentation repose ; ils ont cru

---

(1) « Ce miracle, écrit M. Chide, en parlant du cas De Rudder, est d'autant plus exploité par vous qu'il répond partiellement à la *scie* qui vous agace tant à Lourdes, avouez-le ; pourquoi la Vierge, pouvant accomplir tous les miracles possibles, se contente-t-elle de cures discutables où l'hystérie peut toujours être invoquée et ne fait-elle pas repousser instantanément dans la piscine un membre amputé, bras ou jambe ? C'est l'argument classique du moignon qui est devenu *sciant*, j'en conviens, à force d'être répété... Aussi le miracle de Pierre De Rudder vient-il à point pour riposter aux incrédules : vous voyez bien, la Vierge a fait repousser trois centimètres d'os ! Le Dr Guinier, dans sa brochure, va plus loin, et dit huit centimètres, en tenant compte de la partie nécrosée des os. C'est presque le moignon que l'impiété exige pour croire au miracle. Et là, pas d'hystérie à craindre.

» Ce serait parfait, si le fait de Pierre De Rudder était établi scientifiquement. Mais est-il établi ?... » (*Op. cit.*, p. 28).

M. Chide donne ici une bonne réponse à cette *scie*, comme il l'appelle.

Voici comment le P. Gemelli montre, de son côté, que cette prétention d'apparence scientifique est purement et simplement philosophique.

« On se figure, dit-il, que cette attitude est scientifique, tout entourée qu'elle soit des formes brutales d'un raisonnement vulgaire. Et pour-

sans doute, avec l'éditeur de Verhas, « qu'il était entièrement superflu d'apporter de nouvelles preuves de la fausseté du surnaturel. »

Nous ne sommes pas de cet avis, et un bout de preuve, même ancienne, ferait bien mieux notre affaire. Ce n'est pas fournir une preuve que de dire, avec le Dr Rouby d'Alger : « Les miracles ne peuvent exister par la raison supérieure qu'ils sont contraires aux lois éternelles qui régissent l'univers. »

Lui-même l'a senti, et il ajoute aussitôt : « Les partisans du miracle répondent à cela que Dieu qui régit le monde par des lois qu'il a faites, peut se permettre une exception à ses propres lois sans troubler l'harmonie de son œuvre. Dieu ayant la toute-puissance peut l'employer à faire un miracle.

» Un tel raisonnement pourrait être discuté si l'existence d'un Dieu personnel était prouvée, mais elle ne l'est nullement (1). »

En dernière analyse, la démonstration philosophique de la possibilité du miracle est donc liée à la démonstration de l'existence de Dieu.

Ce n'est pas ici le lieu d'entrer dans ces considérations.

Je ne veux pourtant pas abandonner le fait De Rudder sans

---

tant, il n'y a rien d'aussi peu scientifique et d'aussi intimement philosophique que cette affirmation.

» En réalité, l'homme de science, pour conclure au miracle, n'a pas besoin de voir une jambe repousser, la guérison d'une plaie lui suffit; car pour les savants le problème ne varie pas substantiellement alors que la quantité seule varie.

» Celui qui dit : « Faites croître une jambe, O Signori, et alors je croirai », au fond de l'âme fait cet autre raisonnement : « Je crois impossible l'intervention du surnaturel dans le monde naturel; tout ce qui arrive dans le monde arrive selon les lois de la nature; contre elles on ne peut rien, jamais, absolument rien. Or, on ne vit jamais une jambe repousser à un homme; les hommes ne sont pas des tritons ni des lézards; et chez l'homme les pouvoirs de régénération sont fort restreints. Je suis donc certain qu'un fait semblable ne pourra jamais se produire. C'est pourquoi, quand je demande aux croyants de m'apporter une telle guérison, je leur demande une preuve qu'ils ne pourront pas me donner. Et ainsi se trouve démontré que les miracles de Lourdes ne sont pas vrais.

» Le raisonnement ne fait pas un pli. Dommage que du même coup il exclue la possibilité de l'existence d'un monde surnaturel, et de son influence sur le monde naturel. Or, est-ce faire là un raisonnement scientifique ou un raisonnement philosophique?

» La réponse n'est pas douteuse. »

(*Cio che rispondono gli avversari di Lourdes*, etc..., pp. 198-199).

(1) *Op. cit.*: p. 272.

montrer que, même sur ces questions d'ordre philosophique, il n'est pas sans projeter quelque lumière.

A ceux qui prétendent que le miracle est impossible, nous répondrons :

La guérison de Pierre De Rudder, notre livre avait pour but de le prouver, réunit les trois conditions requises pour être un miracle : donc, le miracle existe ;

Or, ce qui existe est possible ;

Donc, le miracle est possible.

Ce syllogisme, me semble-t-il, est irréfutable ; il s'appuie sur une base positive désormais inébranlable : le caractère miraculeux du fait De Rudder.

Et voici un second raisonnement, tout aussi solide que le premier ; il est destiné à réfuter la dernière assertion du Dr Rouby, à savoir que l'*existence d'un Dieu tout-puissant n'est pas prouvée*.

« Je vous promets, dit Le Dantec (1), que si je constate jamais un miracle, bien dûment, je renoncerai à mon matérialisme et je me ferai moine. Aussi bien est-ce la seule manière dont puisse se manifester à un orgueilleux comme moi l'existence d'un Dieu omnipotent (2). »

De cet aveu d'un athée, qui est en même temps un homme de science, retenons cette proposition :

Un miracle bien et dûment constaté prouve l'existence d'un Dieu tout-puissant ;

------

(1) Paroles qu'il met dans la bouche du Dr Tacaud, vivante incarnation de ses idées matérialistes. *Le Conflit*, p. 205.

(2) Non, ce n'est pas la seule manière. Mais, dirons-nous avec saint Augustin dans son *Commentaire sur le miracle de la Multiplication des pains*, la conduite de la Providence, dans le gouvernement de l'Univers tout entier et de chacune des créatures, est, à cause de sa régularité même, si peu appréciée des hommes que personne ne remarque l'ouvrage admirable réalisé par Dieu dans le moindre grain de blé qui germe...

C'est pourquoi le Créateur s'est réservé, dans sa miséricorde infinie, de faire en temps opportun des œuvres en dehors du cours ordinaire de la nature, afin que l'étonnement d'un spectacle non pas plus grand, mais inaccoutumé, impressionnât ces hommes que la vue des merveilles quotidiennes de la Création ne frappait plus.

Certes, c'est une œuvre plus grandiose de gouverner le monde entier que de rassasier cinq mille hommes avec cinq pains ; la première merveille, pourtant, personne ne l'admire, tandis qu'on s'extasie devant la seconde, non pas qu'elle soit plus grande, mais parce qu'elle est rare. (Bréviaire : 4e dim. de Carême. Leçons VII à IX).

Or, la guérison de Pierre De Rudder est un miracle dûment constaté.

Donc, la guérison de Pierre De Rudder prouve l'existence d'un Dieu tout-puissant.

** **

Tandis que je réfléchissais à la force triomphante d'un seul miracle de Lourdes, une allégorie des Livres saints vint s'offrir à mon imagination. Je me représentais cette statue gigantesque que le roi Nabuchodonosor vit en songe : statue d'un aspect terrible et d'une splendeur éblouissante. Depuis la tête, qui était d'or fin, se succédaient l'argent, l'airain, le fer, pour aboutir finalement à des pieds mi-partie de fer et mi-partie d'argile.

Le roi de Babylone vit tout à coup une pierre se détacher d'elle-même et frapper le colosse; le colosse s'effondra.

Image saisissante du sort réservé à cette philosophie orgueilleuse, matérialiste et athée, qui dresse contre l'Eglise du Christ et contre Dieu lui-même, l'idole qu'elle a faussement nommée *la Science*. Et vraiment on s'y tromperait, de loin, tant cette idole brille dans l'éclat des vérités de science pure qui s'y entassent. Mais approchez, et vous découvrirez bientôt que ce pompeux amalgame a pour ciment et pour base l'inconsistante argile du sophisme et de la contradiction : il suffit, pour tout abattre, du choc d'un seul fait comme la guérison subite de Pierre De Rudder.

APPENDICE

Notes et Documents

Pour être complet, un ouvrage sur le cas De Rudder devrait contenir les documents des enquêtes qui se sont multipliées depuis 1875 jusqu'à l'enquête canonique de 1907-1908. Ces documents, recueillis par la Commission d'enquête instituée par Mgr Waffelaert, forment un volumineux dossier, conservé à l'évêché de Bruges.

M. l'abbé De Meester, professeur au Grand Séminaire de Bruges et promoteur de la cause au sein de la Commission diocésaine, a entrepris, avec une compétence hautement appréciée, même à l'étranger, la publication et l'étude critique de ce dossier. *La relation des deux premières enquêtes faites en 1875* a paru en 1910 (1) ; l'étude critique des documents qui se rapportent aux enquêtes postérieures, retardée par les nombreuses occupations du distingué professeur, est impatiemment attendue ; elle ne tardera plus à voir le jour.

Dans ces conditions, je ne puis mieux faire que de renvoyer mes lecteurs à l'important travail de M. De Meester ; et je me contenterai de réunir ici quelques documents dont la publication s'imposait, me semble-t-il, comme un complément nécessaire aux pages qui précèdent.

I. L'Affaire Verhas

A. Polémique du Dr. Royer, dans « La Chronique » de Bruxelles avec M. Auguste Vierset, directeur de la Bibliothèque de propagande (2).

1. *Les Dessous d'un miracle. — Un pari de 5,000 francs.*

(*La Chronique* du 20 février 1912.)

Dans cet article, M. Vierset commence par faire connaître à ses lecteurs le défi de M. l'abbé Duplessy à M. Chide, puis il ajoute :

« Voilà cinq mille francs bien étourdiment risqués.

---

(1) *Op. cit.* Roulers, Jules De Meester, éditeur.
(2) M. Vierset, homme de lettres, est collaborateur du journal libéral *La Chronique*.

» M. Duplessy ignore sans doute que la question De Rudder est définitivement résolue. Pour le cas où M. Chide partagerait cette ignorance, je me permets de lui fournir ici quelques renseignements précieux... et précis. »

M. Vierset expose alors la thèse de Verhas, puis il conclut :

« M. Chide a donc toute facilité de relever le défi de l'abbé Duplessy.

» Les cinq mille francs sont à sa portée. Il n'a qu'un geste à faire... A moins qu'il ne préfère en laisser l'honneur et le profit à M. J. Verhas, qui a si clairement ramené le prétendu miracle à la simple substitution d'une jambe droite à une jambe gauche. »

2. *Réponse du Dr Royer : « Le Miracle d'Oostacker »*.

(*La Chronique* du 13 mars 1912.)

Dans une lettre adressée à *La Chronique* et publiée sous ce titre, le Dr Royer rétablit les faits, altérés par M. Vierset, qui s'est fait l'écho des calomnies de Verhas; il réfute ensuite les passages de l'article qui l'atteignent personnellement.

« Reprenons maintenant, écrit-il, les critiques formulées à mon sujet par M. Vierset. On a, dit-il, trois raisons de suspecter l'enquête Royer :

1° Elle a été conduite sous l'influence d'une idée préconçue; 2° L'enquêteur ignorait le flamand; 3° les traducteurs, les jeunes filles d'un cabaret de Jabbeke, n'avaient pas la compétence voulue.

Or, dès que j'eus accepté de faire cette enquête, ma première préoccupation fut de m'adjoindre un confrère incroyant. J'écrivis à un confrère du voisinage, libre penseur bien connu, je lui fis connaître l'objet de la mission que j'avais acceptée et j'ajoutai : « Je viens vous demander si, dans l'intérêt de la vérité, vous ne voudriez pas vous joindre à moi; vos convictions bien connues seraient pour tous une garantie de loyauté. » Hélas! mon confrère n'accepta pas ma proposition. Cependant j'eus la bonne fortune de rencontrer en route un incroyant connaissant les deux langues et qui voulut bien me servir d'interprète.

Vous voyez que j'y ai mis de la bonne volonté pour donner à mes recherches les garanties désirables d'impartialité.

La seconde critique est exacte et je dus me servir d'interprètes pour questionner quelques personnes. Cet interprète fut précisément mon compagnon de voyage qui interrogea cinq témoins, et après son départ, deux jeunes filles du cabaretier eurent à interroger en tout deux personnes. J'ai questionné moi-même, directement, six personnes qui me répondirent en français. Vous voyez que les raisons de suspecter mon enquête se réduisent à peu de chose. J'ai la conscience d'avoir mené cette enquête avec le seul souci de connaître la vérité et d'avoir reproduit avec fidélité les témoignages reçus. Toutefois, la publication partielle de mes documents faite à Lourdes, a laissé quelques inexactitudes, d'ailleurs sans importance. Si M. Vierset tient à les reprendre dans l'intérêt de vos lecteurs, je suis tout disposé à lui fournir les éclaircissements qu'il voudra bien réclamer... »

M. Vierset, dans le commentaire qu'il inséra au bas de cette lettre, releva la principale des inexactitudes auxquelles le Dr Royer faisait allusion. Le Dr Royer, dit-il, « n'élucide pas la contradiction du témoin Houtsager qui, ayant déclaré, après dix-huit ans, qu'il vit la jambe de De Rudder, le 29 mars, affirme dans un autre interrogatoire, que ce fut le 2 avril. »

3. *Nouvelle réplique au Dr Royer.*

(*La Chronique*, du 25 mars 1912.)

« Les commentaires qui suivirent ma lettre insérée dans *La Chronique* du 13 mars m'obligent à user encore du droit de réponse.

Je terminais cette lettre en affirmant qu'on n'avait pas le droit d'accuser le Dr Van Hoestenberghe de mensonge et de parjure, ni d'accuser De Rudder de supercherie. Votre collaborateur écrit à ce sujet: « Voilà en vérité une singulière mentalité pour un enquêteur! » Je comprendrais cette observation, si mon enquête était encore à faire. Mais qu'il me dise donc quand il me sera permis de porter un jugement sur ces hommes? J'ai été en rapport avec eux; je les ai interrogés, j'ai contrôlé leurs réponses par d'autres, j'ai reçu les renseignements les meilleurs de personnes qui les connaissaient et il me conteste encore le droit de les apprécier et de les défendre! Mais lui, M. Vierset, sur quoi base-t-il son jugement pour les accuser?...

M. Vierset me demande d'élucider la contradiction du témoin Houtsaeger? Je vais me rendre à son désir, car cette objection concerne particulièrement mon enquête. On accuse ce témoin de m'avoir affirmé qu'il avait vu la jambe de De Rudder, le 29 mars 1875 et d'avoir déclaré dans un autre interrogatoire que c'était le 2 avril. Hélas! M. Vierset, la contradiction n'existe pas, elle se trouve uniquement dans les *Annales de Lourdes* par suite d'une erreur typographique. Jamais Houtsaeger n'a affirmé avoir vu la jambe cassée de De Rudder le 29 mars et jamais je n'ai écrit cette affirmation. Voici quelle a été la déposition de ce témoin à mon enquête : « Voyant en chemin un mouvement inusité des habitants, j'ai demandé ce qu'il y avait. On me répondit : c'est Pierre De Rudder qui revient tout guéri d'Oostacker. Alors je me suis écrié : Comment! De Rudder guéri, mais j'ai encore vu sa jambe cassée la semaine dernière. »

Or, l'examen du calendrier me permit de constater que le 7 avril 1875, jour de la guérison, était un mercredi et j'écrivis à la suite de cette déposition la note que voici : « Le 7 avril 1875 était un mercredi, entre ce jour et le lundi de la semaine précédente, le 29 mars, il y a neuf jours. »

Une copie du dossier de mon enquête envoyée à Lourdes fut publiée partiellement dans les *Annales* de la grotte, mais aucune épreuve d'imprimerie ne me fut soumise. Il en résulta des omissions que je regrette vivement et des erreurs (1) dont la plus sérieuse est celle-ci : c'est que l'éditeur a mis dans la bouche du témoin Houtsaeger la note insérée à la

______

(1) Ces erreurs ont été reproduites dans certains ouvrages sur Lourdes; aussi M. l'abbé De Méester, dans son livre qui paraîtra sous peu, publiera l'enquête du Dr Royer d'après le manuscrit de l'auteur.

suite de sa déposition et lui fait dire : (je l'avais vu le 29 mars). Comment cette erreur fut-elle commise ?

Il est probable que mon écriture défectueuse, qui m'oblige encore à ce moment à recourir à un secrétaire bienveillant pour vous transmettre ces lignes, n'a pas permis la lecture exacte du document. L'éditeur aurait dû cependant remarquer son erreur, car mon dossier comprenait la copie d'une lettre de Houtsaeger qui confirmait sa déclaration verbale... Enfin, dans le résumé de mon enquête, par lequel je terminais, je rappelais encore son témoignage dans les termes suivants : « Houtsaeger vit De Rudder après le 18 mars. » (*Annales de Lourdes*, p. 112, année 1893). Il est donc bien établi que Houtsaeger n'a jamais fait la déclaration qu'on lui attribue.

Mais, ultérieurement, *il a pu préciser la date dans sa famille ce jour-là* (1). Cet examen a eu lieu le vendredi 2 avril, c'est-à-dire cinq jours avant la guérison.

J'espère que M. Vierset sera suffisamment éclairci sur ce point. Cependant, s'il doutait de ma véracité, il pourrait s'éclairer davantage en venant consulter mon dossier. Peut-être trouverait-il dans la vétusté des pages et la teinte de l'écriture une garantie contre la supercherie. Je lui promets d'ailleurs l'accueil le plus bienveillant.

Le Dr Deschamps et, plus tard, la commission d'enquête instituée par Mgr Waffelaert, ont étudié ces déclarations, non dans des reproductions plus ou moins exactes, mais dans des pièces originales. Vos lecteurs apprécieront la différence des méthodes et constateront qu'en cette matière les croyants procèdent avec plus de prudence que leurs contradicteurs... »

4. *Dernier commentaire de M. Auguste Vierset.*

« Nous croyons superflu de poursuivre cette polémique, en raison même de l'ampleur qu'elle exigerait. On peut le constater par l'insuffisance flagrante de la réponse ci-dessus qui, contrairement à ce qu'en pense le signataire, n'éclaircit aucun des doutes essentiels soulevés par le fameux miracle. La Bibliothèque de propagande va, du reste, nous assure-t-on, se mettre en rapport avec le Dr Royer. D'autre part, le défi de l'abbé Duplessy va être relevé (2). Voilà plus qu'il n'en faut pour faciliter la lumière sur le cas de De Rudder. »

---

(1) Cette phrase, telle qu'elle est imprimée dans *La Chronique*, n'a pas de sens. Le Dr Royer la fit rectifier dans une lettre où nous lisons : « Je croyais bien finie cette correspondance que vous trouvez encombrante ; mais je m'aperçois... que vos typographes ont été aussi peu attentifs que ceux de Lourdes. Ceux-ci étaient arrivés à altérer le témoignage de Houtsaeger ; les vôtres, en passant une ligne d'écriture, ont rendu inintelligible une phrase de ma lettre qui présentait une importance particulière. Je vous prie en conséquence de rétablir le texte altéré... » (*La Chronique* du 5 avril 1912). Voici ce qu'en réalité avait écrit le Dr Royer: « *Mais, ultérieurement, il a pu préciser la date de cet examen par la coïncidence d'un événement survenu dans sa famille ce jour-là.* »

(2) Le défi de M. l'abbé Duplessy n'a pas été relevé, mais F. Verhas, dans une nouvelle brochure de la Bibliothèque de propagande (1912,

B. Le Défi de F. Verhas.

F. Verhas a répondu au Dr Royer dans une brochure de la *Bibliothèque de propagande* (n° 17, 1912). Il terminait comme suit : « Pour clore tout ce débat par quelque chose de pratique, voici ce que je je propose au Dr Royer : nous allons soumettre toute la question à un comité de quatre professeurs d'Université belge, dont deux choisis par lui et deux par moi. Ce comité aura pour mission d'établir si réellement la guérison instantanée de Pierre De Rudder est un fait historique.

» Comme il s'agit de la vérité et non d'une question d'argent, je pense qu'il est inutile de lancer un défi appuyé d'espèces sonnantes et trébuchantes. Cependant, si le Dr Royer estimait que l'argent ne peut nuire à la manifestation de la vérité, je suis prêt à appuyer ma proposition de 5,000 francs à condition que le Dr Royer en face autant.

» Je ne doute nullement que le Dr Royer accepte ma proposition et j'attends de ses nouvelles à cet égard (*Op. cit.*, p. 60). »

C. Réponse au défi de Verhas (1)

La *Bibliothèque de propagande* de Bruxelles a consacré à la guérison de Pierre De Rudder quatre brochures (1911, n° 11-12; 1912, n°ˢ 6, 12, 17) dont deux sous la signature F. Verhas et deux anonymes.

On y soutient que le miracle De Rudder est en réalité une colossale supercherie; et on termine la dernière brochure en proposant de constituer un comité de quatre professeurs d'Université, aux fins d'examiner si la guérison instantanée de Pierre De Rudder est un fait historique.

Nous acceptons ce défi.

Les quatre brochures de la *Bibliothèque de propagande* représentent Pierre De Rudder comme un comédien et un escroc. Guéri naturellement et depuis longtemps, — dit M. Verhas, — de la fracture de la jambe gauche, il simula la maladie pour continuer à toucher, sans travailler, la pension hebdomadaire que, depuis l'accident, son maître, le vicomte du Bus, lui servait; à la mort du vicomte (26 juillet 1874), la pension fut supprimée; De Rudder alors — le 7 avril 1875 — simula le miracle, dans le double but de pouvoir se remettre au travail sans trahir sa supercherie et de provoquer un afflux abondant de dons de la part de ceux qui le croiraient miraculé; mais — comme la maladie avait laissé à la jambe gauche des traces qu'il tenait à cacher — pour rendre la guérison miraculeuse plus éclatante, il exhiba la jambe droite à ceux qui, — immédiatement après le pèlerinage du 7 avril 1875, — demandèrent à voir la jambe guérie.

Nous opposons à ces accusations une dénégation formelle. Si elles

---

n. 17), a proposé au Dr Royer de soumettre le cas De Rudder à un comité composé de quatre professeurs d'Université. Nous avons accepté ce défi, comme le lecteur va le voir.

(1) Cette réponse a été publiée par les journaux catholiques belges à partir du 22 décembre 1912.

sont maintenues par leurs auteurs, nous sommes prêts à soumettre par écrit à un Comité composé comme le proposent nos adversaires, les arguments qui établissent que ces accusations ne sont pas fondées, et nous démontrerons au contraire :

Que Pierre De Rudder avait encore la jambe cassée à la mort du vicomte du Bus;

Que le malade a été vu dans cet état jusqu'à la veille et au jour de son pèlerinage à la grotte d'Oostacker (7 avril 1875);

Que, même dans les jours qui suivirent immédiatement le pèlerinage, Pierre De Rudder affirma et fit constater que c'était la jambe gauche qui avait été malade et était guérie.

Nos adversaires pourront répondre par écrit à notre mémoire.

Après une dernière défense de De Rudder que nous présenterons, toujour par écrit, les membres du Comité auront à dire si l'accusation de M. Verhas est recevable et fondée.

Nous ne leur demanderons pas de décider si elle est de bonne foi : le public en sera constitué juge par la publication des mémoires et sentences signés par leurs auteurs aux frais de la partie désignée par le comité ou à frais communs si les membres ne peuvent se mettre d'accord.

A. Deschamps, docteur en médecine et en sciences.

E. Royer, docteur en médecine.

A. De Meester, J. C. L., professeur au Grand Séminaire de Bruges, secrétaire de la Commission diocésaine d'enquête.

D. Lettre de M. F. Verhas.

Saint-Pétersbourg, le 28/10 janvier 1913.

Monsieur,

Je suis en possession de votre lettre du 21 décembre et suis très heureux de vous voir accepter ma proposition de soumettre la question de l'historicité de la guérison instantanée de De Rudder à un comité de quatre professeurs d'Université belge.

Je vais me mettre en mesure de vous désigner les deux professeurs qui se chargeront, conjointement avec ceux que vous voulez bien m'indiquer, de l'examen des mémoires, documents, etc., qui serviront à élucider cette question.

Je tiens toutefois à vous faire remarquer qu'il ne s'agit nullement pour ce comité d'examiner si l'hypothèse de simulation est ou non exacte, mais bien de décider si les documents connus permettent de considérer comme un fait historiquement établi la guérison subite et miraculeuse de Pierre De Rudder le 7 avril 1875.

En second lieu, je ne puis admettre que vous ayez le droit de répliquer par écrit à mes arguments sans que j'aie le droit de riposter à mon tour. Vous exigez que les membres du comité se prononcent après la présentation de votre second mémoire sans entendre les objections que je pourrais avoir à y faire. Je demande que le comité demeure libre de réclamer de chaque partie les explications qui lui paraîtront utiles et de fixer à son gré le moment où il clôturera les opérations.

Agréez, Monsieur, mes salutations empressées.

F. VERHAS.

E. **Réponse à M. F. Verhas.**

Le 27 janvier 1913.

Monsieur,

Votre lettre du 28/10 janvier 1913 fait croire que vous avez une conscience inexacte du rôle qui fut, jusqu'à présent, le vôtre dans l'affaire de la guérison de Pierre De Rudder.

Dans vos brochures vous avez soutenu :

Que la jambe gauche de De Rudder, cassée autrefois par la chute d'un arbre, s'était guérie lentement et que la fracture avait disparu longtemps avant le 7 avril 1875;

Que De Rudder, déjà guéri, continua de simuler la maladie, aux fins de toucher une pension que le vicomte du Bus lui payait depuis l'accident;

Qu'ayant, à la mort de du Bus, cessé de toucher cette pension, De Rudder fit croire au public qu'il venait d'être guéri subitement au cours d'un pèlerinage à la Grotte de Notre-Dame de Lourdes à Oostacker, le 7 avril 1875;

Que pour mieux accréditer cette histoire d'une guérison miraculeuse et faire de nouvelles dupes, il montra, au début, comme guérie la jambe droite qui n'avait jamais été malade.

En un mot, vous vous êtes fait l'accusateur de De Rudder; vous l'avez représenté comme un simulateur et un escroc.

Oui ou non, Monsieur, maintenez-vous vos accusations?

Voilà ce qu'il importe avant tout de savoir. Et c'est ce que nous commencions par vous demander dans notre lettre du 21 décembre dernier.

Or voici que vous nous répondez : « Il ne s'agit nullement d'examiner » si l'hypothèse de simulation est ou non exacte ».

Pourquoi, Monsieur, n'y a-t-il pas lieu d'examiner cette hypothèse, — la vôtre, celle que vous avez émise dans vos brochures? Et que signifie votre langage?

Voulez-vous dire que vous retirez l'imputation que vous avez répandue dans le public contre l'honnête ouvrier que fut De Rudder; et la désavouez-vous comme calomnieuse?

Ou estimez-vous qu'il est permis d'accuser un homme qui n'est plus là pour se défendre, de le faire passer pour un escroc, et que cela n'a pas d'importance?

* * *

En réponse à vos allégations, nous vous avons, le 21 décembre, proposé de démontrer devant un Comité de professeurs d'Université les trois points suivants :

1° Que Pierre De Rudder avait encore la jambe cassée, au moment de la mort du vicomte du Bus, le 26 juillet 1874 ;

2° Qu'il a été vu dans cet état jusqu'à la veille et au jour de son pèlerinage à la Grotte d'Oostacker, le 7 avril 1875 ;

3° Qu'il a déclaré et fait constater, dès les premiers jours qui suivirent ce pèlerinage, que c'était la jambe gauche qui avait été malade et se trouvait guérie.

Et voici que vous semblez vouloir réduire l'examen au point de savoir si De Rudder a été guéri — « miraculeusement », ajoutez-vous, — le 7 avril 1875.

D'abord, Monsieur, il ne s'agit pas pour le Comité de décider si la guérison de De Rudder doit être ou non qualifiée de miraculeuse, mais — d'après les preuves que vous et nous lui soumettrons — d'examiner si, immédiatement avant le pèlerinage à Oostacker, le 7 avril 1875, Pierre De Rudder avait encore la jambe cassée, ou s'il était guéri bien longtemps avant cette date.

Sachez ensuite, Monsieur, que nous entendons garder au débat l'ampleur qu'il doit avoir en raison de vos accusations publiques.

Ce qu'il s'agit donc pour nous d'établir, ce n'est pas seulement le fait que De Rudder a été guéri subitement à Oostacker, le 7 avril 1875.

C'est encore que, ni avant ni après sa guérison, il n'a trompé le public pour gagner de l'argent.

Car nous ne pouvons admettre que vous preniez la liberté de calomnier un mort et qu'après, mis en demeure de vous expliquer, vous vous dérobiez à la discussion.

*
* *

Accusateur de De Rudder, vous avez le premier pris la parole. Nous avons demandé, le 21 décembre, à l'avoir à notre tour, et proposé que nous puissions ensuite, vous et nous, alternativement répondre et répliquer ; après quoi le Comité dirait si vos accusations sont recevables et fondées. Faut-il vous révéler que c'est là la procédure habituelle ? Nous acceptons d'ailleurs volontiers — est-il besoin de l'ajouter ? — que, après l'échange des mémoires tel que nous le proposons, le Comité demande, avant de se prononcer, les explications qui lui paraîtront utiles.

*
* *

En résumé, Monsieur :

1° Rétractez-vous comme calomnieuse ou maintenez-vous l'accusation de simulation que vous avez publiquement dirigée contre De Rudder ?

2° Si vous la désavouez, nous restons disposés à démontrer que De Rudder a été guéri à Oostakker, le 7 avril 1875.

3° Si vous la maintenez, êtes-vous prêt à la discuter contradictoirement avec nous ?

Pour éclairer impartialement l'opinion, nous communiquons votre
lettre et la présente réponse à la presse.

Veuillez agréer, Monsieur, nos salutations distinguées.

    A. Deschamps, Docteur en Médecine et en Sciences,
    E. Royer, Docteur en Médecine.
    A. De Meester, J. C. L., Professeur au Grand Séminaire
      de Bruges.

F. Nouvelle lettre de M. Verhas.

Saint-Pétersbourg, le 20/5 mars 1913.

    Messieurs,

Vous essayez de faire dévier le débat vers un terrain où je n'ai nullement l'intention de vous suivre.

La guérison instantanée, c'est-à-dire miraculeuse de Pierre De Rudder
est-elle ou non historiquement établie par les documents connus ? Voilà
ce qui est en discussion et voilà ce que le Comité aura à décider. Ce
problème contient à lui seul toutes les questions que vous voulez d'abord
élucider.

Que la guérison instantanée soit établie, et du même coup est établie
l'inanité de toutes les hypothèses que ses détracteurs ont émises. Et si
l'historicité de la guérison miraculeuse n'est pas démontrée, toutes vos
phrases indignées n'empêcheront pas les dites hypothèses de garder leur
vraisemblance aux yeux des critiques impartiaux.

Le « miracle » d'Oostacker est un fait historique. Comme tel il appartient à la critique; et aucune considération, quelle qu'elle soit, ne peut
entraver la recherche de la vérité.

Prétendre le contraire équivaudrait à vouloir interdire par exemple
aux catholiques d'apprécier à leur point de vue les faits, les causes et
les effets de la campagne Garibaldienne par crainte d'entacher la
mémoire de Garibaldi ou d'être poursuivi pour diffamation par ses
descendants.

« Accusateur de De Rudder, me dites-vous, vous avez pris le premier
la parole. »

Autant de mots, autant d'erreurs dans cette interpellation emphatique.
Je ne suis pas l'accusateur et n'ai pas pris le premier la parole.

Ceux qui ont pris les premiers la parole, c'est vous tous, — depuis
l'abbé Scheerlinck jusqu'aux Docteurs Royer et Deschamps, — qui avez
entrepris de faire une forte réclame à Notre-Dame d'Oostacker, qui en
avait besoin.

Les accusateurs de De Rudder, c'est l'abbé Scheerlinck qui le premier dénonce l'exhibition de la *jambe droite;* c'est le chanoine Le
Couvreur lançant le défi suivant — après avoir examiné et tenu en ses
mains la jambe guérie — : « J'affirme la guérison instantanée, complète,
par l'intercession de Notre-Dame de Lourdes au pèlerinage d'Oostacker,

près de Gand (Belgique), le 7 avril 1875, de Pierre De Rudder, ouvrier de Jabbeke..., dont la *jambe droite*, cassée le 16 février 1867, n'avait pu être remise par six médecins qui s'y étaient employés. »

L'accusateur, c'est encore le Docteur Van Hoestenberghe parlant de la fracture du tibia et du péroné *droits* et déclarant qu'après le pèlerinage, il a examiné « une jambe à laquelle il ne manquait rien, si bien, dit-il, que si je n'avais pas examiné le malheureux auparavant, j'aurais certainement émis la conviction que cette jambe n'avait jamais été cassée. »

« En effet, en passant les doigts lentement sur la crête du tibia, on n'y sent pas la moindre inégalité, mais une surface parfaitement lisse de haut en bas » (1).

L'accusateur, c'est enfin le Docteur Royer lui-même qui relève au contraire « une légère dépression » de la crête du tibia gauche, dépression que la crête du tibia droit ne présente pas et qui dénonce ainsi la substitution de la jambe droite à la jambe gauche.

Voilà le fait que vous avez historiquement établi. Je n'ai fait moi que le constater.

En résumé, je ne retire rien de ce que j'ai dit et je maintiens dans son intégrité la proposition que je vous ai faite. Je demande sur l'affaire De Rudder l'avis d'un jury qui réclamera des parties en cause tous les éclaircissements qu'il voudra. Et si vos lumineuses explications ne parviennent pas à rallier à la thèse de la guérison instantanée, c'est-à-dire miraculeuse, la majorité du jury, ce sera la preuve qu'elle n'est nullement convaincante.

Agréez, Messieurs, mes salutations distinguées.

F. VERHAS.

A Messieurs A. Deschamps, E. Royer et A. De Meester.

---

(1) J'ai expliqué plus haut les erreurs concernant la désignation de la jambe lésée; je n'y reviendrai pas. — Quant aux autres expressions que F. Verhas reproche au Docteur Van Hoestenberghe, je ferai remarquer que cette lettre a été écrite en 1892, plus de dix-sept ans après la guérison, et qu'elle a été rédigée sans que le Docteur Van Hoestenberghe eût revu Pierre De Rudder. Rien d'étonnant donc d'y trouver des choses inexactes. Le Docteur a cependant conservé le vivant souvenir de deux caractères absolument anormaux de cette guérison : le premier, c'est qu'*il ne manquait rien à cette jambe* à laquelle, moins de quatre mois avant le pèlerinage, il avait encore constaté qu'il manquait trois centimètres d'os à l'endroit fracturé; le second, c'est que le tibia *ne présentait pas la moindre inégalité, mais une surface lisse de haut en bas*, ou, en d'autres termes, qu'on n'y sentait aucune saillie de cal.

Dans une lettre écrite quelques jours auparavant, le Docteur Van Hoestenberghe insistait déjà sur cette anomalie : « le résultat, disait-il, m'a particulièrement frappé, parce qu'il faut être initié pour retrouver le cal ou les cals ». Il revient encore sur ce point, dans la lettre que cite Verhas : « J'ajouterai que cette jambe est très curieuse à examiner

G. **Dernière Réplique** à F. **Verhas** (1)

Le 31 mars 1913.

Monsieur,

Faut-il vous rappeler une fois encore quelles étaient nos positions respectives vis-à-vis du cas De Rudder, quand vous nous avez proposé de « soumettre toute la question », — ce sont vos propres termes — à un Comité de quatre professeurs d'Université belge.

Dans nos publications, nous avions affirmé, avec preuves à l'appui, que Pierre De Rudder avait été subitement guéri à Oostacker; de votre côté vous aviez, vous, dans vos brochures, prétendu que nous nous étions faits les complices, conscients ou inconscients, d'une *formidable super-cherie*, et que De Rudder n'était qu'un simulateur et un escroc.

Votre thèse n'était donc pas la simple négation de la nôtre; vous ne vous étiez pas contenté, comme la plupart de nos adversaires, de soutenir que la guérison instantanée de Pierre De Rudder n'était pas historiquement établie par les documents connus. Mais, lisons-nous dans la préface de votre premier opuscule, vos recherches avaient abouti à « cette sensationnelle révélation : tout le tapage qui fut fait autour du nom de De Rudder, toute la gloire qui en rejaillit sur le sanctuaire d'Oostacker, ont pour origine une *audacieuse supercherie*. »

Malgré notre répugnance à entrer en rapport avec un homme qui, dans ses écrits, accumulait contre nous les insinuations injurieuses, nous avons tenu à montrer que la lumière ne nous faisait pas peur, et nous avons accepté de soumettre au jury proposé notre thèse de la guérison subite, *à la condition expresse*, naturellement, que vous lui soumettriez à votre tour vos accusations de supercherie.

Que nous avez-vous répondu ?

« *Qu'il ne s'agit nullement pour ce Comité* — nous citons textuelle-

---

pour quiconque a vu des consolidations de fractures. Evidemment la Sainte-Vierge ne guérit pas comme le fait la nature, quelque bien qu'elle soit secondée ».

En face de ces deux caractères qui ne se rencontrent pas dans une guérison naturelle : — reproduction de trois centimètres d'os et absence de cal proéminent, — on comprend, sans excuser entièrement une certaine exagération dans la forme, cette phrase d'une lettre destinée à être montrée à Zola : « Si je n'avais pas examiné le malheureux auparavant, j'aurais certainement émis la conviction que cette jambe n'avait jamais été cassée. »

(1) Les vacances m'empêchent de me réunir avec MM. De Meester et Royer, pour décider en commun les termes de notre réponse; je ne puis plus, d'autre part, retarder l'impression de mon livre. Cette lettre donne donc simplement la dernière réplique à F. Verhas, telle que je la conçois, et telle que je la proposerai à mes deux amis dans notre prochaine réunion.

ment vos paroles — *d'examiner si l'hypothèse de simulation est ou non exacte.* »

Si nous comprenions bien, vous refusiez de laisser discuter vos accusations contre De Rudder et contre nous.

Pour vous forcer de préciser votre pensée, nous vous avons, dans une nouvelle lettre, mis en face du dilemme suivant :

« Rétractez-vous comme calomnieuse ou maintenez-vous l'accusation de simulation que vous avez publiquement dirigée contre De Rudder?

» Si vous la désavouez, nous restons disposés à démontrer que De Rudder a été guéri à Oostakker, le 7 avril 1875.

» Si vous la maintenez, êtes-vous prêt à la discuter contradictoirement avec nous ? »

Votre réponse, cette fois, est on ne peut plus claire : vous maintenez toutes vos accusations; et malgré cela, par un refus net, catégorique, vous vous opposez à leur discussion contradictoire devant le Comité des quatre professeurs d'Université. En effet :

— « Je ne retire rien de ce que j'ai dit », lisons-nous dans votre réplique ; et le conteste indique manifestement que vous continuez à soutenir ce que, dans le titre de votre première brochure, vous nommiez « la miraculeuse substitution d'une jambe droite à une jambe gauche ».

Et vous écrivez, d'autre part : — « Vous essayez de faire dévier le débat vers un terrain où je n'ai nullement l'intention de vous suivre. »

Nous vous avions sommé de prouver, devant un jury constitué selon vos désirs, vos accusations réitérées de simulation et de supercherie : et vous appelez cela *faire dévier le débat!* Mais qui donc, le premier, a porté le débat sur ce terrain?

Auriez-vous si peu de mémoire que vous ne vous souviendriez déjà plus d'avoir signé des opuscules où nous cueillons des phrases comme celles-ci :

— « Que reste-t-il de ce fameux miracle? Le souvenir d'une *formidable supercherie*, appuyée de témoignages non contrôlés, et que trois médecins catholiques, dépourvus de tout sens critique, pour ne pas dire plus, ont authentiqué ? »

— « La Sainte Eglise se trouve dans une situation ridicule par là découverte de cette *supercherie incontestable*. Que de précautions cependant elle avait prises cette fois pour pouvoir se prononcer sans craindre que la *supercherie* vienne au jour. Elle a attendu trente-trois ans après le « miracle » et surtout la mort des deux organisateurs de cette *comédie*. De Rudder et sa femme, — dont elle craignait les imprudences de langage — avant de se prononcer officiellement, et alors qu'elle était en droit de croire tous les anciens documents disparus, elle assiste en ce moment à une résurrection des plus désagréable.

» Et le principal coupable dans cette aventure, c'est le Dr Royer; c'est lui, qui, en dirigeant mal son enquête, a permis à la *supercherie* de prendre l'envergure qu'elle a maintenant et a entraîné ainsi l'Eglise — désireuse de se faire gloire de ce beau miracle — au mémorable faux-pas du 25 juillet 1908. »

** * **

Vous qui, s'il faut vous en croire, avez dû « plonger dans un bourbier de mensonges pour en retirer la vérité », vous ne voulez à aucun prix étaler cette vérité devant un Comité de juges impartiaux. Ce refus inflige à vos calomnies la condamnation que vous vous flattez en vain de leur épargner par votre prudente retraite; car, si vous espériez trouver en Belgique — je ne dis pas quatre — mais seulement deux professeurs d'Université capables d'avoir pour vos accusations la même complaisance que l'Editeur de la Bibliothèque de propagande, vous n'hésiteriez pas — pour parler son langage — « à leur faire toucher du doigt la besogne répugnante à laquelle se livrent les fabricants de miracles, à les promener dans l'arrière-boutique des négociants en merveilleux pour leur en exhiber toutes les malpropretés ».

Vous qui, en citant De Rudder, avez sans cesse sous la plume le mot flétrissant de supercherie; vous qui nous représentez à vos lecteurs comme les complices de cette supercherie formidable et incontestable; voici que, pour la seconde fois, vous nous refusez la discussion contradictoire de vos calomnies devant un jury d'honneur.

Cette double reculade permet de porter un jugement non seulement sur vos accusations, mais encore sur vous-même (1).

Nous prenons acte de cette reculade, et nous vous notifions que cette lettre est la dernière que vous recevrez de nous. Nous ne correspondons pas plus longtemps avec un homme qui a pris la liberté de calomnier un mort, et qui, mis en demeure de s'expliquer, s'est dérobé par deux fois à la discussion.

Agréez, etc...

A. DESCHAMPS.

H. Les Accusations de Verhas en Justice

Le journal *Le Patriote* a publié, le 6 février 1913, l'articulet suivant :
« Une « Société de Propagande » libre penseuse et la « Chronique » ont attaqué M. Pierre De Rudder, le miraculé d'Oostacker, qu'elles ont présenté comme un imposteur.

» Il intéressera le public de savoir que le fils de M. Pierre De Rudder vient d'assigner en dommages-intérêts, pour calomnie et diffamation envers la mémoire de son père, la Société susdite et le signataire de l'article de la « Chronique ».

Me Bonnevie est chargé des intérêts de M. De Rudder. »

II. Discussion de Bruges avec le Dr Logie

A. Résumé par le R. P. Vermeersch, S. J.

M. Jean Halleux, qui provoqua la discussion, l'ouvre en demandant un examen objectif du *fait* au point de vue scientifique : — est-il arrivé ? est-il scientifiquement explicable ? — en laissant ensuite à chacun d'en tirer les conclusions métaphysiques.

---

(1) A ceux qui auraient lu les brochures de Verhas, je conseille un livre qui vient de paraître : *Pierre De Rudder et son récent Historien*, par H. Bolsius, S. J. professeur d'Histoire naturelle. — Paris, Téqui, 1913.

L'examen, de notre part, peut être d'autant plus libre, ajoute-t-il, que notre foi n'est pas liée à ce miracle et que rien ne nous oblige à admettre la vérité d'un prodige, dans telles circonstances données.

I. On convient de procéder d'abord à l'*audition des témoins* (1).

Tous ces témoins font une excellente impression de sincérité. Ils paraissent ne vouloir dire que ce qu'ils ont vu. N'ont-ils pas vu, ils déclarent ne rien savoir. La mémoire est-elle moins nette sur un point, ils en avertissent.

Interrogés sur la couleur des os, ils attestent une couleur jaune, comme celle des os de cimetière.

II. Après l'audition des témoins, *le Dr Logie propose son explication.*

Il part de ce principe que, avec la meilleure bonne foi du monde, *des profanes* exagèrent la nature des phénomènes dont ils se disent témoins; et que *les médecins* même sont sujets à se tromper.

Voici ensuite comment, d'après lui, le cas s'est passé.

1. Le docteur Van Hoestenberghe a bien vu une jambe cassée, quatre mois avant la guérison, mais il n'a pas constaté un écartement de trois centimètres, sauf peut-être en pliant la jambe (2). Dès lors quatre mois étaient plus que suffisants pour la réunion des deux os et la formation du cal.

Il n'y a pas eu de raccourcissement des os. La grande esquille tombée pouvait être longitudinale.

2. Les témoins qui ont vu De Rudder, peu avant la guérison, sont des profanes. Dès lors ils peuvent très bien avoir pris pour les deux bouts des os brisés, une esquille située au-dessus de la plaie, et la saillie formée par les deux os déjà réunis, mais dont l'un dépasse l'autre.

Rien ne prouve donc que la jambe n'était pas remise lors du voyage à Oostacker.

De Rudder, d'ailleurs, devait avoir une riche nature pour endurer, sans succomber, une suppuration de huit ans.

La torsion du pied aperçue par les témoins n'était pas complète. Rien de facile comme de produire cette illusion. De plus, il y avait une blessure au pied. Cette blessure pouvait avoir relâché les tendons à la cheville, et ainsi permettre une torsion plus grande qu'à l'ordinaire.

La plaie que ces mêmes témoins avaient cru voir ouverte, pouvaient déjà être quasi fermée par une pellicule.

3. De Rudder sera donc arrivé à Oostacker avec une jambe remise et une plaie quasi fermée. Une petite esquille continuait cependant à lui causer beaucoup de souffrances. Elle sera tombée, tandis qu'il faisait le tour. Et, soulagé, alors, plus rien ne l'empêchait de marcher, etc.

---

(1) C'est le Dr Logie qui interroge. Ces témoins sont : Jean Houtsaeger, Edouard Van Hooren, Louis Knockaert, le cordonnier Duclos, la femme et la fille De Rudder.

(2) Le docteur Van Hoestenberghe répond qu'il a introduit trois doigts dans la fracture, profondément, et les y a retournés, ce qui accuse un écartement de plus de trois centimètres. Il a fait cela une fois, quand De Rudder se trouvait au lit, la jambe au repos.

Les témoins auront eu dès lors l'attention attirée sur la pellicule qui couvrait la plaie, et ils auront cru à une formation instantanée.

4. Du pus, sans doute, sera encore resté à l'intérieur. M. le docteur Van Hoestenberghe, en visitant la jambe, le surlendemain du fait, aura passé la main trop légèrement sur la jambe que pour faire sortir ce pus. De là il aura cru à une guérison complète, plus apparente que réelle (1).

Le cas est donc rare, d'après le docteur Logie, mais pas extraordinaire.

Interrogé par moi, le docteur Logie reconnaît que la guérison serait *absolument surnaturelle* s'il était établi :

a) Ou bien que quatre mois auparavant les os étaient séparés par un intervalle de 3 centimètres;

b) Ou bien que la torsion du pied était complète, deux ou trois jours avant la guérison;

c) Ou bien qu'une plaie, ouverte au moment du départ, s'était trouvée fermée au retour.

B. Appréciation de la discussion par le R. P. Vermeersch.

I. Pour juger de la valeur de l'explication du docteur Logie, considérons tout ce qu'elle suppose.

Elle suppose :

1. L'erreur chez le Dr Van Hoestenberghe, quand il a cru constater l'écartement de 3 centimètres.

2. Une seconde erreur du même médecin, au retour d'Oostacker, en prenant pour guérie une plaie qui ne l'était pas.

Cette erreur serait partagée par le docteur Affenaer qui, lui aussi, examina la jambe au retour.

3. L'erreur chez *plusieurs* témoins qui auraient pris pour une torsion complète (de la jambe, au niveau de la fracture) une torsion un peu plus grande que de coutume (se faisant surtout au cou-de-pied).

Cependant il est d'autant plus probable qu'ils auront bien vu :

a) Que la constatation était aisée: un pied retourné ou non;

b) Qu'ils n'ont fait qu'affirmer, *la veille* de la guérison, des phénomènes affirmés par des médecins trois mois auparavant.

Tout ne dit-il pas l'identité des deux observations ?

4. L'erreur chez plusieurs témoins qui auraient confondu une esquille et une saillie (du bout inférieur) avec deux bouts d'os cassés.

Et notez que le docteur Van Hoestenberghe niait qu'il y eut encore des esquilles lors de sa dernière visite. (La fracture comminutive datait de huit ans passés et était largement ouverte au dehors; les esquilles avaient donc été éliminées depuis longtemps).

---

(1) Le Dr Van Hoestenberghe affirma que, le surlendemain de la guérison, il a constaté qu'à la place de la plaie il y avait une peau; qu'il a, de la main, parcouru la jambe en tous sens, qu'elle était lisse, complètement fermée, sans plus contenir de pus, etc..., et qu'il ne pouvait plus tourner le pied.

5. L'erreur, chez les mêmes témoins, qui auraient cru (avant la guérison) voir ouverte une plaie fermée (ou presque fermée), et pleinement fermée, une plaie qui ne l'était pas encore. Notez que les multiples erreurs des témoins, les trois erreurs 3, 4 et 5, doivent être sumultanément réelles pour que l'explication ne croule pas.

II. L'explication demande en outre :

1. Qu'une fracture ouverte, qui a résisté aux traitements pendant 8 ans, se guérisse spontanément au bout de ce temps, alors que les médecins eux-mêmes avaient déclaré les os nécrosés, et se guérisse malgré le ballottement de la jambe. — De Rudder se rendait à l'église. — Les torsions du pied ne devaient pas non plus contribuer à la guérison. Il lui arrivait de faire faire au pied un circuit, le ramenant sous la cuisse: *Témoignage de la veuve et de sa fille.*

2. Qu'une esquille, assez grande pour être prise pour le bout supérieur de l'os cassé, se soit montrée à la partie supérieure de la plaie. Et l'on ne s'est pas aperçu de la chute de cette esquille.

3. Qu'une autre esquille, la dernière, soit tombée juste en faisant le tour de la grotte.

III. Il est d'ailleurs faux :

1. Que le docteur Van Hoestenberghe n'ait constaté l'écartement qu'en pliant la jambe. Il a introduit et retourné les doigts entre les fragments, alors que De Rudder était étendu sur son lit.

2. Qu'une simple pellicule recouvrait la plaie au retour.

C'était une peau, disait le docteur Van Hoestenberghe.

3. Que la douleur ait cessé en faisant le tour de la grotte. L'homme s'est senti constamment défaillir en faisant les trois tours. C'est après cela, tandis qu'il priait, assis sur le petit banc, que tout à coup il s'est précipité à genoux et s'est trouvé guéri.

III. Quelques appréciations de médecins sur le cas De Rudder.

1º Le 22 novembre 1899, un savant bien connu, le D*Lefebvre*, de l'Université de Louvain, membre de l'Académie de médecine de Belgique, dans une lettre où il nous remerciait d'un hommage d'auteur, ajoutait : « J'avais déjà lu votre travail avec toute l'attention que mérite une étude si complète et si sévèrement scientifique. »

2º A la même époque, le D* Masoin*, professeur de physiologie à l'Université de Louvain, et Secrétaire de l'Académie de médecine, m'amena quelques-uns de ses élèves pour examiner avec eux les os de Pierre De Rudder. Il revint le jour même, m'entretenir longuement de cette guérison miraculeuse si remarquable « et qui doit, disait-il, prendre place dans l'histoire ».

3º Le 23 novembre de la même année, dans le *Journal des Sciences médicales*, de Lille (Bibliographie, p. 524-526), le D* Lavrand*, professeur à la Faculté de médecine, fit une analyse complète « de cette

étudé très documentée — je cite ses propres termes — relatant des faits
proches de nous, avec autopsie, partant, tout spécialement intéressante
au point de vue de l'histoire médicale de Lourdes et de la constatation
des faits miraculeux. »

4º Une revue médicale *espagnole*, de Barcelone (1), a reproduit en
entier la traduction du travail; une traduction *italienne* a été publiée
à Turin, par un chirurgien, le Dr Carlo Costa, avec une préface du
Dr Vandone, directeur de l'hôpital Amédée de Savoie (2). Une traduction en *langue tchèque* vient de paraître (3). Elle est due à un
missionnaire résidant à Chicago, le R. M. Fr. Vanous, et destinée,
m'écrivait-il, à lutter contre l'influence pernicieuse de livres comme
ceux de Haeckel qui trouvent dans sa nation des lecteurs assidus.

5º Le 15 novembre 1900, à la séance de rentrée de l'Université catholique de Lille (4), M. le Dr *H. Duret*, ex-chirurgien des hôpitaux de
Paris, professeur de clinique chirurgicale, doyen de la Faculté de médecine, et membre correspondant de l'Académie de médecine de Paris,
prononça un discours sur la question du miracle. « Pour donner une idée
de la valeur des documents recueillis, y lisons-nous, à propos de l'ouvrage
récent de Boissarie: *Les grandes guérisons de Lourdes*, il me suffira de
citer l'histoire, bien connue, de P. De Rudder. A sa mort, arrivée vingt-
trois ans après sa guérison, l'autopsie du membre vint fournir une dernière et péremptoire démonstration. » Et plus loin, l'illustre professeur,
toujours au sujet du même fait, parle « d'enquêtes très minutieuses,
appuyées de témoignages très précis, où les faits sont suivis, pour ainsi
dire, jour par jour. »

Trois semaines avant ce discours, le dimanche 21 octobre, M. le Dr
Duret avait présidé à Paris, la réunion générale annuelle de la *Société
Saint-Luc, Saint-Côme et Saint-Damien*, association de médecins catholiques. M. le Dr Le Bec, vice-président, y parla longuement de la
guérison de P. De Rudder et soumit à l'examen de ses nombreux confrères un moulage des os de la jambe guérie. Cette guérison fut consi-
dérée comme un miracle évident et incontestable par l'unanimité des
membres présents à la séance; ils étaient au nombre de 65.

6º Le 5 novembre 1901, les médecins du *Comité parisien de la Société
Saint-Luc*, sur la proposition de ce même Dr Le Bec, chirurgien de
l'Hôpital Saint-Joseph, votaient les conclusions suivantes :

« Les membres de la Société Saint-Luc, après avoir examiné les circonstances de la guérison de Pierre De Rudder, atteint d'une fracture
suppurée de la jambe datant de huit ans environ, sont d'avis :

» 1. Que la réparation osseuse intégrale révélée par l'autopsie n'a pu
se faire subitement par les moyens naturels;

---

(1) *El Criterio catolíco en la Ciencias medicas*, Revista mensual de
medicina, Cirugia y farmacia. Barcelona, Enero de 1900, pp. 1-41.

(2) *Guarigione istantanea di una frattura.* — Traduzione del dottor
Carlo Costa, chirurgo interno Cottolengo. — Torino, Unione tipogra-
phico-editrice, 1900.

(3) Souscasny Zàzrak, napsal Alfred Deschamps. VPRAZE, 1911.

(4) *Journal des Sciences médicales de Lille*: séance de rentrée de l'Université catholique de Lille: numéro du 17 novembre 1900, pp. 466 et
suivantes.

» 2. Que les affirmations des nombreux témoins oculaires, qui ont visité le malade immédiatement avant la guérison, sont suffisantes pour attester la persistance de la fracture, même en l'absence de certificat médical, rédigé à ce moment précis.

Ils pensent en conséquence que cette guérison subite doit être regardée comme un fait d'ordre surnaturel, c'est-à-dire miraculeux. »

7° Le 30 avril 1905, *deux médecins distingués de Londres, le Dr Sherry et le D^r O'Donnell*, sont venus en Belgique dans l'unique but, nous l'avons dit plus haut, de faire une enquête sur le cas De Rudder. Chacun d'eux a publié un rapport séparé, que reproduit la traduction anglaise de notre brochure : « Un miracle contemporain ». Voici d'importants extraits de ces rapports :

1. *Rapport du Dr J.-J. O'Donnell* (traduction) :

65, Judd str. Londres W. C.

Le 4 juin 1905.

En compagnie du Dr J. J. Sherry et de M. J. Rankin, j'ai visité, le 30 avril, le village où a vécu le vieillard du nom de Pierre De Rudder.

Après lecture du récit de la guérison dans le texte original français, j'avais pris un vif intérêt à la question, et je désirais ou confirmer, ou, si possible, renverser les faits qui s'y trouvaient relatés. Je dis ceci pour bien montrer que j'ai abordé l'examen du cas dans des dispositions parfaitement impartiales.

Nous examinâmes d'abord les ossements de De Rudder, à l'institut Saint-Ignace, à Anvers, et constatâmes que les traces d'une carie de très longue durée étaient irrécusables.

Néanmoins, les os étaient fortement soudés, et si, comme les témoins l'avaient affirmé, la soudure s'était opérée en un seul jour, il me semblait impossible d'expliquer cette guérison par les moyens naturels.

De là, nous nous rendîmes au village de Jabbeke, où De Rudder a passé sa vie, et non loin duquel réside encore à l'heure présente le docteur qui l'avait soigné (le Dr Van Hoestenberghe). L'accueil que nous fit le docteur fut des plus aimables. En dépit de ses soixante-quatorze ans, c'est un homme encore vert et vigoureux. Je pus voir dès le début qu'il était parfaitement sincère dans ce qu'il avançait et répondait à toutes mes questions avec autant d'exactitude que de franchise. Il nous suffit de dire ici qu'il confirma pleinement les faits qu'il avait affirmés jadis sur ce sujet dans la brochure *Guérison subite d'une fracture...*

Tous les témoins qui nous passèrent sous les yeux étaient des hommes de la classe ouvrière ou de braves fermiers, tous parfaitement honnêtes et leurs dépositions furent à la fois explicites et sincères.

(Suivent les dépositions de MM. Jules Van Hooren, Louis Knockaert, Jean Houtsaeger.)

Tous étaient d'accord pour affirmer tant l'infection que l'écoulement de la plaie, et, à mon avis, ce fait écarte l'explication d'après laquelle les os auraient été en voie de se réunir jusqu'au moment où, par une heureuse coïncidence, la plaie se ferma le jour du pèlerinage. Il y avait du pus qui en découlait encore le jour même du départ pour Oostacker, et aucune des lois naturelles connues par la science médicale ne pouvait faire que les os se soudassent en un instant, que la plaie se fermât et que la peau se rejoignît, le tout en quelques minutes, tandis que l'homme était assis devant la grotte....

Voilà les points saillants du cas, tels qu'ils m'ont apparu, et je ne puis que répéter, pour conclure, que, pour autant que je m'y connaisse, ils sont entièrement inexplicables, si on reste sur le terrain naturel.

Dr Jacques-J. O'Donnell.

2. *Rapport du Dr J.-J.-A. Sherry* (traduction).

329, Goswell Road, Londres E. C.

Le 8 juin 1905.

...En lisant le récit de cette guérison pour la première fois, je n'étais pas, je dois bien l'avouer, convaincu de la réalité du fait ; et pourtant, je n'osais conclure en toute justice que les faits ainsi établis étaient en grande partie inexacts. Une chose dont je ne pouvais douter, c'était que les diverses personnes qui étaient venues de leur plein gré apporter à l'examen du fait des renseignements importants, ne faisaient qu'affirmer ce qu'elles-mêmes croyaient être vrai... Etant donc ainsi parfaitement au courant de tous les détails de ce cas, je résolus, si j'en avais l'occasion, de pousser jusqu'au bout mon enquête sur la matière, pour ma propre satisfaction...

Le 30 avril 1905, nous nous rendîmes à Anvers, où nous pûmes examiner les ossements du défunt De Rudder...

On les conserve pour fournir la preuve de l'événement. Ces os eux-mêmes ont ceci de remarquable que, vu cette suppuration prolongée dont on a parlé et la nécrose si développée, on aurait pu s'attendre à trouver un raccourcissement notable de l'os ; mais on n'en remarque aucun. A l'endroit même de la soudure, les restes du cal que l'on voit d'ordinaire entourer comme d'une gaîne les parties d'os soudées, font ici complètement défaut. Bien plus, le Dr Van Hoestenberghe déclare le fait suivant : lorsqu'il fit l'examen de la jambe, le second jour après la guérison, on ne pouvait sentir aucune proéminence, aucun renflement en passant le doigt le long de la surface antérieure du tibia. Voilà un fait qui, à mon humble avis, n'a jamais jusqu'ici été observé. Quant à la surface extérieure des os, elle est partout en excellent état de conservation.

(Suit l'interrogatoire du Dr Van Hoestenberghe et des autres témoins cités plus haut.)

Chacun de ces témoins paraissait être très bien doué, et ils faisaient tous l'impression d'hommes scrupuleusement exacts dans le récit des choses qu'ils avaient vues. Bien que soumis aux questions d'un examen contradictoire mené rudement, ils ne s'écartèrent pas d'un mot des dépositions imprimées jadis sous leurs noms. Les témoignages rassemblés sont accablants, puisque chacun des contemporains de feu Pierre De Rudder, vivant dans le même village que lui, pourrait venir, en apportant sa quote-part de preuve, corroborer l'évidence du fait par quelque détail particulier. Cette évidence est établie, en outre, par des personnes désintéressées, qui le font de leur propre gré et qui ne peuvent avoir qu'un désir, celui de faire connaître la vérité. Ce caractère doit nécessairement augmenter la valeur de leurs témoignages, et montre qu'il serait déraisonnable de les mettre en question... On ne peut, en conséquence, qu'admettre comme prouvées les circonstances extraordinaires dans lesquelles s'est accompli le fait. Mais la guérison instantanée d'une fracture compliquée est contraire à tout ce que l'expérience a recueilli jusqu'ici, à toutes les lois de la nature que nous connaissons et que la science a fait passer dans son enseignement. Il ne peut donc plus rester qu'une seule conclusion logique dans le cas présent, à savoir que la guérison de Pierre De Rudder est due à des agents surnaturels.

Dr John-J.-A. Sherry.

IV. Trois rapports médicaux adressés à la Commission diocésaine d'enquête.

1. Rapport du Dr. Ch. Nélis, de Bruges.

Nous présentons à Sa Grandeur, Mgr l'évêque de Bruges, et aux Membres de la Commission diocésaine d'enquête sur le cas P. De Rudder, nos très respectueux hommages de reconnaissance pour l'honneur qui nous est échu de formuler nos conclusions au point de vue purement scientifique, après examen du dossier (1).

L'examen consciencieux du cas de De Rudder nous amène à formuler les propositions suivantes :

I. *Le fait n'est pas prouvé scientifiquement.*

En effet, la relation clinique du cas n'offre pas les garanties, que d'habitude nous exigeons dans des cas de moindre importance (par ex. la valeur d'un médicament, d'une méthode thérapeutique, etc...) Car :

1° L'observation clinique a été rédigée après coup.

2° Elle a été rédigée par un homme dont la bonne foi et l'honorabilité professionnelle sont au-dessus de tout soupçon, mais qui, dès la première heure, a pris position dans le débat.

3° Nous n'avons aucun document scientifique nous permettant d'établir avec une certitude absolue ce qui s'est passé dans l'état de De Rudder depuis la dernière visite médicale jusqu'au moment de la guérison.

4° L'observation médicale, la seule dont nous ayons à tenir compte, si nous voulons rester dans le domaine purement scientifique, renferme des erreurs d'observation : savoir l'apparition, ou plutôt la saillie des *quatre* fragments osseux à travers la brèche cutanée.

---

(1) Ces conclusions, formulées en 1908, constituent ce que P. Saintyves, dans son livre : *La Simulation du Merveilleux*, appelle « un rapport secret que l'évêque de Bruges avait demandé à un médecin catholique belge; rapport dont la Commission ecclésiastique de 1907 ne semble pas avoir eu connaissance " et qui daterait de 1899 (*Op. cit.*, p. 340.)

L'expérimentation sur le cadavre démontre l'impossibilité de ce phénomène.

5° L'observation est incomplète. Elle présente d'immenses lacunes. Pourquoi la fracture ne se consolide-t-elle pas? Pas un mot sur l'état général de De Rudder, ses antécédents, son hérédité. Nulle indication sur l'état des muscles, des vaisseaux, des nerfs. Aucun renseignement sur le jeu des réflexes, sur l'état de la sensibilité générale et spéciale.

Que de renseignements nous auraient fournis l'exploration des réflexes et l'exploration esthésiométrique chez un individu porteur, depuis huit ans, d'une fracture non consolidée pour des causes inconnues! Peut-on négliger ces explorations en présence d'un malade dont l'état nerveux est modifié au point « qu'il fut possible de porter le talon en avant et même dépasser la demi-circonférence » sans éveiller la douleur? Que signifie cette anesthésie de De Rudder?

Nous ne possédons même pas une analyse d'urine pour nous renseigner sur la nutrition générale, les échanges nutritifs, la déminéralisation, etc...

Il faut croire que la solution de ces troublants problèmes n'a jamais embarrassé les praticiens qui ont traité De Rudder.

6° Dans le domaine scientifique et surtout en matière d'observation, nous n'accordons notre confiance et n'ajoutons foi à la réalité d'un fait, que comme conséquence à d'expériences nombreuses et variables à volonté par de multiples expérimentateurs. Quand il s'agit d'une observation unique, la bonne foi scientifique et la rigueur en pareille matière nous ordonnent une sage prudence et nous obligent à des réserves, l'infaillibilité médicale n'étant pas un dogme.

Des considérations qui précèdent, il résulte que nous sommes mal renseignés sur les circonstances dans lesquelles est survenue la guérison de De Rudder.

Ceci nous oblige à formuler notre seconde proposition, savoir :

II. *Nous écartons toutes les explications naturelles.*

On ne hasarde pas d'interprétation naturelle en prenant pour point de départ des bases fragiles.

L'existence d'un phénomène surnaturel ne se démontre scientifiquement que par exclusion. Or, dans l'espèce, l'explication naturelle est impossible, *c'est-à-dire que, faute de critérium certain et de bases solides à l'abri de toute critique scientifique, il est impossible de faire un choix entre les diverses explications naturelles qui se présentent à l'esprit.*

L'exclusion de l'interprétation naturelle étant impossible, nous concluons :

III. *Il n'y a pas lieu d'envisager l'hypothèse de l'explication surnaturelle.*

IV. En supposant que le fait exposé soit réel, la guérison instantanée ne s'explique pas par les agents naturels.

V. La science explique naturellement les nombreux cas de rétablissement instantané d'une fonction normale suspendue pendant nombre d'années.

VI. Nous déclinons toute compétence pour répondre à la troisième et à la quatrième question.

VII. Etant donné que nous ne pouvons admettre sans restriction l'infaillibilité médicale, à plus forte raison, et d'ailleurs l'expérience quotidienne nous y oblige, nous écartons tout témoignage profane en matière d'observation scientifique.

(s.) Dr CH. NELIS (1).

2. Rapport du Dr. Ed. Van Coillie, de Bruxelles.

J'ai suivi avec attention et intérêt la controverse publiée par *La Chronique Médicale* de Paris, en 1907 et 1908; j'ai tenu à vérifier le cas de P. De Rudder d'après les témoignages des contemporains, dont plusieurs sont encore en vie, et les enquêtes médicales faites sur place.
Voici mon opinion :

A. *Témoignages médicaux.*

Il faut considérer deux dates : janvier 1875 et avril 1875.

Vers la fin de janvier 1875 (2), De Rudder, alors soigné par le Dr Verriest, de Bruges, laisse voir et examiner sa jambe malade par le Dr Van Hoestenberghe, qui l'avait traité antérieurement. Lors de cet examen, ce praticien constate, comme autrefois, l'existence de la double fracture des tibia et péroné gauches au tiers supérieur; il pouvait faire saillir les extrémités osseuses par une plaie se trouvant au niveau de la lésion; il observe que ces fragments osseux présentaient comme au temps où il soignait De Rudder les symptômes de la nécrose. Il pouvait plier anormalement la jambe à l'endroit de la fracture. Il pouvait ramener sans aucune difficulté le talon en avant et les orteils en arrière; le mouvement rotatoire se faisait également à l'endroit de la fracture.

Ces observations étaient tellement élémentaires qu'un homme de l'art ne pouvait se tromper sur la nature de la lésion : fracture double très ancienne, comminutive, avec nécrose osseuse des extrémités.

Quinze jours plus tard, *vers le milieu de janvier* 1875, le Dr Verriest constate de son côté que le traitement qu'il avait institué en vue de guérir la fracture double compliquée, n'avait donné aucun résultat, que conséquemment les symptômes morbides, observés tant par son confrère que par lui-même, persistaient sans amendement, et devant cet insuccès, il conclut, comme l'avaient fait avant lui tous les médecins qui avaient soigné De Rudder, que seule l'amputation pouvait sauver le blessé (il faut noter qu'à cette époque, la résection osseuse, qu'on

---

(1) L'original de ce rapport est écrit sur une feuille portant comme entête imprimée : « Laboratoire de Bactériologie et Cabinet de Radiographie de l'hôpital Saint-Jean. — Bruges, le... », sans date.

(2) C'est le Dr Verriest qui vit encore la jambe de De Rudder en janvier; le Dr Van Hoestenberghe l'examina pour la dernière fois en décembre : c'est bien ce que veut dire le Dr Coillie, puisqu'il écrit plus loin : « *quinze jours plus tard, vers le milieu de janvier* ».

pratiquerait aujourd'hui en pareil cas, n'était pas encore entrée dans la pratique courante de la chirurgie), et devant le refus de De Rudder, il refusa de lui continuer ses soins.

Cette détermination du médecin brugeois confirme la réalité de l'observation du Dr Van Hoesterberghe et contribue à ne laisser aucun doute sur l'existence de la lésion décrite par ce dernier.

Donc en janvier 1875, il existait chez De Rudder une fracture double, avec nécrose des extrémités osseuses, avec plaie gangréneuse, communicante, sans tendance à la guérison, fracture existant depuis près de huit ans, affection tellement facile à diagnostiquer que toute erreur est impossible.

D'autre part, *le 8 avril* 1875, lendemain du pèlerinage à Oostakker, le Dr Affenaer (également ancien médecin de De Rudder) constate la disparition complète de la blessure : plus de plaie, plus de pus, plus de mouvements anormaux, plus de fracture. De Rudder marchait sans peine, sautait, travaillait dans son jardin. Le 9 *avril* 1875, le Dr Van Hoestenberghe constate à son tour cette guérison.

Nier ces deux dates, nier les observations faites à ces dates par des praticiens honorables dans un cas où l'erreur de diagnostic est impossible, c'est rejeter *a priori* tout témoignage médical et se réfugier dans un scepticisme absolu qui ne laisse plus de place à une discussion scientifique.

Donc, entre les dernières et désespérantes constatations des docteurs Van Hoestenberghe et Verriest, et les constatations de guérison des docteurs Van Hoestenberghe et Affenaer, il ne s'est pas écoulé trois mois. Pendant ces trois mois, De Rudder n'a plus été examiné par les médecins. Peut-on en conclure que pendant ce temps la guérison pouvait se produire *sua sponte?* Non.

D'abord parce que De Rudder n'a pendant ce temps suivi aucun traitement conséquent à ses lésions.

Ensuite parce que, quand bien même il eût été soigné d'après les méthodes les plus rigoureuses suivies à cette époque, ce laps de temps était absolument insuffisant pour amener la guérison (1).

En effet, il fallait tout d'abord l'élimination des parties nécrosées; or, d'après Jaccoud, invoqué comme autorité spécialement compétente par le Dr Fourestié (*Chron. Médic.*, 1er déc. 1907) « le travail d'élimination des séquestres, quand il est livré aux propres forces de la nature,

---

(1) Rapprochons de l'opinion du Dr Van Coillie celle du Dr Vourch, dans *La Foi qui guérit.* « La dernière visite médicale datait de trois mois et demi avant la guérison, c'est vrai ; mais la consolidation n'avait pu se produire dans cet intervalle... La fracture de De Rudder était comminutive, ouverte, fortement infectée, un séquestre éliminé au début laissait les os distants de trois doigts. Par surcroît, en 1875, l'antisepsie n'était pas connue. Le blessé ne pouvait donc espérer la guérison que par l'amputation, comme le lui avaient conseillé tous les médecins. Il aurait fallu, pour obtenir un résultat passable dans un cas pareil, utiliser les procédés actuels d'ostéosynthèse, et même avec eux et toute l'aseptie moderne un traitement très long, suivi vraisemblablement d'une ankylose du genou. » (*Op cit.*, p. 104.)

demande toujours beaucoup de temps, *plusieurs mois ou plusieur*
années... »

Il fallait ensuite le bourgeonnement des extrémités osseuses (ou
l'action reconstitutive, extraordinairement rare en pareil cas, du
périoste), puis l'ossification des tissus de nouvelle formation, le déve
loppement des filets nerveux et tissus vasculaires nouveaux; il falla
enfin la fermeture de la plaie communicante.

Un tel travail de régénération est matériellement impossible e
trois mois.

Me basant sur les observations médicales, je puis donc affirmer qu
la guérison de De Rudder sort du domaine des guérisons naturelles.

B. *Témoignages de profanes.*

Les observations et témoignages de médecins sont corroborés et con
firmés par de nombreux témoignages de personnes étrangères à l
médecine.

Faut-il rejeter ces témoignages de profanes parce que leurs auteur
ne sont pas porteurs de diplômes de médecins?

J'estime que le rejet brutal de ces nombreux témoignages est un
grande faiblesse pour ceux qui nient le caractère extranaturel de cett
guérison. La bonne foi de ces témoins ne peut être et n'est pas conte
tée; il faut remarquer que leurs affirmations sont toutes concordante
entre elles et conformes jusque dans les moindres détails, avec le
observations des médecins; jamais un témoin ne s'est contredit, jama
un témoin ne s'est levé pour contester la vérité et la réalité des affirm
tions produites.

Et cependant je veux être large à l'extrême dans cette critique
je veux accorder que ces témoins non médecins n'étaient pas qualifi
pour juger de l'état des os; mais je ne puis admettre qu'on leur dén
la faculté de constater l'existence d'une plaie purulente et fétide, ca
une telle constatation s'impose avec tant d'évidence, qu'elle tomb
sous le sens des hommes les moins versés dans les sciences médicale
quel est l'individu sain d'esprit qui ne peut différencier une pla
profonde et suppurante avec une autre lésion, une affection eczém
teuse, par exemple?

Or, l'existence de cette plaie reconnue par les médecins, a été sole
nellement affirmée non seulement par le blessé lui-même, mais p
les membres de sa famille et les nombreuses personnes de son ento
rage, qui ont tous revêtu leur affirmation de leur signature engagea
leur honneur. Ils ont vu cette plaie non pas une fois, mais chaq
jour, et leurs témoignages se reportant jusqu'à la date même de
guérison, doivent être tenus pour l'expression irrécusable de la vérit
sinon il faut rejeter la valeur du témoignage humain et biffer l'histoi
du cadre des connaissances scientifiques.

D'après ces témoignages, la plaie, existant encore quelques jou
avant le pèlerinage, avait disparu totalement l'après-dîner du jo
de ce pèlerinage; elle était cicatrisée et complètement guérie lors
la constatation faite le 7 avril 1875, au château de Mme de Court
bourne, où l'on trouve la plaie entièrement fermée, mais encore ento
rée de linges remplis de pus.

Peut-on expliquer naturellement la disparition subite d'une plaie?

Le Dr Fourestié prétend qu'on n'est pas étonné de voir des plaies superficielles guérir « quelquefois subitement » sous l'influence de fortes émotions ou de secousses nerveuses d'ordre purement psychique.

D'une part, il ne s'agit pas ici d'une plaie superficielle; d'autre part l'affirmation du Dr Fourestié n'a aucun fondement scientifique, car jamais on n'a constaté de véritable guérison subite d'une plaie quelconque, fût-elle même d'origine névrosique, parce que cela est en opposition avec la loi de régénération tissulaire; aussi Charcot, parlant cependant de guérison de plaies de nature hystérique, affirme l'inexistence et l'impossibilité de ces guérisons subites (1).

Me basant sur les observations nombreuses de témoins non médecins, je puis donc affirmer que tout au moins la guérison de la plaie de De Rudder sort du domaine des guérisons naturelles.

Ma conclusion est simple.

S'il faut reconnaître loyalement que la guérison de la lésion extérieure, la plaie suppurante de De Rudder, échappe à toute loi biologique, ne peut-on admettre le même caractère surnaturel de la guérison de la lésion intérieure et profonde, de la fracture osseuse?

La première est aussi inexplicable que la seconde et l'une confirme l'autre.

D^r VAN COILLIE.

6 mai 1908.

---

(1) Citons de nouveau, pour confirmer cette appréciation, l'opinion du Dr Vourch :

« En France, écrit-il, la *Chronique Médicale*, journal d'ailleurs un peu para-médical, est le seul, à notre connaissance, qui se soit occupé de ce cas. Dans ce périodique, le docteur Fourestié élimine les dépositions des témoins de la dernière heure, dont il admet d'ailleurs la parfaite bonne foi, *uniquement parce qu'ils n'étaient pas médecins*. Il en conclut que la fracture devait être guérie quand De Rudder se rendit à Oostacker. Il convient de l'existence d'une plaie suppurée, qui cependant, tout comme la fracture, n'était certifiée que par les mêmes témoins, et il ajoute : depuis que l'on connaît l'influence considérable des vaso-constricteurs et des vaso-dilatateurs dans la guérison des plaies; depuis que l'on sait que ces nerfs sont sous la dépendance du système nerveux, obéissant à de fortes émotions et à des secousses d'ordre purement psychique, on n'est plus étonné de voir des plaies superficielles guéries quelquefois subitement.

Nous montrerons tout à l'heure que cette explication ne repose sur aucun fondement physiologique et la cicatrisation presque instantanée d'une plaie infectée nous paraît tout aussi inexplicable que la production d'un cal dans les mêmes conditions.

Remarquons en passant qu'il n'est pas nécessaire d'être médecin pour constater les mouvements anormaux d'une jambe, surtout dans un cas pareil (*Op. cit.*, p. 103). »

Et plus loin :

« *Certains prétendent* qu'une émotion peut produire une vaso-dilatation, *que sous l'influence d'une circulation très active, il n'est pas étonnant de voir des tissus infectés se réparer instantanément.* Cette affirmation n'est basée que sur une série d'erreurs physiologiques.

A moins d'attribuer aux émotions qu'on observe à Lourdes des pro-

3. Rapport du Dr. Depla, chirurgien à Courtrai (1).

Après la lecture attentive du volumineux dossier relatif à la guérison subite, à Oostacker, au commencement d'avril 1875, de Pierre de Rudder, de Jabbeke, je vous communique par la présente mon opinion à ce sujet.

Tout le monde est d'accord sur le point suivant : qu'à la fin de 1874, lors du dernier examen fait par le Dr Van Hoestenberghe, en décembre 1874, la fracture de la jambe de Pierre De Rudder n'était point réparée, et qu'aucun indice de réparation n'apparaissait; les mouvements de torsion ne se faisaient pas à l'articulation du genou ou à l'articulation tibio-tarsienne, mais au niveau de la fracture du tibia et du péroné, là où la partie supérieure des os de la jambe était séparée de la partie inférieure.

Un vieux médecin constate cela avec autant de facilité qu'un médecin de la nouvelle école.

Qu'il y avait moyen de faire apparaître les quatre fragments osseux hors de la plaie — j'avoue que ce n'est point facile, si ce n'est dans le cas de relâchement considérable des muscles et des tendons, ou lorsqu'il existe une grande plaie ou ouverture. Mais ce phénomène — faire

---

priétés tout à fait spécifiques, on n'a jamais vu d'émotion, si agréable qu'on la suppose, cicatriser en quelques heures une plaie. En supposant même qu'une vaso-dilatation locale augmente l'activité de la nutrition des tissus d'une plaie, on conçoit qu'elle se mette à bourgeonner activement, mais elle guérira comme toutes les plaies qui sont dans de bonnes conditions. C'est ce que disait Charcot quand il expliquait le cas de la demoiselle Coirin.

Dans la méthode de Bier, l'application d'une bande élastique au-dessus d'une plaie infectée ou atonique produit une stase sanguine momentanée. Il en résulte une transsudation séreuse qui favorise les réactions humorales et phagocytaires. Mais si les plaies se nettoient et bourgeonnent, elles cicatrisent toujours dans le temps qu'il faut à une plaie pour cicatriser.

Qu'un pathomime, comme le célèbre malade de Dieulafoy, produise sur sa jambe des ulcérations à l'aide d'un caustique, lorsqu'il sera guéri de son étrange manie, par suggestion par exemple, sa plaie guérira comme toutes les plaies, mais pas plus vite, et s'il lui prenait fantaisie de la compliquer d'infection grave, à l'aide de cultures microbiennes, il aurait bien des chances de ne pas guérir du tout.

On abuse d'ailleurs des vaso-moteurs... La vaso-dilatation est un phénomène conséquent et non antécédent. Une glande sécrète d'abord, les vaisseaux se dilatent ensuite pour soutenir son activité; de même dans une plaie, la vaso-dilatation succède à l'activité cellulaire de réparation, elle ne la précède pas. De plus, il n'y a pas de nerfs trophiques. (*Op. cit.*, pp. 108 à 110.) »

(1) Traduit du flamand par M. le Professeur De Meester. — Rapport adressé, à la date du 29 juin 1908, à M. le chanoine Callewaert, président du Grand Séminaire de Bruges et assesseur du juge délégué dans la Commission diocésaine d'enquête.

saillir simultanément les fragments supérieurs et inférieurs des tibia et péroné — je l'ai vu plus d'une fois, à la clinique du Dr Lauwers, lorsque nous devions réduire des fractures non consolidées : la blessure faite par nous dans ces circonstances et jugée nécessaire, était certainement plus grande qu'un œuf de poule.

La mobilité anormale de la jambe de Pierre de Rudder peut avoir été causée et peut s'expliquer :

a) Par la perte de fragments osseux transversaux du tibia et du péroné (d'après le Dr Affenaer), ce qui cependant, à mon avis, ne semble pas prouvé.

b) Par la longue durée de la maladie et de la suppuration, qui peuvent avoir produit un relâchement considérable des tissus et une diminution de résistance.

c) Par l'insensibilité momentanée (hystérique ?) des parties molles de la jambe chez Pierre De Rudder.

Entre les dernières constatations du Dr Van Hoestenberghe et la consolidation à Oostacker, il y a eu un intervalle de trois mois et demi à quatre mois (je n'ai pu découvrir la mention du jour de cette dernière visite).

Pendant ce laps de temps, la réparation totale du tibia et du péroné *aurait pu se faire dans des circonstances normales*, et Pierre De Rudder *aurait pu* se servir de son membre.

Je dis *aurait pu*.

Mais je ne crois pas et ne peux me faire entrer dans la tête que cela se soit vérifié chez Pierre De Rudder, dans les circonstances décrites du cas.

Je ne crois pas qu'une pseudarthrose, telle qu'elle se présentait chez Pierre De Rudder, qu'une fausse articulation existant depuis au moins six ans, baignant dans le pus, mal soignée comme c'était le cas, abandonnée à elle-même et sans intervention de soins médicaux, qu'une telle pseudarthrose puisse disparaître pour faire place à une consolidation et réparation telle qu'elle a été constatée chez Pierre De Rudder, après le 7 avril 1875.

Mais en plus, Pierre De Rudder, peu de jours avant sa guérison, a été vu et examiné par de nombreuses personnes ; ces personnes soutiennent, sous la foi du serment, qu'elles ont vu une vilaine plaie purulente à la partie antérieure de la jambe de Pierre De Rudder, plaie répondant absolument à celle décrite par le Dr Van Hoestenberghe, qui l'avait vue trois à quatre mois auparavant ; qu'elles ont vu que Pierre De Rudder tordait la partie inférieure de sa jambe, de façon à avoir les orteils en arrière, ce qui auparavant avait été constaté par le Dr Van Hoestenberghe qui témoigne que cette mobilité anormale siégeait au niveau de la plaie et de la fracture (de tels mouvements sont du reste impossibles au cas où on ne mettrait en branle que l'articulation du genou et du tibio-tarse).

D'après tous ces témoignages, la jambe de De Rudder n'était pas encore réparée quelques jours avant son départ pour Oostacker. Doit-on, peut-on récuser tous ces témoignages comme de nulle valeur ? doit-on les négliger comme constatations défectueuses ? Je ne le pense pas : toutes ces descriptions sont si précises, les témoignages sont si concordants, les constatations faites sont si simples et si faciles à bien observer par tout homme qui a des yeux sains dans la tête, qu'on ne peut songer sérieusement à un défaut ou à une erreur d'observation.

Les témoins voient une plaie béante, souillée par le pus; ils voient le ballottement de la jambe; ils constatent que De Rudder saisit cette jambe et la fait tourner d'un quart, d'une demi-circonférence.

Cette large ulcération constatée à la jambe est guérie trois ou quatre jours plus tard et le Dr Van Hoestenberghe, ainsi que d'autres témoins, trouvent la guérison parfaite, la cicatrice déjà pâlie et blanchâtre, n'ayant pas les apparences d'une blessure récemment fermée, mais présentant l'aspect d'une plaie guérie depuis longtemps.

La guérison parfaite de cette grande ulcération en un espace de trois à quatre jours est tout aussi difficile à expliquer que la réparation et consolidation osseuse.

Ici, je dois faire une observation.

Pierre De Rudder était toujours disposé à montrer sa jambe à qui le demandait, à faire ces mouvements de torsion en présence de ses voisins, amis, connaissances. Si la jambe avait subi un travail de réparation pendant le laps de temps écoulé de décembre 1874 à avril 1875, De Rudder l'eût remarqué, il *aurait* dû le remarquer et le sentir; il lui aurait été *totalement impossible après quelques semaines* de plier la jambe dans la plaie et de lui imprimer un mouvement de torsion.

Peut-être aurait-il pu feindre. Puisqu'il lui eût été impossible de faire ces mouvements, il aurait dû être un homme faux, dissimulé, un farceur sans égal; il aurait dû, *intentionnellement et pendant des semaines avant son voyage* à Oostacker, cacher son état afin de pouvoir se produire et se faire passer tout à coup comme guéri et miraculé.

En effet, tous les malades de cette espèce — fractures non consolidées du tibia et du péroné, réduites et guéries par le Dr Lauwers et soignées par moi à la Clinique Saint-Antoine de Courtrai, pendant tout le temps de la maladie jusqu'à la guérison (une dizaine de cas en tout, je pense) — tous ces malades sentaient pour ainsi dire leur jambe se réparer; ils pouvaient, presque semaine par semaine, lorsque le bandage était défait, me dire que la fracture n'était pas encore solidement, était déjà solidement, toujours plus solidement, complètement consolidée, etc... Toujours j'ai constaté la concordance entre leurs sensations et mes propres constatations.

Leur jambe était-elle complètement consolidée, ils le sentaient et devenaient suffisamment hardis pour réapprendre à marcher.

Toutes les données, toutes les informations maintenues sans conteste prouvent qu'il est clair comme le soleil que Pierre De Rudder a subitement, à Oostacker, fait usage de ses jambes et que la marche de celui qui, pendant sept ans, n'avait pas marché, était celle d'un homme qui n'aurait jamais perdu l'usage de ses jambes.

Qu'un tel phénomène puisse s'expliquer par suggestion ou d'une autre façon naturelle, cela me semble difficile, si pas impossible... Nous savons, et cela est incontestable, qu'un patient dont la jambe fracturée a été consolidée doit, pendant quelques semaines, réapprendre à marcher, avant de récupérer l'usage normal de ses membres inférieurs.

Pierre De Rudder a retrouvé instantanément le parfait usage de sa jambe : comment expliquer la chose naturellement, chez quelqu'un qui, depuis six à sept ans, n'a plus marché, qui a subi des troubles et des inflammations graves de toute sorte dans les muscles et les parties charnues de la jambe devenue boiteuse, et dont le volume était amoindri et amaigri au maximum.

Pour conclure, je considère personnellement la guérison de Pierre De Rudder, telle qu'elle m'est apparue après la lecture du dossier, comme absolument inexplicable par les moyens naturels et connus, et je n'hésite pas à l'attribuer à l'intervention de la Vierge d'Oostacker.

Par surcroît de besogne, je n'ai pas pu rédiger et vous envoyer plus tôt mon opinion sur ce cas. Je vous prie, Monsieur le Président, de m'excuser.

Je vous donne aussi pleine permission de faire tel usage de ma lettre que vous jugerez utile : je ne me sens nullement embarrassé pour défendre, contre n'importe qui, ma manière de voir, bien réfléchie et bien sincère.

Je vous prie, Très Révérend Monsieur, de bien vouloir accepter l'expression de mes sentiments respectueux.

Dr A. DEPLA.

Table des Matières

Pages

CHAPITRE V

Réplique à ceux qui prétendent donner de cette guérison subite une explication naturelle.

CHAPITRE VI

Considérations générales.

APPENDICE

Notes et Documents.

www.ingramcontent.com/pod-product-compliance
Lightning Source LLC
Chambersburg PA
CBHW050009070726
47598CB00014B/226